临床麻醉与疼痛

主　编　董传珍　罗　民　程庆钦
副主编　孙　海　李　玫　都大伟

江西科学技术出版社

江西·南昌

图书在版编目(CIP)数据

临床麻醉与疼痛 / 董传珍，罗民，程庆钦主编. — 南昌：江西科学技术出版社，2018.8（2021.1重印）

ISBN 978－7－5390－6496－3

Ⅰ. ①临… Ⅱ. ①董… ②罗… ③程… Ⅲ. ①麻醉学 ②疼痛－诊疗 Ⅳ. ①R614 ②R441.1

中国版本图书馆 CIP 数据核字(2018)第 188815 号

国际互联网(Internet)地址：

http://www.jxkjcbs.com

选题序号：ZK2018365

图书代码：B18142－102

临床麻醉与疼痛	董传珍　罗　民　程庆钦　主编

出版 发行	江西科学技术出版社
社址	南昌市蓼洲街 2 号附 1 号
	邮编：330009　电话：(0791)86623491　86639342(传真)
印刷	三河市双峰印刷装订有限公司
经销	全国各地新华书店
开本	787mm×1092mm　1/16
字数	322 千字
印张	13.25
版次	2018 年 8 月第 1 版　第 1 次印刷
	2021 年 1 月第 1 版　第 2 次印刷
书号	ISBN 978－7－5390－6496－3
定价	95.00 元

赣版权登字－03－2018－291

前　言

医学科技的发展，促进了麻醉学基础、麻醉药物、麻醉方法的进步。各类新型麻醉药物、麻醉方法、麻醉技术及相关器械等发展迅速，这同时要求麻醉科医务人员必须不断学习并丰富临床经验，掌握最新的技术方法，以更好地帮助患者减轻术中痛苦。出于以上目的，本编委会特召集具有丰富临床经验的麻醉科人员，在繁忙的一线临床工作之余认真编写了本书，望此书为广大麻醉科临床医务人员提供微薄帮助。

本书共分为六章，涉及临床麻醉技术与临床手术应用以及疼痛治疗相关内容，包括：术前准备与麻醉选择、麻醉药物、吸入全身麻醉、静脉全身麻醉、局部麻醉与神经阻滞、椎管内神经阻滞。

本书在编写过程中，借鉴了诸多麻醉与疼痛相关临床书籍与资料文献，在此表示衷心的感谢。由于本编委会人员均担负麻醉科一线临床工作，编写时间仓促，难免有错误及不足之处，恳请广大读者见谅，并给予批评指正，以更好地总结经验，起到共同进步、提高麻醉科临床工作水平的目的。

《临床麻醉与疼痛》编委会

2018 年 8 月

目录
CONTENTS

第一章　术前准备与麻醉选择

第一节　麻醉前的一般准备

麻醉前准备是根据患者的病情和手术的部位及方式有目的的进行各方面准备工作,总的目的在于提高患者的麻醉耐受力、安全性和舒适性,保证手术顺利进行,减少术后并发症,使术后恢复更迅速。对 ASA Ⅰ 级患者,做好常规准备即可;对 ASA Ⅱ 级患者,应维护全身情况及重要生命器官的功能,最大限度增强患者对麻醉的耐受力;对于 Ⅲ、Ⅳ、Ⅴ 级患者,除需做好一般性准备外,还必须根据个体情况做好特殊准备。

一、精神状态准备

多数患者在手术前存在种种不同程度的思想顾虑,或恐惧,或紧张,或焦虑等心理波动。但过度的精神紧张、情绪激动或彻夜失眠,会导致中枢神经系统活动过度,扰乱机体内部平衡,可能造成某些并发疾病恶化。如高血压患者可因血压剧烈升高诱发心脑血管意外,严重影响患者对麻醉和手术的耐受力。为此,术前必须设法解除患者的思想顾虑和焦虑情绪,从关怀、安慰、解释和鼓励着手,恰当地阐明手术目的、麻醉方式、手术体位,以及麻醉或手术中可能出现的不适等情况,用亲切的语言、良好的沟通技巧向患者做具体介绍。针对患者存在的顾虑和疑问进行交谈和说明,以减少其恐惧、解除焦虑,取得患者信任,争取充分合作。对过度紧张而不能自控的患者,术前数日起即可开始服用适量神经安定类药,晚间给安眠药,手术日晨麻醉前再给适量镇静催眠药。

二、营养状况改善

营养不良导致机体蛋白质和某些维生素缺乏,可明显降低麻醉和手术耐受力。蛋白质不足常伴有低血容量或贫血,对失血和休克的耐受能力降低。低蛋白血症常伴发组织水肿,降低组织抗感染能力,影响创口愈合。维生素缺乏可致营养代谢异常,术中容易出现循环功能或凝血功能异常,术后抗感染能力低下,易出现肺部感染并发症。对营养不良患者,手术前如果有较充裕的时间且能口服者,应尽可能经口补充营养;如果时间不充裕,或患者不能或不愿经口饮食,应采用肠外营养;贫血患者可适当输血;低蛋白、维生素缺乏者除输血外,可给予血浆、氨基酸、白蛋白、维生素等制剂进行纠正,使营养状况得以改善,增加机体抵抗力和对手术

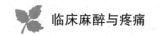

的耐受力,减少术后感染及其他并发症,促进伤口愈合,早日康复。

三、术后适应性训练

有关术后饮食、体位、大小便、切口疼痛或其他不适,以及可能需要较长时间输液、吸氧、胃肠减压、胸腔引流、导尿及各种引流等情况,术前可酌情将其临床意义向患者讲明,让患者有充分的思想准备,以取得配合。如果术前患者心理准备不充分、术后躯体不适、对预后缺乏信心,容易产生焦虑,加重术后疼痛等不适,可在完善的术后镇痛前提下,从稳定情绪入手,提供有针对性的、有效的心理疏导。多数患者不习惯在床上大小便,术前需进行锻炼。术后深呼吸、咳嗽、咳痰的重要性必须向患者讲解清楚,使患者从主观上认识这一问题的重要性,克服恐惧心理,积极配合治疗,并训练正确执行的方法。疼痛是导致患者术后不敢用力咳嗽的一个主要原因,因此镇痛治疗十分重要。

四、胃肠道准备

择期手术中,除浅表小手术采用局部浸润麻醉外,其他不论采用何种麻醉方式,均需常规排空胃,目的在于防止术中或术后反流、呕吐,避免误吸、肺部感染或窒息等意外。胃排空时间正常人为 4～6h。情绪激动、恐惧、焦虑或疼痛不适等可致胃排空显著减慢。有关禁饮、禁食的重要意义必须向患者本人或患儿家属交代清楚,以取得合作。糖尿病患者在禁食期间需注意有无低血糖发生,如出现心慌、出汗、全身无力等症状时,要及时补充葡萄糖和定时监测血糖。

五、膀胱的准备

患者送入手术室前应嘱其排空膀胱,以防止术中尿床和术后尿潴留;对盆腔或疝手术,排空膀胱有利于手术野显露和预防膀胱损伤。危重患者或复杂大手术,均需于麻醉诱导后留置导尿管,以利观察尿量。

六、口腔卫生准备

生理条件下,口腔内寄存着十余种细菌,麻醉气管内插管时,上呼吸道的细菌容易被带入下呼吸道,在术后抵抗力低下的情况下,可能引起肺部感染并发症。为此,住院后即应嘱患者早晚刷牙、饭后漱口;对患有松动龋齿或牙周炎症者,需经口腔科诊治。进手术室前应将活动义齿摘下,以防麻醉时脱落,甚或误吸入气管或嵌顿于食管。

七、输液输血准备

对中等以上手术,术前应向患者及家属说明输血的目的及可能发生的输血不良反应、自体输血和异体输血的优缺点、可能经血液传播的疾病,征得患者及家属的同意并签订输血同意书。对于不能行自体输血者,检查患者的血型,做好交叉配血试验,并为手术准备好足够的红细胞和其他血制品。凡有水、电解质或酸碱失衡者,术前均应常规输液,尽可能补充和纠正,避免或减少术中心血管并发症的发生。

八、治疗药物的检查

病情复杂的患者,术前已接受一系列药物治疗,麻醉前除要求全面检查药物治疗的效果外,还应重点考虑某些药物与麻醉药物之间可能存在的相互作用,有些容易导致麻醉中的不良反应。为此,对某些药物要确定是否继续使用、调整剂量再用或停止使用。例如洋地黄、胰岛素、糖皮质激素和抗癫痫药,一般都需要继续使用至术前,但应核对剂量重新调整。对 1 个月以前曾较长时间应用糖皮质激素而术前已经停服者,手术中亦有可能发生急性肾上腺皮质功能不全危象,因此术前必须恢复使用外源性糖皮质激素,直至术后数天。正在施行抗凝治疗的患者,手术前应停止使用,并需设法拮抗其残余抗凝作用,以免术中出现难以控制的出血。患者长期服用某些中枢神经抑制药,如巴比妥类、阿片类、单胺氧化酶抑制药、三环类抗抑郁药等,均可影响对麻醉药的耐受性,或于麻醉中易诱发呼吸和循环严重并发症,故均应于术前停止使用。因 β 受体阻滞剂可减少围手术期心脏并发症,长期应用者,应持续用至手术当日。神经安定类药(如吩噻嗪类药－氯丙嗪)、某些抗高血压药(如萝芙木类药－利血平)等可能导致麻醉中出现低血压,甚至心肌收缩无力,故术前均应考虑继续使用、调整剂量使用或暂停使用。如因急诊手术不能按要求停用某些治疗药物,则施行麻醉以及术中相关处理时要非常谨慎。

九、手术前晚复查

手术前晚应对全部准备工作进行复查。如临时发现患者感冒、发热、妇女月经来潮等情况时,除非急症,手术应推迟进行。手术前晚睡前宜酌情给患者服用镇静催眠药,以保证其有充足的睡眠。

第二节　麻醉诱导前即刻期的准备

麻醉诱导前即刻期一般是指诱导前 10～15min 这段时间,是麻醉全过程中极重要的环节。于此期间要做好全面的准备工作,包括复习麻醉方案、手术方案及麻醉器械等的准备情况。应完成的项目见表 1－1,对急症或门诊手术患者尤其重要。

表 1－1　麻醉前即刻期应考虑的项目

患者方面	健康情况、精神状态、特殊病情、患者主诉及要求
麻醉方面	麻醉实施方案、静脉输液途径、中心静脉压监测途径等
麻醉器械	氧源,N_2O 源,麻醉机,监护仪,气管内插管用具,一般器械用具
药品	麻醉药品、辅助药品、肌松药、急救药品
手术方面	手术方案、手术部位与切口、手术需时、手术对麻醉的特殊要求、手术体位、预防手术体位损伤的措施、术后止痛要求等
术中处理	预计可能的意外并发症、应急措施与处理方案、手术安危估计

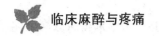
一、患者方面

麻醉诱导前即刻期对患者应考虑 2 方面的中心问题:①此刻患者还存在哪些特殊问题?②还需要做好哪些安全措施?

（一）常规工作

麻醉医师于诱导前接触患者时,首先需问候致意,表现关心体贴,听取主诉和具体要求,使患者感到安全、有依靠,对麻醉和手术充满信心。诱导前患者的焦虑程度各异,对接受手术的心情也不同,应进行有针对性的处理。对紧张不能自控的患者,可经静脉补注少量镇静药。对患者的义齿、助听器、人造眼球、隐形眼镜片、首饰、手表、戒指等均应摘下保管,并记录在麻醉记录单上。明确有无义齿或松动牙,做好记录。复习最近一次病程记录（或麻醉科门诊记录）,包括:①体温、脉率。②术前用药的种类、剂量、用药时间及效果。③最后一次进食、进饮的时间、饮食内容和数量。④已静脉输入的液体种类、数量。⑤最近一次实验室检查结果。⑥麻醉及特殊物品、药品使用协议书的签署意见。⑦患者提出的专门要求的具体项目（如拒用库存血、要求术后刀口不痛等）。⑧如为门诊手术,落实手术后离院的计划。

（二）保证术中静脉输注通畅

需注意:①备妥口径合适的静脉穿刺针,或深静脉穿刺针。②按手术部位选定穿刺径路,如腹腔、盆腔手术应取上肢径路输注。③估计手术出血量,决定是否同时开放上肢及下肢静脉,或选定中心静脉置管并测定中心静脉压或行桡动脉穿刺测定动脉压或心功能。

二、器械方面

麻醉诱导前应对已备妥的器械、用具和药品等再做一次全面检查与核对,重点项目包括如下。

（一）氧源与 N_2O 源

检查氧、N_2O 筒与麻醉机氧、N_2O 进气口的连接是否正确无误,检查气源压力是否达到使用要求:

1. 如为中心供氧,氧压表必须始终恒定在 $3.5kg/cm^2$;开启氧源阀后,氧浓度分析仪应显示 100%。符合上述标准,方可采用。如果压力不足,或压力不稳定,或气流不畅者,不宜贸然使用,应改用压缩氧筒源。

2. 压缩氧筒满筒时压力应为 $150kg/cm^2$（15MPa）,在标准大气压和室温情况下其容量约为 625L。

3. 如为中心供 N_2O,气压表必须始终恒定在 $52kg/cm^2$,不足此值时表示供气即将中断,不能再用,应换用压缩 N_2O 筒源。

4. 压缩 N_2O 筒满筒时压力应为 $52kg/cm^2$（5.2MPa）,含 N_2O 量约为 215L,在使用中其筒压应保持不变;如果开始下降,表示筒内 N_2O 实际含量已接近耗竭。当压力降到 $25kg/cm^2$,提示筒内 N_2O 气量已只剩 100L,若继续以 3L/min 输出,仅能供气 30min,因此必须更换新筒。

5. 空气源,空气源是调节氧浓度的必需气体,压力表必须始终恒定在 $3.5kg/cm^2$。

（二）流量表及流量控制钮

流量表及其控制钮是麻醉机的关键部件之一，必须严格检查后再使用：①开启控制钮后，浮子的升降应灵活、恒定，表示流量表及控制钮的工作基本正常。②控制钮为易损部件，若出现浮子升降过度灵敏，且呈飘忽不能恒定状态，提示流量表的输出口已磨损，或针栓阀损坏，出现输出口关闭不全现象，则应更换后再使用。

（三）快速充气阀

压力为 45～55psi（14.5psi＝0.1MPa）的纯氧从高压系统直接进入共同气体出口，其氧流量可高达 40～60L/min。在堵住呼吸螺纹管的三叉接口的状态下，按动快速充气阀，如果贮气囊能迅速膨胀，表明快速充气能输出高流量氧，其功能良好。否则应更换。

（四）麻醉机的密闭程度与漏气

1. 压缩气筒与流量表之间的漏气检验　先关闭流量控制钮，再开启氧气筒阀，随即关闭。观察气筒压力表指针，如果指针保持原位不动，表示无漏气；如果指针几分钟内即降到零位，提示气筒与流量表之间存在明显的漏气，应检修好后再用。同法检验 N_2O 筒与 N_2O 流量表之间的漏气情况。

2. 麻醉机本身的漏气检验　接上述（三）步后，再启流量表使浮子上升，待贮气囊胀大后，在挤压气囊时保持不瘪，同时流量表浮子呈轻度压低，提示机器本身无漏气；如挤压时贮气囊随即被压瘪，同时流量表浮子位保持无变化，说明机器本身存在明显的漏气，需检修好后再用。检验麻醉机漏气的另一种方法是：先关闭逸气活瓣，并堵住呼吸管三叉接口，按快速充气阀直至气道压力表值升到 30～40cmH_2O（1cmH_2O＝0.098kPa）后停止充气。观察压力表指针，如保持原位不动，提示机器无漏气；反之，如果指针逐渐下移，提示机器有漏气，此时再快启流量控制钮使指针保持在上述压力值不变，这时的流量表所示的氧流量读数，即为机器每分钟的漏气量数。

（五）吸气与呼气导向活瓣

接上述（三）步，间断轻压贮气囊，同时观察两个活瓣的活动，正常时应呈一闭一启相反的动作。

（六）氧浓度分析仪

在麻醉机不通入氧的情况下，分析仪应显示 21%（大气氧浓度）；通入氧后应示 30%～100%（纯氧浓度）。如果不符合上述数值，提示探头失效或干电池耗竭，需更换。

（七）呼吸器的检查与参数预置

开启电源，预置潮气量在 8～10mL/kg、呼吸频率 10～14 次/min、吸呼比 1：1.5，然后开启氧源，观察折叠囊的运行情况，同时选定报警限值，证实运行无误后方可使用。

需要注意的是，上述检查步骤通常用于既往较旧型号麻醉机的一般经验性检测。随着医学科技的迅猛发展，现代麻醉工作站已取代了传统意义上的功能简单的麻醉机。现代麻醉工作站的使用前检测方法请遵循不同型号和品牌的生产厂家推荐的开机检查程序、各医疗机构自身制订的操作流程和规范进行。

（八）麻醉机、呼吸器及监测仪的电源

检查线路、电压及接地装置。

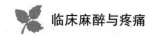

（九）CO_2 吸收装置

观察碱石灰的颜色，了解其消耗程度，一般在碱石灰 3/4 变色时即做更换，以免造成 CO_2 蓄积。

（十）其他器械用具

包括喉镜、气管导管、吸引装置、湿化装置、通气道、困难气道设备、神经刺激器、快速输液装置、血液加温装置等的检查。

（十一）监测仪

各种监测仪应在平时做好全面检查和校验，于麻醉诱导前即刻期再快速检查 1 次，确定其功能完好无损后再使用。

三、手术方面

麻醉医师与手术医师之间要始终保持配合默契、意见统一，除共同对患者进行核对并签字外，要做到患者安全、麻醉满意和工作高效率。在麻醉诱导前即刻期，必须重点明确手术部位、切口、体位；手术者对麻醉的临时特殊要求、对术中意外并发症的处理意见以及对术后镇痛的要求等，特别在手术体位的问题上，要与术者取得一致的意见。为手术操作需要，要求将患者安置在各种手术体位。见表 1-2。在麻醉状态下改变患者的体位，因重力的作用可导致呼吸和循环等生理功能的相应改变，同时对脏器血流产生不同的影响；又因改变体位促使身体的负重点和支点发生变化，软组织承受压力和拉力的部位和强度亦随之而改变，由此可能导致神经、血管、韧带和肌肉等软组织损伤。对于正常人，这些变化的程度均轻微，通过机体自身调节，一般均能自动纠正或适应；但在麻醉状态下，患者全部或部分知觉丧失，肌肉松弛无力，保护性反射作用大部消失或减弱，患者基本上已失去自我调节能力。因此，改变体位所产生的各种生理功能变化可转为突出，若不加以注意和及时调整，最终可导致缺氧、CO_2 蓄积、低血压、心动过速以及神经损伤或麻痹等并发症，轻者增加患者痛苦，延迟康复；重者可致呼吸循环功能衰竭，或残废，甚至死亡。因此，手术体位是麻醉患者的重要问题，麻醉医师对其潜在的危害性要有充分认识，具备鉴别能力，做到正确安置手术体位，防止发生各种并发症或后遗症。对手术拟采用的特殊体位，麻醉医师应尽力配合，但要求以不引起呼吸、循环等功能的过分干扰，神经、血管、关节、眼球等过分牵拉和压迫为前提。

表 1-2　手术常用体位及其名称

仰卧位	水平位、截石位、过屈截石位、胆囊垫升起位、头低斜坡位
头低屈膝位（屈氏体位）	头高斜坡位、甲状腺手术位
俯卧位	水平位、屈髋位、骨盆垫高位
侧卧位	右侧卧位、左侧卧位、右肾垫高位、左肾垫高位
坐直位	

第三节 特殊病情的准备

麻醉处理的一个重要危险情况是手术患者同时并存重要器官系统疾病。统计资料指出，手术并发症的发生率和病死率与患者术前并存心血管、呼吸、血液和内分泌系统等疾病有密切关系。本节扼要讨论并存器官系统疾病的手术患者于术前应做好的麻醉前准备工作。

一、心血管系疾病

当患者合并心脏病而确定施行手术时，应特别注意下列问题。

1. 长期应用利尿药和低盐饮食患者，有可能并存低血容量、低血钾、低血钠及酸碱失衡，术中容易发生心律失常和休克。低血钾时，洋地黄和非去极化肌松药等的药效将增强。因此，术前均应做血电解质检查，保持血清钾水平在 $3.5 \sim 5.5$mmol/L；如病情允许，术前一般宜停用利尿药 48h；对能保持平卧而无症状者，可输液补钠、钾，但需严密观察并严格控制输液速度，谨防发生呼吸困难、端坐呼吸、肺啰音或静脉压升高等危象。噻嗪类利尿药长期服用可致糖耐量降低，血糖升高，长期服用该类药物的患者需要注意血糖情况。

2. 心脏病患者如伴有失血或严重贫血，携氧能力降低，可影响心肌供氧，术前应少量多次输血。为避免增加心脏负担，注意控制输血量和速度。

3. 对正在进行的药物治疗，需进行复查。对有心力衰竭史、心脏扩大者术前可考虑使用少量强心苷，如口服地高辛 0.25mg，每日 $1 \sim 2$ 次，可服用至手术前日。二尖瓣狭窄的患者需要控制心率，术前建议继续使用洋地黄。冠状动脉供血不足的患者建议围手术期积极使用 β 受体阻滞剂控制心率，降低围手术期心脏风险。

4. 对并存严重冠心病、主动脉瓣狭窄或高度房室传导阻滞而必须施行紧急手术者，需考虑酌情采取以下措施：①建立有创动脉压监测。②放置 Swan-Ganz 导管。③定时查动脉血气分析。④放置临时或永久性心脏起搏器。⑤准备好必要的血管活性药物。⑥准备电击除颤器。⑦重视麻醉选择与麻醉管理，选择镇痛和镇静充分的麻醉方式。

二、呼吸系疾病

手术患者合并呼吸系统疾病者较多，尤其在老年患者中多见。麻醉前必须做好以下准备。包括：

1. 戒烟至少 8 周，以改善呼吸道纤毛功能，减少气道分泌物及刺激性；但术前哪怕戒烟 1d 对患者也是有益的。因而术前应鼓励患者积极戒烟而不必过多拘泥于术前戒烟的时间长短。

2. 避免继续吸入刺激性气体。

3. 彻底控制急慢性肺感染。术前 $3 \sim 5$d 酌情使用有效的抗生素，并做体位引流，控制痰量至最低程度。

4. 练习深呼吸和咳嗽，做胸部理疗以改善肺通气功能，增加肺容量。

5. 对阻塞性呼吸功能障碍或听诊有支气管痉挛性哮鸣音者，需雾化吸入 β_2-肾上腺素受体激动药和抗胆碱药等支气管扩张药治疗，可利用 FEV1 试验衡量用药效果，并持续用至手

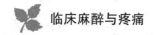

术室。

6. 痰液黏稠者,应用雾化吸入或口服氯化铵或碘化钾以稀释痰液。

7. 经常发作哮喘者,可应用肾上腺皮质激素,以减少气管炎症和反应性,减轻支气管黏膜水肿。以吸入方式最佳,可减少全身不良反应,如倍氯米松每 6h 喷 2 次。静脉可用甲泼尼龙;根据临床反应确定剂量及给药次数。

8. 对肺心病失代偿性右心衰竭者,需用洋地黄、利尿药、吸氧和降低肺血管阻力药(如肼屈嗪、前列腺素)进行治疗。

一般来讲,伴肺功能减退的呼吸系统疾病,除非存在肺外因素,通常经过上述综合治疗,肺功能都能得到明显改善。这样,在麻醉期只要切实做好呼吸管理,其肺氧合和通气功能仍均能保持良好。这类患者的安危关键在手术后近期,仍然较易发生肺功能减退而出现缺氧、CO_2 蓄积和肺不张、肺炎等严重并发症。因此,必须重点加强手术后近期的监测和处理。

三、神经肌肉系统疾病

神经肌肉系统疾病多数涉及生命重要部位的功能状态。因此,必须针对原发疾病、病情和变化程度,做好麻醉前准备工作。

(一)重症肌无力患者的麻醉前准备

1. 重症肌无力是一种自身免疫性疾病,由节后乙酰胆碱受体丧失引起,表现为肌无力和容易疲劳,休息后可好转,可涉及全身所有的肌肉。麻醉前应对患者保护呼吸道通畅的能力、咽喉肌和呼吸肌麻痹的程度进行测试,如施行导呕反射(gag reflex)观察其吐出的能力及咳嗽力量。眼轮匝肌的单神经肌电图具有 100% 的敏感性,被认为是金标准。用力肺活量(FVC)是评价该类患者呼吸功能最可靠的标准,因此多数患者需进行肺功能测验,以指导术后是否需要采用呼吸支持治疗。

2. 抗胆碱酯酶药作用于神经肌肉接头,产生抑制胆碱酯酶代谢的作用。多数用溴吡斯的明治疗,精确记录其基础药量甚为重要。对明显肌无力者,治疗药量应达最大程度。一般平均剂量为 60mg 口服,每 4～6h 1 次;如果仍不能控制,常加用糖皮质激素治疗。但约有 8% 的患者当开始激素治疗初期,重症肌无力可短暂加重。也可使用硫唑嘌呤、环孢素、甲氨蝶呤和环磷酰胺治疗。

3. 免疫治疗适用于重度重症肌无力患者,或对激素治疗反应不佳的患者。在全量激素或溴吡斯的明治疗持续数周至几个月,而病情仍难以控制的患者,可采用血浆置换(plasmapheresis)和免疫球蛋白治疗。在严重病例或肺活量小于 2L 的患者使用血浆置换,病情可得到迅速改善,但仅能暂时性改善症状,可用于少数患者减少手术应激的术前准备。有报告发现,对重度重症肌无力患者,在胸腺切除术前 2～13d 内施行 1～4 次血浆置换治疗。术后机械通气、拔管时间及 ICU 留住天数均可缩短。

4. 重症肌无力的常见并发病有甲状腺病、类风湿性关节炎、系统性红斑狼疮和恶性贫血,应予仔细检查治疗。

5. 预测术后是否需要机械通气治疗的因素:病期超过 6 年、合并慢性呼吸系病史、溴吡斯的明剂量每天超过 750mg;肺活量小于 2.9L。

6.麻醉性镇痛药和神经安定类药可影响呼吸和神经肌肉接头功能,术前应免用。除青霉素和头孢菌素外,大多数抗生素都可加重肌无力。抗胆碱酯酶药术前是否继续使用存在争议,但一般来说,如果患者有药物依赖,术前应继续使用,同时继续使用免疫抑制剂。应用糖皮质激素者,围手术期应继续激素治疗。

7.对眼肌已受累的患者,宜采用清醒插管,或快速诱导加环状软骨压迫插管。大多数患者可仅在加深麻醉而不用肌松药的情况下完成气管插管。在抗胆碱酯酶药治疗期间应用琥珀酰胆碱,容易诱发双向阻滞,延长作用时间,故禁止并用。患者对非去极化肌松药可能特别敏感。有些药物(如镁、局麻药、抗心律失常药)和特殊因素(如低温、呼吸性酸中毒)可加重非去极化肌松药的作用,故应避免。如果术中确实需要进一步肌松效应,可在肌松监测的指导下应用特小剂量的非去极化肌松药。对非去极化肌松药拮抗药新斯的明,应采取滴注方式逐步用药,每隔5min注射0.5~1mg,以避免抗胆碱酯酶药逾量而诱发胆碱能危象、加重肌无力。

8.术后如果患者不能恢复口服溴吡斯的明,可改用静脉注射口服剂量的1/30。为鉴别胆碱中毒性肌无力加重,可施行依酚氯铵(tensilon)试验。依酚氯铵属短效、速效抗胆碱酯酶药,用药后一般可使肌无力症状迅速改善;如果存在抗胆碱酯酶药过量,其拟胆碱作用同样会加重肌无力。目前,由于神经科医师已不再使用特大剂量溴吡斯的明治疗,麻醉医师也已限制拟胆碱类药的使用,因此胆碱能危象已很少见。依酚氯铵试验只有在应用大剂量新斯的明时需用,一般已不再采用。如果患者在应用抗胆碱酯酶药治疗后,肌无力也未能有效解除时,则应施行血浆置换治疗。其方案各异,一般在最初2~3d可每日置换1次,以后根据病情调整应用间隔天数。

(二)帕金森病患者的麻醉前准备

1.帕金森病是由基底节线状通路的多巴胺耗损引起,临床三联征表现为震颤、肌肉强直、运动迟缓。因体位反射和自主反射破坏,容易出现心律失常、体位性低血压、体温调节失控和麻醉期间血流动力学不稳定,病程发展至最后,有痴呆、精神错乱和精神病的趋势。咽喉肌功能障碍可增加误吸的机会。因饮食和吞咽困难可明显影响血容量和营养状态。因呼吸肌僵直、行动迟缓和脊柱后突变形,可出现限制性肺功能改变。术前需做肺功能检查、胸片、血气分析,并指导患者锻炼呼吸功能。抗帕金森病最常用甲基多巴肼-左旋多巴(carbidopa-levodopa),但可能引起心肌敏感,容易诱发心律失常、低血压或高血压。

2.抗帕金森病药需一直用至手术前。因左旋多巴半衰期短(大约3h),因此治疗必须延续至手术前并在术后立即恢复。对咽喉肌麻痹者,宜采用快速诱导结合环状软骨压迫施行气管内插管。选用轻至中度抑制心脏的药物,以提高机体肾上腺素能反应和防止低血压。注意琥珀酰胆碱有诱发高血钾的可能。患者对非去极化肌松药的反应一般仍属正常。术中应避用抗多巴胺类药如甲氧氯普胺(胃复安)、丁酰苯类(如氟哌利多)和酚噻嗪类,它们可抑制多巴胺的释放或与多巴胺竞争受体。全身麻醉可造成显著的术后恶心和呕吐,选用部位麻醉可避免术后呼吸抑制、严重的术后疼痛和恶心呕吐,但安置体位可能发生困难,且患者的不自主运动造成麻醉医师和手术医师的操作难度增加。术中使用苯海拉明和小剂量的丙泊酚可减少上述问题。术毕应等待患者清醒、确证咽喉肌反射完全恢复、肺功能已恢复到术前水平后方

9

可拔管。手术期停用甲基多巴肼－左旋多巴可能引起症状显著加剧,因此术后应尽快恢复使用,以防止发生不可逆的肌僵硬和行动迟缓。如果患者不能口服或鼻饲用药,可静脉或肌内注射抗胆碱能药物如苯海索(trihexyphenidyl)、甲磺酸苯扎托品(benz－tropine)或苯海拉明(diphenhydramine)。术后处理要围绕肺功能锻炼和栓塞的防治,鼓励患者早期理疗和离床活动。术后易出现震颤增加、谵妄、意识模糊,可能与原先存在的脑功能障碍,或静脉应用抗胆碱能药以及手术期停用治疗药有关。氯氮平不会恶化帕金森病的运动障碍,术后可用于终止左旋多巴引起的幻觉。另外,帕金森病患者体温调节、血糖代谢可能存在异常,术后需注意体温及血糖的监测。

(三)卒中患者的麻醉前准备

1.围手术期卒中的发生率取决于手术类型。统计指出,在普外科手术的卒中发生率平均为 0.2%,周围血管手术为 1.5%,心脏或颈动脉手术为 4%。无脑血管疾病史的患者,在成人普外科手术后的卒中发生率可减少一半以上。其他预测有卒中危险的因素包括周围血管病、高血压、心房纤颤和 70 岁以上老年患者等。

2.手术前预防与准备措施包括:

(1)术前应对冠心病、心房纤颤和高血压进行积极治疗,达到最满意状态。对新近出现的心房纤颤,应使其逆转为正常窦性节律;对慢性心房纤颤应尽可能控制心室率不超过 80bpm;对无症状的心房纤颤,可用阿司匹林或双香豆素预防性治疗,但手术前应考虑酌情停药。

(2)对已有卒中史或短暂脑缺血发作(TIA)的患者,应施行脑 CT、颈动脉超声多普勒,必要时血管造影等检查以追究其原因,排除颅内出血或硬膜下血肿。对颈动脉造影证实狭窄超过 70%者,可酌情考虑施行预防性的颈动脉内膜(CEA)剥脱术治疗。对存在非心源性栓塞可能的患者,或颈动脉狭窄不明显者,应选用阿司匹林预防性抗凝治疗。对不能接受阿司匹林治疗,或已用阿司匹林而仍出现卒中先兆征象的患者,可用血小板抑制药氯吡格雷(波立维)等治疗。

(3)应用阿司匹林和血小板药者,可因出血时间延长而出现手术野广泛渗血,故术前需按相关指南要求酌情考虑停药,但有人建议 CEA 前可不停用阿司匹林,且于术后立即恢复使用,这样对防止术后心肌梗死具有特别重要的价值。

(4)对已有冠状动脉病、瓣膜病或心律失常史者,需做心脏超声检查及 24h 动态心电图监测。对心房纤颤或左房已证实存在凝血块者,随时有血块脱落造成脑栓塞(后脑动脉区)的危险,术中可施行经食管超声心动图监测。对已证实存在心腔凝血块者,需使用华法林治疗至少 3 个月,再复查超声心动图。

3.麻醉前应考虑的预防措施

(1)控制血压与维持满意氧输送是主要的预防措施。术后卒中多数与围手术期低血压无关,即使颈动脉阻塞患者也如此。但在主动脉手术中的低血压则常是卒中的诱因,在松开主动脉阻断钳之际的短暂低血压,常为卒中发生率显著增高的基础。

(2)对颈动脉明显阻塞的患者,应维持相对较高的颅内灌注压以策安全,即使在施行控制性低血压时也宜将平均动脉压(MAP)维持在至少 50mmHg(1mmHg=0.1333kPa)以上。经颅超声图观察到,MAP 保持 60mmHg 以上时,不论存在单侧颈动脉狭窄与否,通过脑自动调节功能,脑血流速度仍能保持适宜。一旦 MAP 降至 35mmHg,则需应用血管收缩药提升 MAP,则脑灌注压仍能保持适宜。

(3)卒中后需推迟手术时间,惯例是急性卒中后手术应推迟 1～3 个月,以等待梗死周边缺血区已消失的自动调节功能有所恢复。在脑自动调节功能缺损期间,脑灌注需直接依靠体动脉血压,如果出现轻微的低血压,即有导致周边缺血区转变为不可逆性损伤的高度危险性。

(4)在卒中恢复期内应避用琥珀酰胆碱,以防引起高血钾反应。有人报道卒中 6 个月以后应用琥珀酰胆碱,不致再引起高钾血症。见表 1－3。

表 1－3　琥珀酰胆碱导致神经系统疾病患者钾释放增加的时限

偏瘫(卒中)	7d 至 6 个月
截瘫(外伤)	3 周～3 个月
帕金森病	任何时间
肌强直*	长时间
肌肉营养失调*	长时间

* 同时增强恶性高热的易发性

(四)多发性硬化症患者的麻醉前准备

1.多发性硬化症为脑白质退变性疾病,以脱髓鞘、轴索损伤和髓鞘再生继发的神经胶质增生为特征。临床表现多样,常见感觉、运动、自主神经、视觉和综合传导路径等损害。因颈髓或延脑呼吸中枢脱髓鞘,可出现呼吸功能损害,应测定肺功能和血气分析,以了解呼吸储备功能。因咽喉肌功能障碍,有胃内容物误吸的高危性。截瘫或四肢瘫痪可出现自主神经系统反射过度的倾向,表现综合性征象。

2.用于治疗肌痉挛的药物可影响麻醉实施,溴丙胺太林(propantheline)、巴氯芬(baclofen)和丹曲林(dantrolene)可增强非去极化肌松药的神经肌肉接头阻滞效应。地西泮可增强麻醉药的镇静作用。在 1 年内曾有激素治疗史者,为控制手术应激而恢复使用激素时,可能导致病情恶化。

3.麻醉方案的考虑　目前尚无全身麻醉后多发性硬化症复发率增加的报道,也缺乏区域麻醉与多发性硬化症相互作用方面的研究。有人报道脊髓麻醉和硬膜外麻醉可加剧多发性硬化症的病情,但在病情不适宜全身麻醉时仍可采用。因可能存在胃排空延迟,全身麻醉时宜选用快速诱导结合环状软骨压迫行气管内插管。存在自主神经系统功能不全时,应强调无创性持续监测。多发性硬化症患者应用琥珀酰胆碱可诱发显著的钾释放。见表 1－3。应用非去极化肌松药时,有可能出现作用增强和时间延长,应严密监测神经肌肉接头功能。体温升高可加重多发性硬化症的肌无力症状,因此有人建议对一般性非心脏手术,宜主动采取降低体温的措施。此外,麻醉和手术应激可使病情加重,术后需比较手术前后的神经系统检查结果,保持体温正常、完善镇痛、减轻应激,采取合理的措施预防感染。

(五)肌营养不良的麻醉前准备

1.肌营养不良时,咽肌和会厌肌麻痹,消化系统、呼吸系统和心血管系统可明显受累。胃

11

排空延迟、吞咽困难、口咽分泌物存留均可使患者在围手术期处于误吸窒息的危险。会厌肌无力可使患者的呼气受限,呼吸肌功能紊乱。表现为呼吸快速、潮气量减小、反常呼吸伴辅助呼吸肌活动增强。其呼吸功能可能尚正常,但通气储备显著削弱,对高碳酸血症和低氧血症的反应明显受抑制。

2. 在肌营养不良、全身及四肢肌萎缩时,心肌功能常严重受累(心肌收缩力减低、乳头肌退化引起的二尖瓣反流),心脏传导异常。术前检查应包括心电图及各种心肌收缩力测定(如超声心动图、多维血管造影等)。

3. 麻醉方案的考虑 麻醉药可进一步减弱呼吸肌张力,抑制对 CO_2 蓄积的通气反应,必须常规辅助或控制呼吸支持。麻醉药抑制心肌及血流动力学,应持续监测心电图和血压,对术前心储备明显受累者,宜施行有创性血流动力学监测。婴幼儿患者可能有肌张力低下、吞咽困难、延髓性麻痹、巨舌、脊柱后侧凸和漏斗胸伴发限制性肺病与呼吸窘迫,造成插管困难,同时存在对非去极化肌松药敏感。术后当患者清醒、呼吸功能恢复到基础水平(负压峰值至少 $-20 \sim -30 cmH_2O$;潮气量至少 $8 mL/kg$)、血气分析正常后拔除气管导管。

(六)吉兰-巴雷综合征的麻醉前准备

1. 吉兰-巴雷综合征(又称格林巴利综合征,Guillain-Barre syndrome)的原因不明,70%的患者在发病前 8 周内有前驱感染史。临床主要表现为双侧对称性的上行性肌无力,病理证实有周围神经脱髓鞘。半数患者出现脑神经受累,可影响呼吸肌和眼球活动;可出现感觉缺失和自主神经系统功能障碍,表现为血流动力学不稳定。神经传导研究证实,患者早期出现传导速度减慢,后期出现去神经作用加强。本病与多发性神经炎有相似处。

2. 麻醉方案的考虑 患者由于肌无力,需呼吸支持,这与肌萎缩者相似。琥珀酰胆碱可引起慢性去神经肌肉大量释放钾离子致严重的高钾血症。由于心血管功能不稳定,易出现心率和血压波动,需持续心电图及直接动脉压监测。由于自主神经功能不全,心率与血压已不足以反映血容量情况,需监测中心静脉压或肺动脉置管测压,以明确血容量状况。术中电解质的变化可能导致病情加重,应力争予以避免。

(七)假性脑瘤的麻醉前准备

1. 假性脑瘤是一种非颅内占位性病变引起的颅内高压综合征,也称良性颅内高压症,原因多数不明,包括原发性脑静脉引流异常、脑脊液分泌/吸收异常,或内分泌、代谢或免疫性疾病。女性发生率高于男性 4~8 倍,常伴有头痛、视盘水肿、视力障碍和脑神经(常为第 6 脑神经)功能紊乱。腰穿脑脊液压可升高超过 $200 cmH_2O$。腰穿脑脊液引流可减轻头痛症状,但必须先用脑 CT 或 MRI 检查排除颅内占位病变。一般不存在脑积水,脑室显示正常或缩小。

2. 病情稳定数月或 1 年后可以麻醉和手术,术前需复查视力和脑神经功能,对估计术后功能不全具有指导意义。在脑 CT 排除脑疝综合征后,可谨慎采用脊髓麻醉或硬膜外麻醉。正在应用激素治疗者,围手术期需继续应用。

3. 局部麻醉常用于脑脊液引流治疗。脊髓麻醉对多数患者尚属适宜,但在注入局麻药之前应先做脑脊液引流。因硬膜外腔注入局麻药液可能促使颅内压增高,故硬膜外麻醉非良好选择。全身麻醉时应选用降低和防止颅压增高的药物和方法。对肌松药、镇静催眠药尚无特殊敏感的现象。由于假性脑瘤患者多数体型肥胖,故应针对肥胖人特点实施麻醉,掌握紧急处理和拔管原则。

（八）先兆子痫/子痫的麻醉前准备

1. 典型的先兆子痫表现为高血压、周围水肿、蛋白尿,一般发生于妊娠 20 周后与分娩后 48h 内。患者常主诉头痛、胃肠道不适、畏光和视物模糊,严重时出现神志状态改变、恶心、呕吐。对具有典型征象的子痫患者应做进一步神经系统检查。对先兆子痫/子痫患者出现昏迷,应做头颅 CT 检查,以排除需要手术处理的病变。如颅内血肿、后颅窝水肿导致水管阻塞性脑积水,同时应采取降低颅内压增高的措施。但对非典型的子痫患者并无 CT 检查的需要。

2. 先兆子痫患者常于胎儿娩出后发生子痫抽搐,而很少于妊娠 20 周以前或娩出 48h 后发生。治疗目标为稳定病情和顺利分娩。抽搐发作前常有某些预兆征象,包括头痛持续而加剧、视力模糊、畏光、频繁呕吐、深腱反射亢进伴抽搐。治疗子痫抽搐,首先要保持通气和氧合良好,防止呕吐物误吸,预防抽搐期外伤。可用硫酸镁控制抽搐:首剂单次静脉注射 4～6g,继以静脉滴注 1～2g/h;如果抽搐仍不能控制,可再在 5min 内经静脉推注 2～4g。

对硫酸镁治疗抽搐目前仍存在争议,有人发现硫酸镁不是抗抽搐药,用于子痫主要基于其有效而副作用较小的传统经验。但临床研究发现有些抽搐患者的血浆镁浓度仍属正常。另外硫酸镁可导致肌无力、肌松药作用增加、加重部位麻醉引起的低血压以及抑制心肺功能等,因此需要密切监测深部腱反射和血浆药物浓度。其他抗抽搐药有静脉注射劳拉西泮 1～2mg,或地西泮 5～10mg,或咪达唑仑 2～5mg。待抽搐停止后,继以静脉滴注苯妥英钠 10mg/kg(25mg/min)。滴注期间应监测心电图和血压。如果不能经静脉用药,肌内注射咪达唑仑 10mg 也可制止抽搐。同时应用抗高血压药物控制血压。少尿可给予液体冲击处理,如果无反应可在中心静脉压监测下指导液体治疗。当抽搐被终止、氧合功能正常、呼吸和血压维持稳定后,再进一步做控制血压和胎儿娩出处理。产后肺水肿较为常见,治疗措施包括支持治疗、利尿及必要的血管扩张剂和机械通气。先兆子痫产妇需要放置肺动脉导管的指征为:对治疗无反应的严重高血压、肺水肿;对液体治疗无反应的少尿以及产妇合并严重心脏疾病。

（九）神经安定药恶性综合征的麻醉前准备

1. 神经安定药恶性综合征(neuroleptic malignant syndrome,NMS)是一种药物特异质反应。高热(98%的病例出现)、铅管样强直(97%)和精神状态改变(97%)是其经典的三联征,也是诊断该病的主要标准。其他表现包括心动过速、高血压或低血压、呼吸急促和大汗。可能出现锥体外系症状,包括运动障碍、角弓反张、眼动危象和构音困难。主要有 2 大类:

(1)中枢多巴胺能阻断药:如氯丙嗪、氟哌利多、甲氧氯普胺(metoclopramine)、丙氯拉嗪(prochlorperazine),精神病科常用的神经安定类药如丁酰苯类(butyrophenone)、吩噻嗪类(phenothiazine)和硫蒽类(thioxanthines)等。

(2)多巴胺能激动药:主要用于治疗帕金森病,如果突然停药可诱发 NMS。多巴胺是体温调节中枢与纹状体运动通路(striatal motor pathway)之间的神经递质。突然停药可干扰多巴胺能神经活性,导致体温调节失控和帕金森病病情加重。由于肌肉活动致产热增加,在体温调节失灵的情况下患者可出现高热。因此,在帕金森病的病程中,如果出现高热,同时伴有自主神经系统功能不稳定、神志改变和血肌酐升高,同时也无明显感染源时,应怀疑药物引起的 NMS。

2. 应用神经安定类药治疗的患者中，NMS 的发生率为 1：100～1：11000；死亡率于 1984 年报道为 10%，1989 年报道如果同时并存肌红蛋白血症和肾功能衰竭，则死亡率更高。即便应用多巴胺激动药如溴隐亭（bromocriptine）、金刚烷胺（amanta－dine）和丹曲林（dan-trolene）治疗，并不能降低死亡率。

3. 发热和活动障碍也发生于脑炎、脑膜炎、原发性或药物继发性帕金森病，需作鉴别诊断。后者同时伴有感染，中暑、恶性高热、酒精或苯二氮䓬类药戒断等病因，且可出现致命性的紧张型神志障碍、活动障碍和持续高热，往往无法控制。

4. 对活动性 NMS 患者，不考虑行择期手术，因脱水、高热、自主神经功能障碍和肾衰竭均显著增加围手术期并发症的发生率。一旦发生 NMS，首先采用支持治疗，同时停用神经安定药，保证供氧充分和良好通气，必要时使用去极化或非去极化肌松药。为控制高热，可用冰毯、酒精擦身及退烧药。低血压时可输液和使用正性变力药物治疗；对严重高血压患者可用血管扩张药或 β－受体阻滞药治疗。丹曲林（dantrolene）可降低肌僵硬和改善高热，但并不能降低死亡率。使用多巴胺激动药（如上述）能缩短病期。如果存在肌红蛋白血症，需大量输液以防肾衰竭。NMS 时可安全使用会诱发恶性高热的药物，如琥珀酰胆碱、非去极化肌松药和挥发性麻醉药。避免使用可引起高热的抗胆碱药物。琥珀酰胆碱有可能引起高钾血症。有效地治疗药物包括溴隐亭（多巴胺激动剂）、丹曲林、苯二氮䓬类药物和有助于改善强直患者通气的肌肉松弛药。

（十）癫痫（抽搐）患者的麻醉前准备

1. 对正在接受抗癫痫药治疗的抽搐患者，应明确其抽搐的类型、发作的频率、治疗药物的血药浓度。如果抽搐已被很好控制，即可手术，围手术期不必更改抗抽搐药使用方案。如果抽搐频率增加或常出现全身强直痉挛性抽搐，应查明抽搐加剧的潜在原因。常见的原因有药物不匹配、镇静催眠或酒精的中断、外伤、肿瘤、药物使用（如安非他命、可卡因）、高钙或低钙、低氧和患有其他疾病，需做电解质、肌酐、血浆蛋白、血细胞计数及分类、尿液分析及相应检查和处理，同时测定抗抽搐药血药浓度，如果低于治疗水平，应适当追加药量，手术应推迟直至抽搐被有效控制。但患者在术中仍可能发生抽搐，仅是被全身麻醉神经肌肉接头作用及肌松药的作用所掩盖而已，故仍不能忽视有关抽搐的治疗。许多抗癫痫药物如卡马西平、苯妥英钠、苯巴比妥，均会诱导细胞色素 P450 的活性，影响其他药物的肝脏代谢。而新型的抗癫痫药物如加巴喷丁和托吡酯等产生的药物相互作用要小得多，建议选择使用。术后频繁抽搐的不良后果是手术伤口裂开、呼吸道梗阻、呼吸循环功能衰竭，因此应积极处理术后的惊厥抽搐等症状。

2. 围手术期常用的抗抽搐药物　见表 1－4。一般经口服用药都能维持有效的血药浓度，术前禁食（NPO）与术后 NPO 期间可鼻饲用药，也可改用苯妥英钠或苯巴比妥静脉用药。术前如果口服用药吸收不佳，可在术前数周换静脉用药以达到血药稳态。术前一般无须追加静脉负荷剂量。丙戊酸（valproic acid）经直肠灌注用于小儿，吸收良好，但用药前需清洁灌肠以保证有效吸收。抗抽搐药的半衰期一般都较长，如果术前将最后一次口服剂量加倍，血药有效浓度可维持手术当天一整天，因此可省略 1～2 次用药。

表 1－4 抗抽搐药的一般药理

药物	血浆半衰期(h)	有效血药浓度(ng/mL)	剂量相关的副作用
苯妥英钠	24±12	10～20	眼球震颤、共济失调、萎靡
苯巴比妥	96±12	15～40	萎靡、眼球震颤、共济失调
氨甲酰氮䓬	12±3	28～12	萎靡、复视、视力模糊
扑痫酮	12±6	5～12	萎靡、眼球震颤、共济失调
乙琥胺	30±6	40～100	呃逆、头痛、昏睡、恶心呕吐
丙戊酸	12±6	50～100	恶心、呕吐、昏睡、抽搐隐蔽
氯硝安定	22～32	5～50	镇静、耐药、行为改变

3. 麻醉方案的考虑 局部麻醉药达中毒剂量可诱发抽搐,但抽搐患者施行常规硬膜外麻醉或臂丛阻滞麻醉仍属安全。采用脊髓麻醉较好,因局麻药用量可很小。常用的静脉或吸入全麻药有增高或抑制抽搐活性的作用,取决于剂量大小和当时的患者情况。氯胺酮(特别与茶碱并用)容易诱发癫痫患者的抽搐发作。恩氟烷在较高浓度(＞2.5％)用药及过度通气($PaCO_2$＜25mmHg)的情况下,脑电图可出现癫痫样棘波放电。因此,应维持较低浓度用药和保持 $PaCO_2$ 在正常水平。氟烷可影响肝脏线粒体酶活性,在体内代谢较多,肝脏毒性的发生率较高。异氟烷具有强力抗抽搐作用。镇静药的副作用可影响肝脏代谢和蛋白结合。丙泊酚合并短效阿片类药行静脉麻醉的可控性较好,具有止吐、抗惊厥作用,并且对皮质脑电图无干扰。右美托咪定有良好的镇静作用,可以安全用于该类患者。长时间应用苯妥英钠和氨甲酰氮䓬(又称卡马西平或酰胺咪嗪)治疗可引起对非去极化肌松药的耐药性。麻醉中需监测脑电生理,必要时请神经专科医师协助。脑电生理的监测方法主要有:

(1)脑电图 16 电极通道记录原始脑电压,分析脑电波(赫兹)的频率和幅度,可推测脑活动与代谢状况。见表 1－5。例如抽搐激活期或应用小剂量巴比妥和氯胺酮时,脑电波频率增加;麻醉性镇痛药和深度吸入麻醉时,脑电波频率减慢、幅度增加;缺氧、缺血、大剂量巴比妥时,脑电波频率减慢、幅度降低;脑死亡、深度低温、深度低灌注、巴比妥性昏迷和异氟烷 2MAC 水平麻醉时,脑电波呈等电位线。近年来已采用先进的压缩频谱显示仪(compressed spectral array,CSA),将复杂的原始脑电图信息通过计算机处理,转换为振幅与频率,使复杂的原始脑电图转变为简单而可理解的图谱资料和波幅、频率曲线面积(正常值占总面积的85％～99％,平均 97％)。但 CSA 监测有时可能不能发现大脑半球的局部缺血。

表 1－5 脑电图的波形、特点与解释

节律	频率(Hz)	意识状况
Delta	0～4	昏迷、低氧/缺血、深麻醉
Theta	4～8	入睡、外科麻醉期
Alpha	8～13	松弛、闭眼、浅麻醉
Beta	13～30	清醒、警觉、小剂量巴比妥镇静

(2)诱发电位(evoked potential,EP)可测定中枢神经系统对周围神经刺激所引发的电位变化。根据不同的刺激模式,可将 EP 分为:①躯体感觉诱发电位(SSEPs),刺激手或腿的周围神经,记录头皮、脊柱、棘间韧带或硬膜外腔产生的神经冲动电位。②脑干听觉诱发电位(BAEPs),用测听棒刺激第 8 脑神经,记录后颅窝脑干部位产生的电位。③视觉诱发电位(VEPs),用闪光刺激,记录前颅窝的诱发电位。通过分析 EP 的变化,可了解某特定感觉通路与皮质代表区的功能状态,由此诊断中枢神经系统疾病、监测术中的脑和神经功能。影响 SSEPs 最轻的麻醉方法是芬太尼伴 $<60\%N_2O$ 或 $<1\%$ 异氟烷吸入,对周围性 SSEPs(即颈 SSEPs)或短潜伏期的 BAEPs 的影响很小。为获得一份可以说明问题的诱发电位记录,需要尽量排除一些影响因素,其中维持稳定的麻醉深度水平是正确记录诱发电位的最重要因素,同时要求麻醉方法与临床环境生命指标如体温、酸碱状态、血细胞压积和血压等不能有丝毫改变,必须保持在恒定状态。

(3)肌电图(EMG)和神经传导速度监测,可判断手术解剖近侧组织的运动与脑神经通路的完整性,以保证手术操作无失误。

(4)下列手术中脑电生理监测具有特殊指征,麻醉前需做好一切仪器物品的准备:①颈动脉内膜剥脱术(CEA)或其他可能引起脑缺血危险的手术,可监测 16-通道 EEG、4-通道 EEG(电极置于两侧大脑半球的前和后区)及 SSEPs。②异常脑组织切除术,可直接在手术显露的脑皮质上测定脑皮质图,适用于癫痫手术,有助于判定异常脑组织或活组织检查的最佳切除范围。大多数静脉和吸入麻醉药对 SSEPs 和 BAEPs 都产生不同程度的影响,对经颅皮质测定结果的影响比经皮质下测定结果的影响明显。巴比妥引起轻度潜伏期延长和幅度减小,但即使皮质 EEG 已处于等电位线,SSEP 仍不会消失。吸入麻醉药和 N_2O 对皮质 SSEPs 潜伏期延长和幅度减小的影响最显著。阿片类药有延长潜伏期和减小幅度的倾向,但即使应用大剂量麻醉性镇痛药麻醉时仍可测得 SSEPs。依托咪酯、氯胺酮和丙泊酚可明显增强 SSEPs。③后颅窝手术期间施行 BAEPs 及刺激面神经(第 7 脑神经)监测 EMG,可明确脑神经功能不全的压迫、牵拉或缺血等原因。④脊柱手术特别是脊柱侧弯矫形手术、神经外科脊髓手术,胸主动脉横夹手术都有施行 SSEPs 监测的指征。⑤周围神经移植或切除术采用 EMG 和神经传导速度测定,可确定已损伤的周围神经或需要施行移植的周围神经;于手术分离神经过程中可判断神经通路及其功能,避免可能发生的神经牵拉、压迫或切断等损伤,以提高安全性和有效性。⑥其他指征:利用 EEG 和 SSEPs 可监测麻醉深度,了解控制性低血压期间脑和脊髓的血流灌注适宜程度,面临脑缺血危险时可及时获得脑等电位线的信息。

(十一)阻塞性睡眠呼吸暂停低通气综合征(OSAHS)的麻醉前准备

1.OSAHS 的高危因素包括肥胖(主要是中心型、短颈和颈围增加)、男性、绝经后女性和高血压。梗阻的最主要部位是口咽部,患者在睡眠中难以保持呼吸道通畅。患者长期夜间反复出现呼吸道不通畅,可致 $PaCO_2$ 通气反射的敏感性下降。术后容易并发肺部并发症。围手术期应用的镇痛药和肌松药,以及悬雍垂腭咽成形术后的呼吸道水肿,都可加重肺部并发症的危险程度。

2.值得重视的是,许多 OSAHS 患者在术前往往得不到确诊。因此,如果患者或其家属主诉存在白天嗜睡时,应引起警惕,必要时需请耳鼻喉科、呼吸科和神经科专家术前会诊,以明确睡眠呼吸暂停问题。诊断OSAHS的金标准是多导睡眠图。为全面评估病情,需做肺功能测定和动脉血气分析;应重视静息期$PaCO_2$升高患者,因为这往往意味着患者的呼吸功能失代偿,其术后肺部并发症的风险将显著增高。需仔细评估早期肺心病的可能性,其并发症发生率和死亡率将显著增高。被证实能引起咽部塌陷的常用药物有丙泊酚、硫喷妥钠、镇痛药、苯二氮䓬类、小剂量神经肌肉阻滞剂和N_2O,选择药物时需注意。OSAHS与困难插管相关已被证实,如果选择全身麻醉,可考虑清醒气管内插管或快诱导下气管内插管,但但论采用何种麻醉诱导方式,均需做好困难气道处理的充分准备。

(十二)周围神经损伤的麻醉前准备

1. 手术后并发周围神经损伤的总发生率约为0.1%;在冠状动脉搭桥术患者中为2.6%~13%。手术体位安置不当(特别是使用肌松药后)以及不恰当的牵引或安置肢体,是导致周围神经损伤的最主要原因。据美国ASA研究证实,周围神经损伤也与工作人员玩忽职守有关,约占总损伤病例的16%。其中28%为尺神经损伤,20%为臂丛神经损伤,16%为腰骶神经损伤,其余36%为脊髓、坐骨神经、正中神经、桡神经、股神经和其他周围神经及脑神经损伤。男性与女性之间的发生率相等,但尺神经损伤者男性高于女性3倍,而腰骶神经损伤女性高于男性2倍。此外,美国ASA对22例周围神经损伤进行观察,只有8例在术后第1d出现症状,其余均在术后1个月内才出现症状,表现为感觉异常、功能障碍、肌无力、动作迟钝或该神经分布区疼痛。有些周围神经损伤容易被医师疏忽,如颈交感神经节损伤引起的霍纳综合征和单侧膈神经损伤引起的膈肌麻痹。

2. 神经损伤的发生机制为:①神经遭受外来压迫、牵拉或伸展等机械因素(神经对外力牵拉和压迫非常敏感)。②神经血流或氧供一度中断,与血管疾病、贫血或低血压等有关。③神经直接损伤,与手术操作失误、穿刺针刺伤神经有关。④某些化学性药品、高浓度局麻药、抗生素、电解质溶液、杀菌药等误注入神经或蛛网膜下腔(常即时出现放射性异感)。

3. 如果患者在术前已经存在神经损伤,应根据病史及系统检查探明神经损伤的性质。例如:①感觉、运动障碍系单侧或双侧,有助于判明损伤的性质。②根据解剖学(如周围神经、神经根或脊髓损伤)确定损伤病变的部位。③根据局麻药或肌松药的种类、电解质失常、并存的神经-肌肉疾病等可确定损伤的病因。④根据手术操作过失、体位安置不当、麻醉操作失误可确定损伤的外因。例如截石位可致腓总神经和坐骨神经损伤(截石位手术与神经损伤有关的3个主要危险因素是手术时间长、身体瘦弱、近期吸烟史);肘关节过伸可致正中神经损伤;腹股沟区手术易致股神经损伤;心胸部手术劈开胸骨者可致臂丛神经损伤;使用肩垫也可损伤臂丛神经;椎管内麻醉操作或处置可致脊髓或硬膜外腔血肿,导致截瘫等。

4. 检查周围神经损伤有时需要采用电生理测定。 如:①肌电图(EMG)测定,有助于确定神经损伤的性质,对神经切断伤、轴突连续性完全中断具有确诊价值。肌肉在无神经支配下的EMG图像表现为纤颤性电压伴正性尖锐高峰波,但有时会延迟到神经切断损伤2~3周后才出现,因此非100%敏感,但对可疑的病例常规检查EMG。首先需排除是否轴突完全中断,其次可据首次检查结果与往后的EMG结果进行前后比较,以确定其病理进展。②神经传导速度测定,具有投射定位的指导意义。③运动和感觉诱发电位测定,对了解损伤神经的再生与否具有指导意义。

5.神经损伤预后的估计取决于损伤病理。　如:①神经纤维部分脱髓鞘,指整个神经轴索及神经内膜鞘仍保持完整的损伤,其髓鞘的再形成并恢复功能的时间需要 6~8 周。②轴突断伤(axonotme-sis),指神经轴索完全破坏,但神经外膜鞘及神经索周围鞘仍保持完整的损伤。预后取决于神经轴索在神经内膜管内再形成的速度,神经功能自动恢复可能需经数月至数年,预后尚好。临床经验指出,神经髓鞘再形成的速度约为每天 1mm;神经损伤部位在近侧者,其恢复速度比远侧损伤者缓慢。③神经断伤(neurotmesis),指神经轴突与髓鞘完全横断的损伤,神经纤维完全切断,神经内可出现结缔组织增生和瘢痕形成,致使神经纤维无法在神经管内再生,功能的恢复几无希望,可试行手术修补。因此,对神经横断者,需立即施行端端吻合手术,有可能神经再生。对神经被手术刀部分滑伤者,可酌情立即修补。对损伤界线不能明确辨别者,首先解除外来压迫等因素,修补手术应推迟 3~6 周,待测定神经功能后再决定手术与否。此外,应同时控制代谢因素障碍如糖尿病、尿毒症、嗜酒性或营养性维生素 B_1 缺乏症等,对加快恢复速度有利;对疼痛性感觉障碍可用氨甲酰氮䓬或苯妥英钠治疗;对幻痛者可试行交感神经切除治疗。

四、内分泌系疾病

并存内分泌系疾病的患者,麻醉前需做好以下准备工作。

(一)血压和循环功能

有些内分泌系统疾病可促使血压显著增高,但实际血容量却是明显减少的。例如:①嗜铬细胞瘤,由于周围血管剧烈收缩致血管内液体外渗,实际是处于低血容量状态,一旦肿瘤血运完全切断时,可立即出现顽固性低血压。因此在术前必须做专门的术前准备,如术前数天开始服用酚苄明(10mg/次,每日 2 次),逐渐加量,直至体位性低血压降至轻度。在使用 α 受体阻滞剂的同时适当补液。对于持续心动过速或快速型心律失常患者,可配用 β 受体阻滞药以控制高血压和心律失常。拉贝洛尔具有同时阻滞 α 受体和 β 受体的作用,效果更佳。应用适量地西泮(10~20mg 口服)以控制焦虑。如果术中发生高血压,应告知手术医师停止对肿瘤的任何操作,同时给予酚妥拉明或硝普钠控制血压。肿瘤切除后,交感神经兴奋性降低可造成严重低血压,可通过补液扩容纠正,但也常需要使用去甲肾上腺素、肾上腺素、去氧肾上腺素或多巴胺等升压药的支持。②肾上腺皮质功能不全时,由于钠、水经尿道和肠道异常丢失过多,可致血容量减少,术前必须至少 2 天输注生理盐水,并口服氟氢可的松(fludrocortisone)0.1~0.2mg。手术当天还需至少每 6h 肌内注射或静滴可溶性磷酸氢化可的松或琥珀酸氢化可的松 50mg。③尿崩症患者由于大量排尿,可出现显著的血液浓缩、血容量减少和电解质紊乱,应在术前每 4h 肌内注射抗利尿激素(加压素,vasopressin)10~20 单位,或静脉滴注 5%葡萄糖溶液 1 000mL,待血浆渗透压降至正常后再施手术。

(二)通气量

进行性黏液性水肿患者,自主呼吸通气量明显减少,手术应推迟,需先用甲状腺素治疗;如果手术必须在 1 周内施行者,可口服三碘甲状腺原氨酸(triiodothyronine,T_3),每日 50~100μg;如果手术允许推迟到 1 个月以后进行者,可口服甲状腺素(thy-roxine,T_4),每日

0.1~0.4mg。服药期间可能出现心绞痛或心律失常,这时剂量应减少或暂停。

（三）麻醉耐受性

未经治疗的肾上腺皮质功能不全、脑垂体功能不全或垂体促肾上腺皮质激素分泌不足的患者,机体的应激反应已消失或接近消失,对麻醉药物的任何血管扩张作用都容易发生循环虚脱,有生命危险。由于对这类意外事先难以预测,因此估计有可能发生者,术前可预防性肌内注射磷酸氢化可的松 100mg。此类患者一般伴有高钾、低钠,需严密监测电解质。未经治疗的急性肾上腺皮质功能不全患者属手术禁忌,必须积极处理。急诊手术术中可行动脉穿刺监测血压、电解质和血糖。禁忌用依托咪酯行麻醉诱导,因为即使使用单剂量诱导,也会抑制肾上腺皮质功能,增加危重患者的死亡率。慢性肾上腺皮质功能不全者无须行有创监测。

（四）渗血

库欣综合征患者的肾上腺糖皮质激素活性显著增高,围手术期常表现为难治性的高血压(可用利尿剂减少血管内容量,但需监测电解质),同时可出现手术野渗血、止血困难和失血量增多。此时只有通过谨慎结扎血管以求止血。术后应注意预防深静脉血栓形成。

（五）感染

库欣综合征患者的肾上腺糖皮质激素分泌过多,机体防御功能显著减弱,容易发生切口感染。未经治疗的糖尿病患者,切口感染风险亦增加,均需注意预防。宜选用杀菌性抗生素而非抑菌性抗生素。

（六）镇痛药耐量

库欣综合征患者常处于警醒和焦虑状态,因此需用较大剂量镇静药。未经治疗的艾迪生病患者,对镇静药特别敏感,故需慎用。甲亢患者因基础代谢率高,神经肌肉应激性增高,故镇静药和镇痛药均需加量。甲状腺功能低下患者,对镇静药和镇痛药特别敏感,均需减量。

五、肾脏疾病

麻醉前准备的基本原则是保护肾功能,维持正常的肾血流量和肾小球滤过率。具体应尽可能做到以下几点:①术前补足血容量,防止因血容量不足所致的低血压和肾脏缺血。②避免大剂量使用缩血管药,大多数该类药易导致肾血流量锐减,加重肾功能损害,尤其以长时间大量使用时为严重。③保持尿量充分,术前均需静脉补液,必要时可适当使用利尿剂。④纠正水、电解质和酸碱代谢失衡。⑤避免使用对肾脏有明显毒害的药物,如汞剂利尿药、磺胺药、肾毒性抗生素、止痛药(非那西丁)和降糖药(苯乙双胍)等,尤其是某些抗生素的肾脏毒性最强,如庆大霉素、甲氧苯青霉素、四环素、两性霉素 B 等均需禁用。某些抗生素本身并无肾脏毒性,但如果复合应用,则肾脏毒性增高,例如先锋霉素单独用并无肾脏毒性,若与庆大霉素并用则可能导致急性肾功能衰竭。⑥谨慎使用完全通过肾脏排泄的药物,否则药效延长,难以处理。⑦有尿路感染者,术前必须有效控制炎症。⑧慎重选择术前镇静药及术中麻醉药。

六、肝脏疾病

肝功能损害患者的麻醉前准备特别重要。肝功能损害患者经过一段时间保肝治疗,多数可获得明显改善,对手术和麻醉的耐受力也相应提高。保肝治疗包括:①高碳水化合物、高蛋

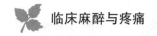

白质饮食,以增加糖原储备和改善全身情况。必要时每日静脉滴注 GIK 溶液(10％葡萄糖液 500mL 加胰岛素 10U、氯化钾 1g)。②低蛋白血症时,间断补充外源性白蛋白。③小量多次输新鲜全血,以纠正贫血和提供凝血因子。④适当补充 B 族维生素、维生素 C、维生素 K。⑤改善肺通气。若并存胸水、腹水或肢体水肿,应适当限制钠盐,应用利尿药和抗醛固酮药。必要时术前放出适量胸腹水,引放速度必须掌握缓慢、分次、小量的原则,同时注意水和电解质平衡,并补充血容量。

七、血液病

(一)慢性贫血

慢性贫血的原因很多,主要为缺铁性贫血和各种先天性或后天性溶血性贫血。中度贫血者,术前经补充铁剂、叶酸和维生素 B_{12},一般纠正尚无困难,术前只要维持足够的血容量水平,并不会增加麻醉的危险性;必要时术前给予小量多次输新鲜血,纠正可较迅速,不仅提高血红蛋白和调整血容量,还可增加红细胞携氧和释放氧所必需的 2,3－二磷酸甘油酸(2,3－DPG)。在急诊手术前通过输注红细胞悬液也较易纠正。术前应用促红细胞生成素可能提高血红蛋白和血细胞比容水平。如果术前存在携氧能力不足的缺血性症状,术前也需输血。

(二)巨幼细胞贫血

多见于恶性贫血和叶酸缺乏,手术宜推迟,待叶酸和维生素 B_{12} 得到纠正,一般需 1～2 周后方能手术。

(三)镰刀状细胞(sickle cell)贫血

镰刀状细胞贫血时易发生栓塞并发症,特别容易发生肺栓塞,尤其在面临缺氧或酸中毒时,镰刀状细胞增多,栓塞更易形成,手术和麻醉有相当危险。对这类患者术前均应输以全血,直至血红蛋白恢复正常后再手术。输全血还有相对稀释镰刀状细胞、阻止其堆集成柱而堵塞小血管的功效。羟基脲的常规应用可使红细胞镰状化降低 50％。冠状动脉系统的红细胞镰状化或炎性变可导致心肌纤维化,心肺功能进行性恶化。术中要维持足够的氧合(FiO_2 ≥0.30),维持患者体温(加热毯、预热静脉用液体、调高手术室温度),同时要维持足够的心排血量,防止因体位或止血带导致的静脉淤积。术后吸氧 12～24h,并给予充分的镇痛。

(四)血小板减少

一般情况下,人体血液中的血小板只要保持在 $30×10^9/L$～$50×10^9/L$(30 000～50 000/mm^3),即可维持正常的止血功能,但当其低于 $30×10^9/L$,或伴血小板功能减退时,可出现皮肤和黏膜的出血征象,手术伤口呈广泛渗血和凝血障碍。遗传性血小板减少较罕见,需输浓缩血小板治疗。获得性血小板减少较为多见,需根据病因进行术前纠正,如红斑狼疮、特发性血小板减少性紫癜或尿毒症等引起者,可给予泼尼松类激素进行治疗。阿司匹林不可逆地抑制血小板聚集影响机体凝血,只有当新的正常血小板进入血液循环其功能才能恢复。口服阿司匹林后,血小板功能低下的状态可持续 7d 左右,因此术前如需停药,则至少停药 7～10d 方能纠正。每输 1U 浓缩血小板可增高循环内的血小板 $4×10^9$～$20×10^9/L$。

(五)非血小板减少性紫癜

可表现为紫癜、血尿,偶尔因血液渗入肠壁而引起急性腹痛,常可继发肠套叠而需急诊手术。为防止手术野出血和渗血,术前可试用泼尼松和浓缩血小板治疗。

（六）恶性血液病

如白血病、淋巴瘤或骨髓瘤患者,偶尔需手术治疗,其主要危险在于术中出血和渗血不止及血栓形成。单纯就患者的凝血功能障碍或栓塞风险而言,如果疾病正处于缓解期,手术危险性不大;处于部分缓解期时,手术也相对安全。急性白血病时,如果白细胞总数增高不过多,血红蛋白尚在 $100g/L$,血小板接近 $100\times10^9/L$,无临床出血征象时,术中风险也并无显著升高。但当贫血或血小板减少较严重时,术前应输全血和浓缩血小板作准备。慢性粒细胞性白血病,如果血小板超过 $1\,000\times10^9/L$ 或白细胞总数超过 $100\times10^9/L$,术中可能遇到难以控制的出血,危险性很大。慢性淋巴细胞性白血病患者如果血小板计数正常,既使白细胞总数超过 $100\times10^9/L$,也非手术禁忌证。真性红细胞增多症时,术中易致出血和栓塞并发症。当血细胞比容增高达 60%,可出现凝血酶原时间延长、部分凝血活酶时间显著延长和纤维蛋白原显著降低。这类患者需经过放血术、放射疗法或化学疗法,待红细胞总数恢复正常后方可手术,但并发症仍然多见。

八、特殊病情患者的麻醉前准备

（一）病态肥胖

1. 病态肥胖对器官功能的影响　正常人的标准体重(kg)可按身高(cm)－100 推算。体重超过标准体重 $10\%\sim15\%$ 或体重指数(BMI)超过 $28kg/m^2$ 即为肥胖;超过 $15\%\sim20\%$ 为明显肥胖;超过 $20\%\sim30\%$ 则为病态肥胖。亦可利用肥胖指数［＝身高(cm)－体重(kg)］来确定肥胖的程度:肥胖指数≥100,为不胖;＝90 左右,为轻度肥胖;≤82,为病态肥胖。肥胖一般可分三类:①单纯性肥胖,因营养过度引起。②继发性肥胖,因内分泌功能失调引起,如下丘脑病变、库欣综合征等。③家族性肥胖,因遗传引起。不论病因如何,肥胖本身可引起呼吸循环等一系列病理生理改变。

（1）呼吸系统:病态肥胖可引起肺活量减少,深吸气量和呼气贮备量减少,此与胸腹部受过多的脂肪压迫、胸廓扩张受限(胸廓顺应性降低)、胸廓弹性回缩增强、膈肌抬高等因素有关。尤其在水平仰卧位时的影响最为显著,易出现通气/血流比例失调、低 PaO_2、高 $PaCO_2$ 和氧饱和度下降;部分患者还可出现肺动脉高压和肺毛细血管楔压增高,甚至肺栓塞。肥胖患者上气道软组织丰富,容易阻塞气道,使困难气道的危险性显著增加。此外,在麻醉后较易并发肺部感染和肺不张。

（2）心血管系统:每增加 1kg 脂肪组织,即需要增加 $0.01L/min$ 的心排血量才能满足充分的组织灌注,因此肥胖患者多合并高血压。据统计,肥胖患者中有 58% 并发高血压,但多数属轻度或中度高血压。肥胖人的血容量和心排血量均有所增加,增加量与肥胖程度成正比,由此可加重左室容量负荷,久之出现左室肥厚,继而发展为右室肥厚,其程度与体重增加成正比。此外,由于肺通气功能不足所致的长时间慢性缺氧,刺激骨髓造血功能,可引起继发红细胞增多、血黏度增高,更加重心脏负荷,甚至导致心力衰竭。肥胖多伴脂质代谢紊乱,因此容易并发动脉硬化。一般认为肥胖伴高血压者,容易继发冠心病和心肌梗死,或脑动脉硬化和脑血管意外甚至猝死。

(3)其他:肥胖患者易并发糖尿病,或肝细胞脂肪浸润(脂肪肝),但多数患者肝功能仍正常。既往认为肥胖患者术前胃内容物和酸度增加,为降低围手术期发生反流误吸的风险,建议此类患者术前给予西咪替丁、雷尼替丁或甲氧氯普胺(术前一晚和术晨使用)。但目前尚缺乏循证医学的证据。

2.麻醉前准备　首先对肥胖的类型、病因及其程度作出评估,重点注意呼吸、循环和内分泌系统等改变。

(1)对病态患者,应检查在水平仰卧位时的呼吸功能状况,如果出现气短、呼吸费力或呼吸道不全梗阻。对于不能平卧者,术前需做肺功能测定及动脉血气分析。选择麻醉方法应以能保证呼吸道通畅和通气量满意为准。对气管内插管操作的难易程度术前也必须充分估计,必要时考虑采用清醒气管内插管。

(2)术前对是否并存高血压、动脉硬化和糖尿病、胸透及心电图有无异常以及心脏代偿功能等都应做出全面估计,并给予相应的处理。对继发性肥胖患者,如为择期手术,应先施行病因治疗后再手术;对单纯性肥胖患者,术前最好采取减重治疗,包括合理的饮食限制、体育锻炼和药物等。减重可明显改善患者的心肺功能,使肺活量和通气贮备量恢复正常,慢性缺氧和 CO_2 蓄积得到纠正,血容量和血压可明显降低,对预防高血压和减轻心脏负荷可起到良好的作用。此外,减重对维持术中呼吸和循环的相对稳定、预防术后肺部并发症均非常有效。但必须指出,减肥治疗一般需经过 1 个月至数个月的过程,仅于术前数日内严格限制饮食,不仅无效,相反会因此削弱肥胖患者对麻醉和手术的耐受力。重度肥胖者行开腹手术,应在术前行动脉血气分析,了解患者术前低氧血症的情况及指导术后拔管。有研究表明,肥胖者苏芬太尼的分布容积增加且清除延迟,作用时间明显延长。

(二)慢性酒精中毒

1.慢性酒精中毒对器官功能的影响　长期嗜酒可致慢性酒精中毒,其特征是对酒精产生耐受和生理依赖,同时脏器出现一系列病理生理改变,对麻醉和手术的耐受力显著降低,具有明显的危险性。

(1)病理生理变化:①长期嗜酒者常伴有营养障碍,可致维生素 B_1 缺乏;酒精本身及其代谢产物可直接毒害神经系统,容易出现多发性周围神经炎,表现为四肢远端感觉和运动障碍;也可累及中枢神经,发生急性出血性脑灰质炎及神经炎性精神病。周围神经系统和中枢神经系统同时受害时,称脑性脚气病综合征,表现为记忆力减退、思维涣散、不能胜任细致的复杂工作与学习,可逐渐发展累及小脑、脑干及间脑发生退行性变,甚至脑广泛坏死而死亡。②酒精容易毒害肝脏而并发脂肪肝、酒精性肝炎及肝硬化(发生率约 10%),肝脏的代谢、解毒及合成功能均受影响,临床表现为营养不良、体重减轻、厌食、黄疸、发热、胃溃疡、胃食管反流及食管静脉曲张;也可出现凝血机制障碍和白蛋白减少;可出现腹水、通气功能减弱、氧饱和度降低、低 PaO_2 和轻度呼吸性碱血症。③酗酒 10 年以上者,可危及心脏,出现酒精性心肌病和心脏性脚气病,表现为气急、咳嗽、心悸、呼吸困难和传导阻滞,最后可演变为右心衰竭,也会因突发心肌梗死而猝死,但容易被漏诊。④酒精可抑制叶酸代谢而影响红、白细胞及血小板的生成,可致贫血、抵抗力低下和凝血障碍。⑤约有 20% 慢性酒精中毒的患者可并发慢性阻塞性肺疾病。⑥常并发酒精性低血糖;可抑制抗利尿激素而出现尿量增多和脱水;可引起肾上腺皮质激素分泌增高而诱发胰腺炎。

(2)戒酒综合征:正常人如果大量饮酒持续约2～3周,即可出现酒精依赖性,机体必须依赖酒精才能维持正常生理功能。如果突然停饮,即会出现一系列生理紊乱,此即为戒酒综合征。发病机制系因中枢神经系统失去酒精的抑制作用而产生大脑皮质和β—肾上腺素能神经过度兴奋所致。即由于交感神经兴奋,血中儿茶酚胺增高,使骨骼肌收缩速率增加,因而干扰了神经—肌肉的传导或肌梭活性,致使这些患者的震颤强度增加。其临床表现为:初6～8h期间表现为震颤[全身性震颤是本病最明显的特征,是一种快速(6～8Hz)、轻重不一、在安静环境下减轻而在运动和情绪紧张时加重的震颤],伴有易激惹和胃肠道症状,特别是恶心、呕吐。多为精神因素引起,也可能因低血糖和体液失衡所致;24～36h内出现幻觉性精神病和戒断性癫痫大发作;72h内出现震颤性谵妄,表现为幻觉、抽搐、知觉迟钝、失眠、精神错乱、自主神经系统活动亢进和共济失调,严重时出现结肠坏死或硬膜下血肿等致命性并发症。恢复饮酒可很快缓解症状,再次停止饮酒后症状复发并且加重。症状持续时间差别很大,通常持续2周。病情在完全停止饮酒后24～36h达高峰。

(3)麻醉前准备:慢性酒精中毒患者易合并多种疾病。如合并急性酒精性肌病可致严重的肌肉痉挛;也可合并广泛的多发性周围神经病,引起全身感觉障碍和肌无力;合并急性胃炎时可致恶心呕吐;伴发戒酒性癫痫时可致外伤。另外,尚可合并泌尿系感染、胰腺炎、肝硬化、胃肠道出血等。对疑有慢性酒精中毒或已经明确存在酒精中毒的患者,手术宜推迟,需全面系统了解心、肺、肝、脑等各脏器的损害程度,对正在出现的戒酒综合征及其治疗效果进行了解和估计。具有中枢性肌松作用的镇静药(如氯氮、地西泮等)是目前治疗震颤性谵妄的较佳药物,应在戒酒的最初2～4d内预防性用药,同时服用大量维生素 B_1 和补充营养,一般戒酒征象可被基本解除。苯妥英钠对戒酒性癫痫确有防治作用,如患者对苯妥英钠过敏,可改用卡马西平。但巴比妥类药物应慎用,因其可能有增加呼吸抑制的危险。在戒酒期间,各脏器功能尚未完全恢复时,任何麻醉药和麻醉方法均有一定的危险,故禁忌择期手术。偶然大量饮酒而致急性酒精中毒的患者,如需急诊手术,对各种麻醉药的耐受性并不增加,但对麻醉药的需要量减少可能较明显,故应酌情合理用药,避免逾量。

(三)昏迷

手术前的患者偶尔可并存昏迷,其诱因要尽可能加以鉴别和纠正,并仔细观察和正确评估昏迷的程度。由于这类患者的器官代谢功能已经紊乱,因此对任何麻醉药物的耐受性都降低,易出现昏迷加重。从麻醉处理角度看,较常见的昏迷有以下几类:①意识消失,但存在哈欠、吞咽或舔舌等反射动作,提示浅昏迷,脑干主要功能尚未损害。②意识消失,呼吸动作、瞳孔反应和眼球活动仍正常,也无定位性运动障碍体征者,最可能为代谢异常(如尿毒症、低血糖、肝昏迷、酒精中毒、低磷血症、黏液水肿和高渗性非酮症性昏迷等)或药物中毒(如麻醉性镇痛药、镇静药、催眠药等)所致。除非紧急手术(如内脏出血或穿孔),术前应尽可能先纠正昏迷,但对尿毒症和高渗性非酮症性昏迷的纠正不宜过快,避免因脑水肿而加重昏迷程度;瞳孔反射失常提示低氧、低体温、眼部疾病或药物中毒(如颠茄碱、苯二氮䓬类等)。③昏迷伴上肢肘部呈屈曲位肌强直者,提示双侧大脑半球功能障碍,但脑干无损害(去皮质姿势)。④昏迷伴上肢和下肢均呈伸直位肌强直者,提示双侧上位脑干结构损害,或深部大脑半球损害(双侧去大脑强直)。这类情况可见于脑外伤或心搏骤停复苏后脑缺氧性损伤后遗症,除非急症,禁忌择期手术。⑤昏迷伴腱反射亢进、趾背上翻者,提示存在中枢神经系统结构性病变,或存在尿毒症、低血糖或肝性脑病。如果昏迷伴腱反射低下、足趾跖屈,也无偏瘫征象者,提示不存在中枢神经系统结构性改变。⑥昏迷伴癫痫大发作,提示深部中线性脑干或丘脑损害,或局灶性运动中枢性改变,对其诱因应力求弄清,可因戒酒、尿毒症、妊娠毒血症、脑损伤、脑肿瘤、产伤、药物(戊四氮、印防己毒素、贝美格、士的宁等)、高血钙、低血钙、脑血管病变或脑血管意外等引起,也可能原因不明。术前均应针对诱发疾病进行积极处理,并用治疗剂量抗惊厥药,一直用至手术日晨,对癫痫本身一般无其他特殊处理。过去认为高浓度恩氟烷,特别在过度通气及低 $PaCO_2$ 情况下,可诱发脑电癫痫样波和强直性肌痉挛。今知,恩氟烷对人类并不增加癫痫的发生,可以选用。

(四)妊娠

同年龄组孕妇与非孕妇,其并发外科疾病的频率相等,麻醉医师必须熟悉手术适应证及其病情特点。孕期常见的外科疾病有:①急性阑尾炎,发生率约 1∶2 000,所表现的征象与妊娠最初 3 个月期间的妊娠反应有相似处,容易混淆而被误诊,以致发展为阑尾穿孔和弥漫性腹膜炎,全身情况严重,麻醉危险性增加,同时流产率也增高。因此应尽早明确诊断,积极手术。②急性胆囊炎和胆石症,发生率 1∶3 500～6 000,病情往往较重,手术较复杂,手术需时较长,麻醉中的变化较多,同时可能使胎儿受损害,故应尽量避免手术,采用输液、胃肠减压、解痉、止痛和抗生素等保守治疗。一般在 2d 内症状可得到明显改善。③急性机械性肠梗阻,较为少见。曾有腹腔手术史的孕妇,若腹腔内遗留黏连,妊娠后有可能诱发机械性肠梗阻。为避免病情趋于严重,一旦诊断明确,手术不宜延迟。如果已近临产,可先行剖腹产术以获得肠梗阻手术必需的术野显露。④食管裂孔疝,发生率较高,主要症状为反流性食管炎,饱食后取直坐位或服止酸药可缓解,一般不需急诊手术治疗。⑤乳腺癌,不多见,但一旦发生,其恶性程度高,应做活检确诊,然后施行根治术,同时终止妊娠。如果在分娩后再施行乳癌根治术,则复发率更增高。⑥卵巢肿瘤,多在妊娠初 3 个月内发生,只要不并发扭转、破裂或出血,可暂不考虑手术治疗。

妊娠合并外科疾病时,是否施行手术和麻醉,必须考虑孕妇和胎儿两方面的安全性。母体的风险主要是由妊娠期的生理学变化所致,常涉及气道、心肺、神经系统和消化系统。孕妇的误吸、困难气道、低氧血症、低血压、麻醉药物的过量和栓塞等风险增加。胎儿风险包括潜在致畸性、窒息和早产。一般讲,妊娠初 3 个月期间,若存在缺氧、麻醉药或感染等因素,则易诱发胎儿先天畸形或流产,因此应尽可能避免手术,择期手术宜尽量推迟到产后 6 周施行;危重手术应推迟至孕中期(15～28 周),此时胎儿器官形成已经完成(15～56d)。如系急诊手术,尽可能选择局麻或区域麻醉。高达 30% 的孕妇由于主动脉、腔静脉受压而易发生仰卧位低血压,仰卧位时需将子宫左移,麻醉时应充分供氧,避免缺氧和低血压。如必须全身麻醉,则气道检查尤为重要,妊娠会导致气道血管形成和水肿,增加困难插管的可能性。由于机械和激素水平原因导致孕妇误吸风险增加(妊娠 12～14 周后最为显著),且此时胃排空延迟、分泌增多、壁细胞活性增加使胃液 pH 值降低。肺功能残气量(FRC)和残气容积(RV)降低以及氧耗增加,导致孕妇易发生低氧血症。妊娠妇女对吸入、静脉和局部麻醉药的敏感性增加,

MAC 降低 20％～40％（可能与孕酮的镇静效应有关），局麻药的需要量也减少约 30％,因此麻醉药物的剂量需做相应调整。

（五）抗凝治疗

应用肝素抗凝时,静脉注射 5 000IV（相当于 50mg）,可使全血凝固时间延长 2 倍,维持 3～4h 后,逐渐自动恢复正常。于此期间,如果需施行急诊手术,术前需采用鱼精蛋白终止其抗凝作用。具体方法为：①刚静注肝素不久者,鱼精蛋白的剂量（mg）相当于末次肝素剂量（IV）的 1/100。②静脉注射肝素已隔 30min 以上者,由于肝素的生物半衰期短于 1h,用鱼精蛋白的拮抗剂量只需上述剂量的 1/2。③注射肝素已隔 4～6h 者,一般已无须再用鱼精蛋白拮抗。④皮下注射肝素的吸收缓慢,鱼精蛋白剂量只需静注肝素（mg）量的 50％～75％,但由于肝素仍在不断被吸收,故需重复注射鱼精蛋白。鱼精蛋白的静注速度必须缓慢,若注速过快则可引起血小板减少;注药过量则鱼精蛋白本身可转为弱抗凝药,同时可能严重抑制循环,导致血压骤降而不易回升的后果。

应用双香豆素或其衍生物抗凝者,因凝血酶原时间仅延长 25％左右,故较肝素容易被掌握。如需终止其作用,只需在术前静注维生素 K_1 5mg,即可使凝血酶原时间恢复至安全水平的 40％以上,维持 4h,但完全恢复正常水平则需 24～48h,且对今后再使用双香豆素抗凝,可产生耐药性达 1 周以上。因此,如果手术仅需数小时的暂时终止抗凝,可不必用维生素 K_1,只需静脉滴注新鲜冻血浆 250～500mL 即可。因双香豆素的作用仅是降低凝血 Ⅱ、Ⅶ、Ⅸ 和 Ⅹ 因子,而储存于血浆中的这些凝血因子仍很充足,故可达到暂时恢复凝血酶原时间的目的。目前使用双香豆素类药物时一般用目标国际标准化比值（INR）进行疗效监测。接受华法林治疗,目标 INR 为 2.0～3.0 的患者,应在术前 5d 停止服药;目标 INR 为 2.5～3.5 的患者,应在手术前 6d 停止服药,手术前 1d 检查 INR,如果＞1.5,服用 1mg 维生素 K_1。术后第 1 天华法林可恢复术前剂量,但须每日监测 INR。

第四节 麻醉选择

麻醉的选择取决于病情特点、手术性质和要求、麻醉方法本身的优缺点、麻醉者的理论水平和技术经验,以及设备条件等几方面因素,同时还要尽可能考虑手术者对麻醉选择的意见和患者自己的意愿。各种麻醉都有各自的优缺点,但理论上的优缺点还可因具体病情的不同,以及操作熟练程度和经验的差异,而出现效果上、程度上,甚至性质上的很大差别。患者对各种麻醉方法的具体反应也可因术前准备和术中处理是否恰当而有所不同。例如硬膜外麻醉用于早期休克患者,在血容量已经补足或尚未补充的两种不同情况下,其麻醉反应可迥然不同。因此,麻醉的具体选择必须结合病情和麻醉者的自身条件和实际经验,以及设备条件等因素进行全面分析,然后才能确定。

一、病情与麻醉选择

手术患者的病情是麻醉选择最重要的依据：①凡体格健康、重要器官无明显疾病、外科疾病对全身尚未引起明显影响者,几乎所有的麻醉方法都能适应,可选用既能符合手术要求,又能照顾患者意愿的任何麻醉方法。②凡体格基本健康,但合并程度较轻的器官疾病者,只要在术前将其全身情况和器官功能适当改善,麻醉的选择也不存在大问题。③凡合并较重的全身或器官病变的手术患者,除应在麻醉前尽可能改善其全身情况外,麻醉的选择首先要强调安全,选用对全身影响最轻、麻醉者最熟悉的麻醉方法。要防止因麻醉选择不当或处理不妥所造成的病情加重,也需防止片面满足手术要求而忽视加重患者负担的倾向。④病情严重达垂危程度,但又必须施行手术治疗时,除尽可能改善全身情况外,必须强调选用对全身影响最小的麻醉方法,如局麻、神经阻滞;如果选用全麻,必须施行浅麻醉;如果采用硬膜外麻醉,应强调在充分补液扩容的基础上,分次小量使用局麻药,切忌阻滞范围过广;为安全计,手术方式应尽可能简单,必要时可考虑分期手术,以缩短手术时间。

小儿配合能力差,在麻醉选择上有其特殊性。基础麻醉不仅解决不合作问题,还可使小儿安静地接受局部浸润、神经阻滞或椎管内麻醉;如果复合全麻,可做到诱导期平稳、全麻药用量显著减少。又因小儿呼吸道内径细小、分泌腺功能旺盛,为确保呼吸道通畅,对较大手术以选用气管内插管全麻为妥。

对老年人的麻醉选择,主要取决于全身状况、老年生理改变程度和精神状态。全身情况良好、动作反应灵敏者,耐受各种麻醉的能力并不比青壮年者差,但麻醉用药量都应有所减少,只能用其最小有效剂量。相反,年龄虽不很高,但体力衰弱、精神萎靡不振者,麻醉的耐受力显著降低,以首选局麻或神经阻滞为宜,但后者的麻醉效果往往可比青壮年者好,全麻宜作最后选择。

二、手术要求与麻醉选择

麻醉的首要任务是在保证患者安全的前提下,满足镇痛、肌肉松弛和消除内脏牵拉反应等手术要求。有时手术操作还要求麻醉提供降低体温、降低血压、控制呼吸或肌肉极度松弛,或术中施行唤醒试验等特殊要求。因此,麻醉的选择存在一定的复杂性。总的来说,对手术简单或病情单纯的患者,麻醉的选择可无困难,选用单一的麻醉药物和麻醉方法,就能取得较好的麻醉效果。但对手术复杂或病情较重的患者,单一的麻醉方法往往难以满足手术的全部要求,否则将促使病情恶化。此时,有必要采用复合麻醉(也称平衡麻醉),即同时或先后利用一种以上的麻醉药和麻醉方法。取每种麻醉药(方法)的长处,相互弥补短处,每种药的用量虽小,所得的麻醉效果恰已能符合手术要求,而对病情的影响可达到最轻程度。复合麻醉在操作管理上比较复杂,要求麻醉者有较全面的理论知识和操作管理经验,否则也未必能获得预期效果,有时反而会造成不良后果。

针对手术要求,在麻醉选择时应想到以下6方面问题:

1. 根据手术部位选择麻醉　例如颅脑手术选用局部麻醉或全身麻醉;上肢手术选用臂丛神经阻滞麻醉;胸腔内手术采用气管内循环紧闭麻醉;腹部手术选用椎管内麻醉或复合肌松药的全身麻醉;下肢手术选用椎管内麻醉;心脏手术选用低温体外循环下全凭静脉麻醉。

2. 根据肌肉松弛需要程度选择麻醉　腹腔手术、长骨骨折或某些大关节矫形或脱臼复位,都需要良好的肌肉松弛,可选臂丛阻滞、腰麻或硬膜外麻醉,或全麻并用肌松药。

3. 根据手术创伤或刺激性大小、出血多少选择麻醉　胸、腹腔手术,或手术区邻近神经干或大血管时,手术创伤对机体的刺激性较大,容易发生血压、脉搏或呼吸波动。此时,无论采用何种麻醉方法,均宜辅加相应部位的神经或神经丛阻滞,如肺门神经丛、腹腔神经丛、肠系膜根部阻滞或肾周围脂肪囊封闭、神经血管周围封闭等。对复杂而创伤性很大或极易出血的手术,不宜选用容易引起血压下降的麻醉(如脊麻),全麻常较局麻为合适。

4. 根据手术时间长短选择麻醉 1h 以内的手术,可用简单的麻醉,如局麻、氯胺酮静脉麻醉、局部静脉麻醉或单次脊麻等。长于 1h 的手术,可选用长效局麻药施行脊麻、神经阻滞麻醉,或连续硬膜外麻醉或全麻。对于探查性质手术,手术范围和手术时间事先很难估计者,则应做长时间麻醉的打算。

5. 根据手术体位选择麻醉 体位可影响呼吸和循环生理功能,需用适当的麻醉方法予以弥补。例如取俯卧或侧卧位时,应选用气管内紧闭麻醉、局麻或硬膜外麻醉,不宜用脊麻或硫喷妥钠麻醉。坐位手术时,应尽量选用局麻等对循环影响小的麻醉方法。如需用全麻,必须施行气管内插管,并采取相应的措施。

6. 考虑手术可能发生的意外选择麻醉 胸壁手术(如乳癌根治术)可能误伤胸膜而导致气胸,事先应做好吸氧和气管内插管的准备;食管手术有可能撕破对侧纵隔胸膜而导致双侧气胸,需有呼吸管理的准备。呼吸道部分梗阻或有外来压迫的患者,以选用清醒气管或支气管内插管为最合适。

三、麻醉药和麻醉方法选择

各种麻醉药和麻醉方法都有各自的特点、适应证和禁忌证,选用前必须结合病情或手术加以全面考虑。原则上尽量采用简单的麻醉,确有指征时才采用较为复杂的麻醉。

(一)全身麻醉

全身麻醉的首要目标是维持患者的健康和安全,提供遗忘、催眠(无意识)、无痛和最佳手术状态(如无体动现象)。麻醉医师选用自己最为熟悉的全身麻醉方法已为常理,但最近 Forrest 等总结来自多个中心单位采用全身麻醉的资料表明,选用全身麻醉方法可发生某些不良副作用,其发生率具有统计学显著性差异。见表1-6。高血压在芬太尼麻醉中较为常见;室性心律失常在氟烷麻醉中较为常见;心动过速在异氟烷麻醉中较为常见。采用中至大剂量芬太尼的全身麻醉组患者,术后至少需施行80h的机械呼吸,而在其他麻醉患者一般只需要7h。一般认为,术后长时间机械呼吸可能带来不良后果。

表1-6 全身麻醉下严重副作用的发生率比较

麻醉药	心动过速	高血压	室性心律失常
氟烷	0.7%	0.5%	8.6%*
异氟烷	1.5%*	0.8%	0.8%
芬太尼	1.1%	2.4%*	1.3%

注:与其他两种麻醉药相比,有显著性差异。

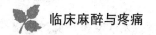

（二）局部麻醉

1. 今已确认,在某些临床情况下,局部麻醉的优点超过全身麻醉。老年患者髋关节成形术和前列腺摘除术选用椎管内神经阻滞麻醉,可降低深静脉血栓的发生率;在低位脊麻下,充血性心力衰竭的程度减轻或较少发作;从 ICU 病房对危重患者施行长时间硬膜外腔镇痛的结果看,器官功能的保留较好,并发症发生率降低,甚至死亡率也降低。但长期以来人们都认为局部麻醉的操作耗时较长,技术不够熟练者尤其如此,且可能发生严重并发症。随着经验的积累,这些不足均可得到改善。

2. 许多患者在术前主动提出要求让他"入睡",如果麻醉医师理解为患者欲选用全身麻醉,而据此做出选用全身麻醉的决定,现在看来是不一定恰当的。很久以来人们认为局部麻醉仅适合于少数场合,而全身麻醉几乎适合于任何手术,这也是明确的。今知,在区域阻滞麻醉下加用某些催眠药(如咪达唑仑、丙泊酚和芬太尼等),同样可使患者在局部麻醉下处于睡眠状态。

（三）术后镇痛

在充分评估病情的基础上拟订麻醉处理方案时,应考虑加用术后切口镇痛措施。近年来术后镇痛的优越性越来越受到肯定和重视,不论在全身麻醉前先施行标准的区域阻滞麻醉,或将区域阻滞麻醉作为全身麻醉的一项组成部分,或在区域阻滞麻醉基础上术后继续给予局麻药阻滞,使患者在术后一段时间仍处于基本无痛的状态,一般均可显著增加患者术后的安全性。Tverskoy 等指出,在区域阻滞麻醉下施行疝修补术,术后继续给予局麻药施行术后镇痛,其效果比术后常规肌内注射阿片类药镇痛者为好,对患者十分有益。近年来,患者自控镇痛(PCA)技术得以应用,PCA 的按压次数和药物用量可由患者自主调节。这样可以以最小的剂量达到最佳的效果,副作用更小,避免了传统方法药物浓度波动大,副作用大的缺点。

四、技术能力和经验与麻醉选择

麻醉医师在日常工作中,原则上应首先采用安全性最大和操作比较熟悉的麻醉方法。遇危重患者,或既往无经验的大手术,最好采用最熟悉而有把握的麻醉方法。有条件时在上级医师的指导下进行。在上述考虑的前提下,尽量采纳手术医师及患者对麻醉选择的意见。

第五节　麻醉前用药

据调查,手术前 60% 的患者对手术存在疑虑;50% 以上对手术非常恐惧;31%～38% 担心手术有损健康或危害生命;17% 对麻醉存在恐惧;12% 顾虑术后疼痛、呕吐难以忍受。为减轻术前患者的精神负担,并完善麻醉效果,可于麻醉前在病房内预先给患者使用某些镇静镇痛类药物,这种方法称为麻醉前用药,也称术前药。长期以来认为术前药是一种有利于麻醉诱导的辅助措施。鉴于现代麻醉药的不良反应已减少对患者的精神和生理状态有了仔细的评估和准备、要求患者主动参与麻醉药的选择等情况的改变,目前对术前药的应用概念已转向新的目标。

一、麻醉前用药的应用总则

（一）目的

1. 抑制皮质或皮质下、或大脑边缘系统，产生意识松懈、情绪稳定和遗忘效果。由此也可显著减少麻醉药用量和/或提高机体对局麻药的耐受性。

2. 提高痛阈，阻断痛刺激向中枢传导，减弱痛反应和加强镇痛，弥补某些麻醉方法本身镇痛不全的不足。

3. 减少随意肌活动，减少氧耗量，降低基础代谢率，使麻醉药用量减少，麻醉药不良反应减少，麻醉过程平稳。

4. 减轻自主神经应激性，减弱副交感反射兴奋性，减少儿茶酚胺释放，拮抗组胺，削弱腺体分泌活动，保证呼吸道通畅、循环系统功能稳定。

（二）用药途径

1. 成人给术前药的最常用途径是肌内注射，其起效时间不一致，并有可能发生坐骨神经损伤或药物吸收不全等并发症。据调查，95％妇女和85％男子的药物被注射在脂肪组织，而不是在肌肉内。成人较通用的用药途径是经口服和静脉注射用药，对肌内注射用药法今已较少采用。小儿惧怕任何针头，也是通常不愿意住院的最常见原因。当今对小儿测试体温都采用经直肠途径。经直肠应用术前药看来是合理的，但有些小儿仍会感觉出药物对直肠的刺激干扰。

2. 在小儿经鼻途径应用术前药已证实是有效的，不需要小儿合作。应用咪达唑仑类药滴鼻的起效时间比口服者快，如果在小儿口服用药失败时，经鼻滴给药是最好的用药途径。

（三）可能诱发的问题

1. 呼吸循环过度抑制　下列患者比较容易发生：①年龄过小和过大（小于1岁或超过80岁）。②神志意识水平低下。③颅内高压。④缺氧。⑤呼吸道阻塞。⑥呼吸动力减退。⑦慢性阻塞性肺疾患。⑧心脏瓣膜病。⑨心力衰竭。

2. 逾量　①术前药静脉注射用药，有时起效较慢，如果再继以一定剂量，就有逾量危险。②口服用药一般无药物高峰期，用于短小手术的诱导，有时可出现术后苏醒时间延长。麻醉诱导后用胃管将胃内残余药液吸出，可减轻这种现象。

3. 拒绝麻醉问题　①如果术前不给患者使用任何麻醉前用药，患者可能在手术前最后1min拒绝手术。②有时在应用某些术前药特别是氟哌利多后，也可能发生患者拒绝麻醉的情况。因氟哌利多可引起严重的烦躁不安。

（四）麻醉前用药的效果评定

理想的麻醉前用药效果是：麻醉前用药发挥最高药理效应（安静、欲睡状态）的时刻，恰好是送患者进入手术室的时间。因此，要求在患者进入手术室后，对麻醉前用药的具体效果进行常规客观评定，其标准见表1-7，以1、2、3级为理想的用药效果。

表 1-7　麻醉前用药的效果评定标准

分级	进入手术室后的状态
-2	恐惧、精神紧张、哭闹
-1	不安、忧虑
0	神态如常
1	安静
2	欲睡
3	入睡,但呼之能应,刺激可醒
4	入睡,刺激不醒
5	中枢、呼吸、循环明显抑制

二、麻醉前用药的种类

(一)镇静催眠药

镇静催眠药主要有 3 类:

1. 乙醇或乙醛衍化物　属基础麻醉药范畴,如水合氯醛等。

2. 巴比妥类药　主要选用长效(6~9h)的苯巴比妥钠。睡眠剂量成人为 100~200mg;小儿为 2~4mg/kg,于麻醉前 2h 肌内注射。

3. 神经安定类药　见下文。

(二)麻醉性镇痛药

以往常用麻醉性镇痛药肌内注射作为麻醉前用药,今已少用。一般只对疼痛患者需要注射麻醉性镇痛药。疼痛患者(如烧伤、骨折、肠或肢体缺血性坏死等)由转运车移动至手术床之前,静脉注射小剂量芬太尼可迅速产生止痛效应。单纯以镇静为目的时,麻醉性镇痛药的地位今已完全被苯二氮䓬类药所替代。

1. 吗啡

(1)吗啡具有提高痛阈、强力抑制代谢和显著改变精神状态等功效。肌内注射 15min 后痛阈提高 50%;30min 后出现情绪稳定、焦虑心理消失、嗜睡;60min 后基础代谢率显著降低。

(2)剂量:成人 0.15~0.2mg/kg,于麻醉前 1~1.5h 肌内注射。对于发育正常的小儿,一般 2~7 岁用 1~1.5mg;8~12 岁用 2~4mg 肌内注射。

(3)禁忌证:①对本药或其他阿片类药物过敏。②孕妇、哺乳期妇女、新生儿和婴儿。③原因不明的疼痛。④休克尚未控制。⑤中毒性腹泻。⑥炎性肠梗阻。⑦通气不足、呼吸抑制。⑧支气管哮喘。⑨慢性阻塞性肺疾病。⑩肺源性心脏病失代偿。⑪颅内高压或颅脑损伤。⑫甲状腺功能低下。⑬肾上腺皮质功能不全。⑭前列腺肥大、排尿困难。⑮严重肝功能不全。

(4)下列情况宜禁用或慎用:①老年、虚弱、危重患者,6 个月以内的婴儿,极度肥胖者。②发绀、气管分泌物多、支气管哮喘、慢性肺部疾病、肺心病继发心力衰竭、并存呼吸功能不全或呼吸道不全梗阻者。③颅脑手术、颅脑外伤、颅内压增高者。④艾迪生病、重症肌无力、肌强直病、神经肌肉系统疾病、甲状腺功能低下、肾上腺皮质功能不全、糖尿病、肝肾功能不全、急性酒精中毒。⑤孕妇和临产妇、子痫。⑥服用单胺氧化酶抑制剂。⑦需保留自主呼吸的麻醉方法。⑧短时间手术。

2.可待因

(1)镇痛、镇静和欣快作用均较吗啡弱(镇痛作用仅为吗啡的1/12～1/7),但镇咳作用特强,呕吐、呼吸抑制副作用也较轻,最适用于术前伴干咳或脑外伤患者作为麻醉前用药。肌内注射和皮下注射镇痛起效时间为10～30min,作用持续时间:镇痛为4h,镇咳为4～6h。

(2)常用剂量为15～50mg口服。8～15mg仅有微弱镇痛作用,但镇咳作用已很明显;剂量增至60mg后,镇痛效果不再增强。

(3)禁忌证:①本品可通过胎盘屏障,使用后致胎儿产生药物依赖,引起新生儿的戒断症状如过度啼哭、打喷嚏、打呵欠、腹泻、呕吐等,故妊娠期间禁用。分娩期应用本品可引起新生儿呼吸抑制。②对本品过敏者禁用。③痰多黏稠者禁用,以防因抑制咳嗽反射,使大量痰液阻塞呼吸道,继发感染而加重病情。④本品可自乳汁排出,哺乳期妇女应慎用。⑤12岁以下儿童不宜使用。⑥老年患者慎用。

3.哌替啶

(1)镇痛强度仅为吗啡的1/10,持续时间也较短。

(2)与吗啡的不同点有:①产生镇痛后出现酣睡。②缩瞳作用不明显。③恶心、呕吐、呼吸抑制、镇咳、欣快等副作用均比吗啡轻。④有类似阿托品样作用,使呼吸道腺体分泌减少,支气管平滑肌松弛。⑤引起血管扩张、血压轻度下降。⑥有抗组胺作用,可解除支气管痉挛。目前已基本替代吗啡作为麻醉前用药。

(3)副作用:①其代谢产物去甲哌替啶有致惊厥作用,当用药逾量或用于老人,偶尔可出现兴奋、躁动、惊厥、定向力丧失、幻觉、心动过速和呼吸抑制。②与单胺氧化酶抑制剂并用,可能诱发昏迷、惊厥、高血压、高热等副作用。偶尔出现低血压和呼吸抑制,甚至引起死亡。

(4)肌内注射剂量1～2mg/kg。麻醉前30～60min注射,15min起效,60min作用达高峰,持续1.5～2h逐渐减退,再2～4h后作用消失。静注剂量0.5～1mg/kg,麻醉前10～15min注射,5min起效,20min作用达高峰,持续1～1.5h后逐渐减退,再1～2h作用消失。

4.芬太尼

(1)芬太尼主要作用于丘脑下部,干扰其对痛刺激的传导,从而产生强力镇痛功效。比吗啡强80～100倍,较哌替啶强350～500倍,且起效迅速。

(2)对大脑皮质抑制较轻,用一般剂量产生镇痛的同时,意识仍正常,此与吗啡和哌替啶不同;但剂量达0.4mg时也引起意识丧失,但为时短暂,约20min。

(3)对呼吸中枢抑制显著,其程度与剂量有密切关系。静注0.05～0.08mg无呼吸抑制;0.1～0.2mg可引起30min的呼吸抑制,表现为频率减慢,潮气量增大,分钟通气量仍能维持。肌内注射时较少抑制呼吸。

（4）可能出现呼吸遗忘现象，表现为患者清醒但无自主呼吸，嘱患者呼吸时可出现自主呼吸，但过后仍处于呼吸停止状态。

（5）静注过速时可出现胸腹壁肌肉紧张、僵硬，严重时影响通气量。

（6）循环影响轻微，血压稳定；兴奋迷走中枢可出现心率减慢、呕吐或出汗征象。用阿托品可防治。

（7）禁忌证与吗啡相同。

（8）最适用于伴剧痛的门诊或急症患者。也可与氟哌利多组成依诺伐用作住院手术患者的麻醉前用药。成人肌内注射 $0.1\sim0.2mg$，$7\sim8min$ 起效，维持 $1\sim1.5h$；静注 $0.05\sim0.1mg$，$1min$ 起效，$3\sim5min$ 达高峰，维持 $30\sim45min$。

（三）神经安定类镇痛药

1. 氯丙嗪 为强安定类药，主要抑制脑干网状结构系统，产生强力的镇静、催眠作用；与全麻药、催眠药及镇痛药协同增强，并延长药效；对体温、肌肉、交感神经、副交感神经、$\alpha-$ 肾上腺素能受体、血管运动中枢及利尿等都有多方面作用。适用于低温麻醉和小儿麻醉前用药。禁用于老年、虚弱、动脉硬化、肝功能严重减退、中枢神经系统明显抑制、尿毒症及重症心血管疾病患者；急性失血、脱水致低血容量患者也禁用。成人肌内注射剂量为 $25\sim50mg$，麻醉前 $1h$ 做肌肉深部注射，$15\sim30min$ 起效，维持 $4\sim6h$，严禁皮下注射。静注剂量为 $6.25\sim12.5mg$，麻醉前 $15\sim20min$ 经稀释后缓慢注射，$5\sim10min$ 起效。禁忌静脉快速注射，否则易并发血压骤降，可用去甲肾上腺素或甲氧明静脉滴注提升血压。小儿肌内注射剂量为 $1\sim2mg/kg$，静注剂量为 $0.5\sim1mg/kg$。

2. 异丙嗪 有显著的镇静、镇吐、抗痉挛、降低体温等作用，与全麻药、镇静药、催眠药及镇痛药等协同增强，但均较氯丙嗪弱。若单独用药，偶尔可出现烦躁不安的副作用，此时只需追加小剂量（25mg）哌替啶静注，即可转为安静入睡。异丙嗪与氯丙嗪合用，作用更全面，剂量相应各减少 1/2。异丙嗪作为术前药的最大用途是其抗组胺作用显著，故可列入 H_1 抗组胺药（见下文）。

3. 氟哌利多或氟哌啶醇

（1）氟哌利多或氟哌啶醇均为强安定类药，药理作用与氯丙嗪有相似处，但较弱。作用特点是产生精神运动性改变。表现为精神安定，对外界漠不关心，懒于活动，但意识仍存在，能对答问话并良好配合。对全麻药、催眠药、镇静药和镇痛药均协同增强；对心肌无抑制，引起心率稍增快，而血压稳定用于低血容量、老年体弱或椎管内麻醉患者则仍可出现低血压、中心静脉压和心排血量短暂下降，但程度远比氯丙嗪轻，且易被升压药和加快输液所对抗。对这类病例用药量宜酌减。

（2）主要经肝脏代谢分解，但对肝功能无影响，适用于肝硬化患者，作用时间则延长，故用药量应减小。对肾功能影响轻微，用于血容量正常患者，肾血流量增加，尿量增多；对低血容量患者则尿量无明显增加。对消化道功能无明显影响，有很强的抗呕吐作用，是其特点之一。对咽喉、气管反射有很强的抑制作用，特别适用于清醒气管插管或黏膜表面麻醉下咽喉部手术的麻醉前用药。

(3)用药量过大(超过 25mg)时,中枢失平衡,表现肌痉挛、颤抖、舌僵硬震颤、上肢抽搐、头后仰或偏斜、吞咽困难及巴宾斯基征阳性,统称为锥体外系综合征。

(4)氟哌利多的作用较氟哌啶醇强,且锥体外系兴奋副作用较少,故目前多用氟哌利多,成人剂量为 0.1mg/kg,麻醉前 1～2h 肌内注射,1h 后起效;静注剂量为 0.05～0.1mg/kg,5min 起效,持续 6～12h。

(四)苯二氮䓬类药

苯二氮䓬类药为抗焦虑药物,能有效解除患者的紧张恐惧和疼痛应激反应,特别对精神高度紧张的患者,抗焦虑效果显著。小儿使用苯二氮䓬类药,可使之容易接受麻醉面罩诱导法,在诱导前接受有创穿刺置管;对成人可防止因焦虑引起的心肌缺血。

苯二氮䓬类药的主要副作用是在较大剂量下产生暂时性精神涣散,并可能诱导幻觉;正常认知感及细微操作能力受到干扰。对住院手术患者,手术后若无需立即恢复神经系统功能,也希望对术后期有记忆缺失者,可在术前晚及手术晨用一剂劳拉西泮(lorazepam)口服。对门诊手术患者应用咪达唑仑(midazolam)较为适宜,苏醒较快。

1.地西泮(安定)

(1)地西泮为弱安定类药,作用于脑边缘系统,对情绪反应有选择性抑制,解除恐惧和焦虑心理,从而引导睡眠和遗忘,作用极为良好;同时有抗惊厥和中枢性肌松作用,可减少非去极化肌松药和琥珀酰胆碱的用药量。对呼吸和心血管系统的作用轻微,即使大剂量,呼吸抑制仍较轻。一般剂量不致延长苏醒。

(2)地西泮用作为麻醉前用药,尤其适用于一般情况差、循环功能差、心脏病、休克而精神紧张的患者,与东莨菪碱合用,催眠性更强。严重神经质患者于住院后即可开始小剂量用药,可降低其情绪反应。

(3)一般常用剂量为 0.1～0.2mg/kg,口服、肌内注射或静注。静注后 1～2min 进入睡眠,维持 20～50min,可按需重复注射 1/2 首次量。

(4)地西泮的清除半衰期较长,为 20～100h,且其代谢产物 oxazepam 和 desmethyldiazepam 仍有活性作用,仅比其母体的作用稍轻。临床上应用地西泮 6～8h 后仍有一定的睡意加强,镇静作用延长。

2.咪达唑仑

(1)咪达唑仑的清除半衰期较短(1～4h),随年龄增长,咪达唑仑的半衰期可延长为 8h。咪达唑仑与地西泮一样,都在肝内被微粒体氧化酶(microsomal oxidative enzymes)几乎完全分解。与地西泮一样其分解产物仍有活性,但相对较弱。因此,咪达唑仑较适用于门诊患者,取其残余效应可被较早解除的特点。有报道对 50 例需要至少两次牙科修复治疗的患者,一次手术前给予咪达唑仑静脉注射,一次手术前给予地西泮静脉注射,结果咪达唑仑的苏醒显著快于地西泮(见表 1－8)。

表1-8 咪达唑仑、地西泮和劳拉西泮(lorazepam)的剂量和特点

	咪达唑仑	地西泮	劳拉西泮
口服剂量	3~5mg/kg	0.15~0.2mg/kg	0.015~0.03mg/kg
峰值作用	0.5~1h	1~1.5h	2~4h
持续作用	0.5~1h	1~1.5h	4~6h
清除半衰期	1~4h	20~100h	8~24h
分布表面容积	1.1~1.7L/kg	0.7~1.7L/kg	0.8~1.3L/kg
蛋白结合力	94%~97%	97%~99%	
具活性的代谢产物	弱	强	无
代谢	羟基化结合	甲基化结合	结合
清除 mL/(kg·min)	6~11	0.2~0.5	0.7~1.0
脂溶性	高	高	中度
老龄人半衰期	每10岁增强15%	半衰期时间≌年龄数	关系影响小

(2)咪达唑仑的应用早期,美国卫生部曾报道,在手术室外应用咪达唑仑的患者中有83例死亡,经分析其原因系用药后未注意患者的通气量所引起。进一步分析发现,38%的死亡患者系先应用了阿片类药,而后再用咪达唑仑,提示应用咪达唑仑必须加强氧合与通气的监测,尤其与阿片类药合用更需要重视。如果患者已用阿片类药,最好混合应用阿片受体拮抗药,将纳布啡(nalbuphine)0.2mg/kg与咪达唑仑0.09mg/kg混合后注射。经用于口腔科小手术患者证实有效,无呼吸系统并发症。

(3)小儿应用咪达唑仑0.5mg/kg口服作为术前药,有许多优点:①口服30min后,小儿处于愉快合作的状态,80%小儿可任意离开父母,并同意接受监测装置和麻醉面罩,不再出现恐惧现象。由此使小儿应用麻醉面罩诱导得到革新(以往用肌内注射氯胺酮解决小儿麻醉面罩诱导的问题)。如果将咪达唑仑剂量增至0.75mg/kg,91%小儿于麻醉诱导期不再出现哭泣或挣扎。②口服咪达唑仑的作用,从开始至消失约为1h,故一般不致造成苏醒延迟。若将咪达唑仑和阿托品(0.02mg/kg)混合液伴以樱桃汁或冰水口服,可显著改善小儿的适口性。③口服咪达唑仑给忧虑的父母或5岁以下不能离开父母的小儿带来福音;对手术前不能施行心理准备的急诊手术小儿,或没有参加术前班的小儿都十分有效。④口服咪达唑仑对先天性心脏病小儿因哭泣和激动带来的危险性有很好地防止功效,多数该类小儿的血氧饱和度得到改善。但用于发绀型心脏病患儿,17例中有3例发生血氧饱和度降低超过10%,提示应用咪达唑仑需要脉搏血氧饱和度监测。⑤会厌或喉乳头状瘤患者当哭泣时可发生气管阻塞。因此,术前药应用咪达唑仑不够恰当,一旦呼吸抑制时无法施行面罩辅助呼吸。

(4)由于小儿咪达唑仑可经鼻用药,很少需要小儿允诺。经鼻滴入咪达唑仑0.2mg/kg的起效比口服用药快。报道指出,经鼻注入咪达唑仑后,只有3%的5岁以下患儿在麻醉诱导期间出现哭泣或挣扎。口服咪达唑仑用药15min后,可再经鼻用药以加强效果。咪达唑仑很少引起过度兴奋反应,但仍不能完全避免。对离开父母不能合作的患儿,不宜使用咪达唑仑。

3.劳拉西泮(lorazepam)

(1)与地西泮的不同点是:①劳拉西泮的代谢产物无活性,且半衰期较短(约15h),不受年

龄大小的影响。地西泮的半衰期与患者的年龄有相关性,粗略计约为每岁 1h。因此,一个 72 岁的老年人用地西泮的半衰期约需 3d。②劳拉西泮的脂溶性小于地西泮,透过血脑屏障的速度慢于地西泮,但口服地西泮或劳拉西泮的起效时间均在 30~60min。③劳拉西泮与组织的亲和力小于地西泮,因此其作用受组织再分布的清除量影响不如地西泮迅速。④单次剂量劳拉西泮的精神运动性减退可持续 12h。⑤劳拉西泮经过葡糖苷酸化后经肾排出,葡萄糖醛酸结合排除比氧化(地西泮的排除途径)更迅速,且受年龄与肝功能状态的影响更小。

(2)劳拉西泮 2mg 口服(相当于地西泮 10mg 的效能)可产生 4~6h 的镇静作用;剂量增加至 5mg 时可增加顺行性遗忘持续达 8h。由于 5mg 剂量可使 40%患者出现判断力模糊达 17h 之久,因此多数文献建议其剂量不超过 4mg。

(3)劳拉西泮的遗忘效果优于地西泮。地西泮 10mg 口服几乎没有遗忘作用,口服 20mg 只有 30%患者产生遗忘作用;而口服劳拉西泮 4mg 可使 72%患者产生遗忘。静脉注射劳拉西泮 3mg 可显著减少记忆,而静脉注射地西泮 10mg 不会影响记忆。

(4)劳拉西泮可能不适用于门诊患者,但适用于有严密监测的住院大手术及住入 ICU 的患者。劳拉西泮用于危重患者的一大优点是,剂量虽高达 9mg,仍不会出现心肌抑制和血管平滑肌松弛。成人用于心脏病患者传统的术前药为吗啡 0.1mg/kg 和东莨菪碱肌内注射,与术前 90h 口服劳拉西泮 0.06mg/kg 相比,在抗焦虑和镇静水平方面的效能并无任何不同。

(五)抗胆碱能药

抗胆碱能药对清醒插管患者有干燥呼吸道的作用。小儿口服或静脉注射阿托品或格隆溴胺(glyco-pyrrolate),可防止因喉刺激、喉痉挛和缺氧引起的心动过缓。婴儿口服阿托品可在氟烷诱导期间维持血流动力学。成年危重病患者如肠坏死或主动脉破裂,不能耐受各种麻醉药时,静脉注射东莨菪碱 0.4mg 较为适宜。如果患者已处于极度交感神经兴奋和心动过速状态,一般仍能耐受东莨菪碱而不致进一步心率加快。如果在应用抗胆碱药后患者出现谵妄(阿托品和东莨菪碱两药都能透过血脑屏障,但格隆溴胺不致发生),应立即用毒扁豆碱(抗谵妄)治疗,每次剂量 0.6mg 静脉滴注。

1.阿托品

(1)常用剂量 0.5mg,对心脏迷走神经反射的抑制作用并不明显;剂量增至 1.5~3mg 才能完全阻滞心脏迷走反射。

(2)可引起心率增快。迷走神经亢进型患者麻醉前使用足量阿托品,具有预防和治疗心动过缓和虚脱的功效。原先已心率增快的患者,如甲亢、心脏病或高热等,宜避免使用。

(3)阿托品具有直接兴奋呼吸中枢的作用,可拮抗部分吗啡所致的呼吸抑制作用。

(4)减轻因牵拉腹腔内脏、压迫颈动脉窦,或静注羟丁酸钠、芬太尼或琥珀酰胆碱等所致的心动过缓和(或)唾液分泌增多等副作用。

(5)扩张周围血管,因面部血管扩张可出现潮红、灼热等副作用,但不影响血压。

(6)麻痹虹膜括约肌使瞳孔散大,但不致引起视力调节障碍;对正常人眼内压影响不大,但对窄角青光眼可致眼压进一步升高。

(7)促使贲门关闭,有助于防止反流。

(8)对喉部肌肉无影响,一般不能预防喉痉挛。

(9)抑制汗腺,兴奋延髓和其他高级中枢神经,引起基础代谢率增高和体温上升,故应避免用于甲亢、高热患者。

(10)可透过胎盘,促使胎儿先出现心动过缓而后心动过速,或单纯心动过缓。

阿托品的剂量范围较宽,成人皮下或肌内注射常用量为 $0.4\sim0.8mg$ 后 $5\sim20min$ 出现心率增快,45min 时呼吸道腺体和唾液腺分泌明显减少,持续 $2\sim3h$。静注剂量为皮下剂量的 $1/2$,1min 后出现作用,持续约 30min。小儿对阿托品的耐药性较大,一般可按 $0.01mg/kg$ 计算,必要时可增至 $0.02mg/kg$,但面部潮红较明显。

2. 东莨菪碱

(1)按 $1:25$ 比例将东莨菪碱与吗啡并用,效果最佳。因东莨菪碱除具有阿托品样作用外,还有中枢镇静作用,可协同吗啡增强镇静的功效,不引起基础代谢、体温和心率增高,且其拮抗吗啡的呼吸抑制作用较阿托品强。

(2)对腺体分泌的抑制作用比阿托品稍弱。

(3)老年人、小儿或剧痛患者应用后,有可能出现躁动和谵妄副作用。

(4)常用剂量为 $0.3\sim0.6mg$,麻醉前 30min 皮下或肌内注射。也可与哌替啶并用,镇静作用增强。

3. 盐酸戊乙奎醚注射液(长托宁) 系新型选择性抗胆碱药,能通过血脑屏障进入脑内。它能阻断乙酰胆碱对脑内毒蕈碱受体(M 受体)和烟碱受体(N 受体)的激动作用;因此,能较好地拮抗有机磷毒物(农药)中毒引起的中枢中毒症状,如惊厥、中枢呼吸循环衰竭和烦躁不安等。同时,在外周也有较强的阻断乙酰胆碱对 M 受体的激动作用。因而能较好地拮抗有机磷毒物中毒引起的毒蕈碱样中毒症状,如支气管平滑肌痉挛和分泌物增多、出汗、流涎、缩瞳和胃肠道平滑肌痉挛或收缩等。它还能增加呼吸频率和呼吸流量,但由于本品对 M_2 受体无明显作用,故对心率无明显影响;同时对外周 N 受体无明显拮抗作用。因此该药适用于麻醉前给药以抑制唾液腺和气道腺体分泌。

作为麻醉前用药时,术前半小时给药,成人用量为 0.5mg。青光眼患者禁用。

(六)抗组胺药

1. 组胺释放对人体有多方面危害性 ①促使平滑肌痉挛,可致支气管痉挛、肠痉挛和子宫收缩。②引起小动脉和毛细血管扩张,通透性增高,可致血管神经性水肿,表现为皮肤潮红、荨麻疹和低血压,甚至喉头水肿和休克。③引起唾液、胃液、胰液和小肠液等腺体分泌增加,特别易大量分泌高酸度胃液。④引起头痛。

2. 拮抗或阻止组胺释放的药物,称抗组胺药。组胺作用于 H_1 和 H_2 2 种受体。H_1 受体的主要作用在平滑肌和血管,可被 H_1 受体阻滞剂所阻滞。H_1 受体阻滞剂是当前用于麻醉前用药的主要药物。H_2 受体主要作用于消化道腺体分泌,可被 H_2 受体阻滞剂所抑制。H_2 受体阻滞剂一般不用作麻醉前用药。

3. 常用的 H_1 抗组胺药主要为异丙嗪和异丁嗪(trimeprazine),其基本药理作用主要有:①消除支气管和血管平滑肌痉挛,恢复正常毛细血管通透性。②抑制中枢,产生镇静、解除焦虑、引导睡眠的作用,并降低基础代谢率。③抑制呕吐中枢,产生抗呕吐作用。④协同增强麻醉性镇痛药、巴比妥类药、安定类药和麻醉药的作用,增强戈拉碘铵的肌松作用。⑤抑制唾液腺分泌。

4. H_1 抗组胺药用作麻醉前用药,尤其适用于各种过敏病史、老年性慢性支气管炎、肺气肿或支气管痉挛等患者。具有预防作用,但无明显的治疗作用,故适宜于预防性用药。

5. 异丙嗪的成人常用剂量为 25～50mg,麻醉前 1～1.5h 肌内注射,或用 1/2 量稀释后静脉缓慢注射,忌皮下注射。小儿按 0.5mg/kg 计算,可制成异丙嗪糖浆,按 0.5mg/kg 口服,对不合作的小儿可与等量哌替啶并用。

6. 少数人单独应用异丙嗪后可能出现兴奋、烦躁等副作用,追加少量氯丙嗪和哌替啶即可有效控制。

(七)胃内容物调整药

1. 手术的生理准备包括药物性胃内容物排空和调整,由此可使胃内容物误吸导致死亡的发生率有一定的降低。动物实验指出,胃内容物的量和 pH 是重要的可变性指标。因此,有人建议以降低胃内容物容量至 0.3mL/kg 以下和提高胃液 pH 至 2.5 以上为调整目标。微粒性抗酸药对肺脏有害,因此推荐使用非微粒性抗酸药如枸橼酸钠。使用组胺受体阻滞药可做到胃液酸度降低而又不增加胃内容物容量。胃动力药甲氧氯普胺(胃复安,metoclopramide)不仅可排空胃内容物,同时又可增加食管下端括约肌的张力。

2. 尽管存在误吸的"高危"人群,但许多麻醉医师注意到,真正的误吸发生率是很低的。有一份 40 240 例小儿麻醉报道证实,只有 4 例发生误吸,其中 2 例发生于手术中,2 例发生于手术后。Olsson 等对有关 185 358 例麻醉电脑记录回顾性分析指出,只有 83 例发生误吸,发生率为 1:2 000 例;进一步分析在 83 例中有 64 例术前已存在胃排空延迟情况,包括颅内压增高 15 例、肥胖 15 例、胃炎或溃疡病 13 例、怀孕 8 例、剧烈疼痛或应激 6 例、急诊手术 5 例、择期上腹部手术 2 例;其他 19 例未查到明显危险因素。其中 10 例存在气道通畅维持困难问题;此外,手术时间是重要因素,其中晚间手术的误吸发生率约比白天手术者高约 6 倍。上述分析提示,应从多方面去探讨吸入性肺炎的预防。从测定许多误吸病例的胃液 pH 和容量数据指出,75%小儿病例及 50%成人病例的胃液容量≥0.4mL/kg、pH≤2.5。

3. 如上所述,对下列患者需要考虑使用预防误吸的用药:估计气道异常的病例;急诊手术;外伤;药物中毒或头外伤致不同程度神志抑制者;肠梗阻;颅内压增高(水肿或占位病变);喉反射损害(延髓麻痹、脑血管意外、多发性硬化症、肌萎缩性侧索硬化症、声带麻痹);肥胖(或胃纤维化史);溃疡病史、胃大部切除患者或胃迷走神经切除术患者(胃轻度麻痹);食管裂孔疝和反流;怀孕;上腹部手术;腹腔肿瘤或腹水;其他原因导致的胃麻痹(糖尿病、肾透析)。有人建议对所有的门诊手术患者均宜给予某些药物预防。

4. 由于择期手术健康患者的误吸发生率相对很低,因此没有必要常规给予预防性用药。但对每 1 例手术患者应仔细研究其是否存在胃排空延迟的上述危险因素。

5. 预防误吸用药处方的举例

(1)外伤患者:枸橼酸钠(sodium citrate)30mL(碱化潴留的胃酸);甲氧氯普胺(metoclopramide)20mg 静脉注射(排空胃内容物);雷尼替丁(raniti-dine)50mg 静脉注射。

(2)气道异常患者:雷尼替丁 150mg,手术前晚 19:00 和手术日晨 7:00 各口服 1 次;甲氧氯普胺 20mg,手术日晨口服;格隆溴胺(glycopyrrolale)0.2mg 静脉注射。

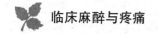

6. 甲氧氯普胺

（1）甲氧氯普胺对胃肠道的有利作用极为显著。在应用本药前，临床用于促进胃肠道蠕动的主要药物是拟副交感药如氯贝胆碱（bethanechol），主要用于胃迷走神经切除后的胃无力。其作用只是促进小肠广泛而无规律的蠕动增强，没有将胃内容物往肠道排净的功能；此外，拟副交感药增加胃液分泌，致酸度和容量都增加。因此，氯贝胆碱治疗的常见副作用是呕吐。

（2）甲氧氯普胺是多巴胺拮抗药，其主要作用在于刺激胃肠道规律性蠕动，降低引发蠕动反射的压力阈值，松弛因胃收缩引起的幽门括约肌痉挛，增强十二指肠和空肠蠕动，不引起胃液分泌增加。由此可促进胃内容物排空，同时增强食管下端括约肌张力，减轻胃内容物反流至下咽腔的程度。这些机制都有利于降低误吸危险性。许多常用的麻醉药如氟哌利多和丙氯丙嗪（compazine）都降低食管下端括约肌张力，因此可用甲氧氯普胺作为抗呕吐药。

（3）口服甲氧氯普胺应提前至术前 90～120min 服用，剂量为 0.3mg/kg，起效时间在 20min 以内；静脉注射用药的起效时间可缩短至 3min。在紧急情况下，口服甲氧氯普胺在 15min 内即可出现胃内容物减少的临床效果。甲氧氯普胺对小儿的胃排空作用更为明显，因此当小儿外伤后应用甲氧氯普胺，可考虑省略等待 6h 或 8h 再开始麻醉的常规。

（4）应用甲氧氯普胺后，约有 1‰患者可出现锥体外系副作用，包括震颤、斜颈、角弓反张和眼球回转危象，尤其多见于小儿以及化疗患者应用较大剂量甲氧氯普胺预防呕吐的场合；应用苯海拉明可消除甲氧氯普胺的这类副作用。

（5）禁忌证：正在接受其他多巴胺拮抗药、单胺氧化酶抑制药、三环类抗抑郁药或拟交感药治疗的患者禁用甲氧氯普胺。未能诊断出的嗜铬细胞瘤患者，误用甲氧氯普胺可引起高血压危象。

（八）其他药物

1. 可乐定　为中枢性 α 受体激动药，可有效降低交感神经活性，被推荐用于高血压患者的术前药；也可消除气管插管诱发的心血管不良应激反应；对并发高血压未能控制的急诊手术患者也适用。但由于其存在不可逆性交感反应减退，由此可干扰对潜在血容量丢失及其代偿情况的正确判断。

2. 右美托咪定　一种新型的 α_2 一肾上腺素能受体激动剂，可以产生剂量依赖性的镇静、镇痛、抗焦虑作用，清除半衰期为 2h；对 α_2 受体有高选择性，对 α_2 受体和 α_1 受体的亲和力之比为（1 300～1 620）：1［可乐定为（39～200）：1］，因此可以避免某些与 α_1 受体激动相关的副作用。与苯二氮䓬类的传统镇静药不同，其产生镇静的主要部位不在脑皮质；通过减少中枢交感传出，起到镇静、抗焦虑和血流动力学稳定的作用。24h ICU 镇静镇痛的使用方法：负荷量 $1\mu g/kg$，输注时间 10～15min，维持量 $0.2～0.7\mu g/(kg \cdot h)$。

3. β 受体阻滞药　是防止心肌缺血的有效药物。10 年前对围手术期持续应用 β 阻断药的重要性已有认识。最近有人介绍对高血压患者的术前药中加用单次剂量 β 阻断药，可降低术中心肌缺血的发生率。美国心脏病学会对非心脏手术围手术期心血管评估及护理指南推荐 β 受体阻滞药在下列人群中使用是合理的：①有心血管意外风险或运动试验检查结果异常的心脏并发症高危患者。②有冠状动脉疾病史且行血管手术的患者。③接受中等风险手术或接受血管手术且合并多种危险因素(如糖尿病、心力衰竭、肾病)的高危患者,并且推荐已经服用 β 受体阻滞药的患者在围手术期不间断用药,但不推荐 β 受体阻滞药作为常规用药,特别是对那些用量较大以及手术当天才开始用药的患者。

三、麻醉前用药的选择考虑

(一)呼吸系统疾病

1.呼吸功能不全、肺活量显著降低、呼吸抑制或呼吸道部分梗阻(如颈部肿瘤压迫气管、支气管哮喘)等病例,应禁用镇静催眠药和麻醉性镇痛药。对呼吸道受压而已出现强迫性体位或"憋醒"史患者,应绝对禁用中枢抑制性药物,因极易导致窒息意外。

2.呼吸道炎症、痰量多、大量咯血患者,在炎症尚未有效控制、痰血未彻底排出的情况下,慎重使用抗胆碱药,否则易致痰液黏稠、不易排出,甚至下呼吸道阻塞。

(二)循环系统疾病

1.各型休克和低血容量患者不能耐受吗啡类呼吸抑制和体位性低血压等副作用,可能加重休克程度,故宜减量或不用。

2.血容量尚欠缺的患者绝对禁用吩噻嗪类药,因其可致血压进一步下降,甚至猝死。

3.休克常并存周围循环衰竭,若经皮下或肌内注射用药时药物吸收缓慢,药效不易如期显示,应取其小剂量改经静脉注射用药。

4.高血压和(或)冠心病患者,为避免加重心肌缺血和心脏做功,麻醉前用药必须防止心率和血压进一步升高。因此,应慎用阿托品,改用东莨菪碱或长托宁,并加用镇静药,对伴焦虑、恐惧而不能自控的病例尤其需要,但应防止呼吸循环过度抑制。β 受体阻滞剂可降低围手术期心肌缺血和心肌梗死的风险,如术前已接受该类药物治疗者,应持续应用,但须适当调整剂量。

5.非病态窦房结综合征患者出现心动过缓(50 次/min 以下),多见于黄疸患者,系迷走张力亢进所致,需常规使用阿托品,剂量可增大至 0.8~1.0mg。

6.先天性发绀型心脏病患者宜用适量吗啡,可使右至左分流减轻,缺氧得到一定改善。

7.对复杂心内手术后预计需保留气管内插管继续施行机械通气治疗的患者,术前宜用吗啡类药。

(三)中枢神经系统疾病

1.颅内压增高、颅脑外伤或颅后窝手术病例,若有轻微呼吸抑制和 $PaCO_2$ 升高,即足以进一步扩张脑血管、增加脑血流量和增高颅内压,甚至诱发脑疝而猝死者,麻醉前应禁用阿片类药。

2.颅内压增高患者对镇静药的耐受性极小,常规用药常致术后苏醒延迟,给处理造成困难。一般地讲,除术前伴躁动、谵妄、精神兴奋或癫痫等病情外,应避用中枢抑制药物。

(四)内分泌系统疾病

1.甲亢患者术前若未能有效控制基础代谢率和心率增快,需使用较大量镇静药,但需避用阿托品,改用东莨菪碱或长托宁。

2.对甲状腺功能低下、黏液水肿和基础代谢率降低的患者,有时小剂量镇静药或镇痛药

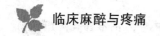

即可引起显著的呼吸循环抑制,故应减量或避用。

3.某些内分泌疾病常伴病态肥胖,后者易导致肺通气功能低下和舌后坠。因此,应慎用对呼吸有抑制作用的阿片类药,以及容易导致术后苏醒期延长的巴比妥类药和吩噻嗪类药。

(五)饱胃

术前未经严格禁食准备的患者,或临产妇、贲门失弛缓症患者,容易发生呕吐、反流、误吸。最新研究表明,可促进胃排空及增加胃内容物 pH 值的术前用药未显示可影响误吸的发生率和预后,但仍常规用于有误吸风险的患者。对这类患者的麻醉前用药需个别考虑:

1.宜常规加用抗酸药,如三硅酸镁(magnesium trisilicate)0.3g~0.9g 口服,或西咪替丁(cimetidine)100mg 口服。

2.可给甲氧氯普胺(metoclopramide)20~40mg 肌内注射,促进胃蠕动,加速胃内容物排空。

3.地西泮有降低胃液酸度的作用,可选用。

(六)眼部疾病

1.眼斜视纠正术中可能出现反射性心动过缓,甚至心搏骤停(眼心反射),故术前需常规使用阿托品,可增量至 1.5~3mg。

2.窄角性青光眼在未用缩瞳药滴眼之前,绝对禁用阿托品,因后者有收缩睫状肌作用,可致眼内压进一步升高。

(七)临产妇

原则上应避用镇静催眠药和麻醉性镇痛药,因可能引起新生儿呼吸抑制和活力降低。

(八)门诊手术

患者同样存在恐惧、焦虑心理,但一般以安慰解释工作为主,不宜用麻醉前用药。遇创伤剧痛患者,可用小剂量芬太尼止痛。

(九)麻醉药的强度

1.弱效麻醉药宜配用较强作用麻醉前用药,以求协同增强。如局麻行较大手术前,宜选用麻醉性镇痛药;N$_2$O 或普鲁卡因静脉复合麻醉前,选用神经安定类药和麻醉性镇痛药。

2.局麻用于时间冗长的手术时,宜选用氟哌利多、芬太尼合剂作辅助。

(十)麻醉药的不良反应

1.乙醚、氯胺酮、羟丁酸钠易致呼吸道腺体分泌剧增,应常规用抗胆碱能药拮抗。

2.局部浸润麻醉拟使用较大量局麻药前,宜常规选用巴比妥类或苯二氮䓬类药预防局麻药中毒反应。

3.肌松药泮库溴铵易引起心动过速,宜选用东莨菪碱;琥珀酰胆碱易引起心动过缓,宜选用阿托品。

(十一)麻醉药与术前药的相互作用

麻醉药与术前药之间可能相互协同增强,使麻醉药用量显著减少,但也可能存在不良反应加重,故应慎重考虑,避免复合使用。例如:

1.吗啡或地西泮可致氟烷、恩氟烷、异氟烷和 N$_2$O 的 MAC 降低。

2.吗啡的呼吸抑制可致乙醚诱导期显著延长。

3.阿片类药促使某些静脉诱导药(如依托咪酯等)出现锥体外系兴奋征象。

4.麻醉性镇痛药易促使小剂量硫喷妥钠、地西泮、氯胺酮或羟丁酸钠等出现呼吸抑制。

(十二)麻醉药的作用时效

镇痛时效短的麻醉药(如静脉普鲁卡因、N$_2$O)不宜选用睡眠时效长的巴比妥类药。否则不仅苏醒期延长,更因切口疼痛的刺激而诱发患者躁动。

(十三)自主神经系统活动

某些麻醉方法的操作刺激可诱发自主神经系统异常活动,宜选用相应的术前药作保护。

1.喉镜、气管插管或气管内吸引可引起心脏迷走反射活跃,宜选用足量抗胆碱能药作预防。

2.椎管内麻醉抑制交感神经,迷走神经呈相对亢进,宜常规选用足量抗胆碱药以求平衡。

第六节　基础麻醉

对术前患者精神极度紧张而不能自控或小儿患者,为消除其精神创伤,麻醉前在病室内使用导致患者神志消失的药物,这种方法称为基础麻醉。基础麻醉下患者的痛觉仍存在,故需加用其他麻醉药完成手术,使麻醉效果更趋完善,麻药用量显著减少。近年来,许多能使患者意识模糊或产生遗忘作用的镇静催眠药物相继问世,其作用近似基础麻醉,故对基础麻醉的需求已日渐减少。目前,基础麻醉主要用于合作困难的小儿患者,且多选用氯胺酮行基础麻醉。

一、硫喷妥钠直肠灌注基础麻醉

1.麻醉前常规注射阿托品,禁食,无须灌肠。

2.用10%硫喷妥钠溶液,按45～50mg/kg计量,最大不超过1.5g,于麻醉前15～30min经直肠灌入,5～10min起效,20～30min后达深睡状态,但痛刺激的反应仍灵敏。

3.用药后需加强呼吸循环监测,剂量过大或药物吸收过快,可致麻醉过深危险。

二、硫喷妥钠肌内注射基础麻醉

1.用2.5%硫喷妥钠溶液,按15～20mg/kg计量肌肉深部注射;体弱或3～12个月婴儿,剂量宜减至10～15mg/kg,浓度也宜减至1.5%～2%溶液。一次总用量不应超过0.5g。用药后一般于5min左右入睡,维持深睡45～60min。手术时间长者,可在首次用药45min后补注半量。

2.3个月以内婴儿,容易并发呼吸抑制,故不宜使用。

3.如果注药后1～2min内患儿即已深睡,或对痛刺激已无明显反应,提示用药过量,需密切注意呼吸变化,酌情处理。

4.少数患儿于首次用药20min后仍不入睡,可追注半量以加强睡眠。

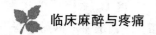

三、麻醉监控镇静术

1.适应证　多用于精神紧张而施行局部麻醉的患者,也常作为复合麻醉中重要的辅助用药及创伤或烧伤换药时的镇痛。

2.实施方法　目前临床上常有将氟哌利多 5.0mg,芬太尼 0.1mg,两者按 50：1 比例混合分次给患者静注,但复合麻醉中应用仍根据需要以分开静注较为合理。氟哌利多作用时间长,而芬太尼作用时间较短,使用时需防止呼吸抑制。

第二章　麻醉药物

第一节　吸入麻醉药

一、概述

吸入全身麻醉药应用方便,能通过临床征象和呼气末浓度监测判断其效应,因而广泛用于全身麻醉。

(一)吸入麻醉药发展简史

1. 早期临床应用的吸入麻醉药包括双乙烷、环丙烷等易燃气体,氟化学研究和工业的进步促进了氟化吸入麻醉药代替其他卤族麻醉药,从而降低沸点,增加稳定性,降低可燃性和减少毒性。

(1)氟烷(halothane),1951 年合成,1956 年应用于临床,由于具有无燃烧爆炸性、可溶性低、麻醉效能强而诱导迅速、吸入舒适以及恶心、呕吐率低等优点,迅速成为最常用的吸入麻醉药。氟烷的主要缺点是增加了心肌对儿茶酚胺的敏感性和肝脏毒性。

(2)1959~1966 年,Terrel 等合成 700 余种卤族化合物,其中第 347 号是恩氟烷(enflurane),第 469 号是异氟烷(isoflurane),第 653 号为 1993 年应用于临床的地氟烷(desflurane)。

(3)20 世纪 70 年代初,Travenol 实验室的 Wallin 等报道了另一种新型化合物氟化异丙基烷,1995 年作为七氟烷(sevoflurane)用于临床。

2. 新型吸入麻醉药七氟烷、地氟烷与异氟烷相比,最重要的差别是血液和组织溶解度低,因而诱导、苏醒快,可用于非住院患者的麻醉。

(二)理化性质

吸入麻醉药的理化性质决定其麻醉强度、给药方法、摄取速率、分布与排除,因此也关系到全麻工具、给药方法、诱导和苏醒的快慢、全麻深度的调节,以及患者和手术室工作人员的安全等。根据吸入麻醉药在常温常压下是挥发性液体还是气体,分别称之为挥发性吸入麻醉药和气体吸入麻醉药。气体麻醉药通常以液态贮存于高压钢瓶内,挥发性麻醉药在室温时易挥发成蒸气。例如 N_2O 的沸点为$-88℃$,室温下为气体,必须加压贮于钢瓶备用。

分配系数是指分压相等,即达到动态平衡时,麻醉药在两相中浓度的比值,血气分配系数是吸入麻醉药的一个重要性质。血气分配系数大,药物在血中的溶解度大,诱导慢,停药后苏醒期变长;血气分配系数小,则诱导、苏醒均较迅速。

常用吸入麻醉药的理化性质见表2-1。

表2-1 常用吸入麻醉药的理化性质

	氟烷	恩氟烷	七氟烷	异氟烷	地氟烷	氧化亚氮
相对分子质量	197.4	184.5	200	184.5	168	44
沸点(℃)	50.2	56.5	59	48.5	23.5	−88
蒸汽压(20℃)(mmHg)	241	175	157	240	670	39 000
油/气分配系数	224	98.5	53.9	94	19	1.4
血/气分配系数	2.5	1.8	0.69	1.46	0.42	0.46
脂肪/血分配系数	51.1	36	48	45	27.2	2.3
肌肉/血分配系数	3.4	1.7	3.1	2.9	2.0	1.2
MAC(30～60 岁)(37℃,760mmHg)(%)	0.75	1.68	1.8	1.17	6.6	105
MAC复合 60%～70%氧化亚氮(%)	0.29	0.57	0.66	0.56	2.38	
在潮湿 CO_2 吸收剂中的稳定性	不稳定	稳定	不稳定	稳定	稳定	
体内代谢程度(%)	20	2～8	1～5	0.2	0.1	0.004

(三)溶解度

在一定温度和压强下,气体在一定量溶剂中溶解的最高量称为气体的溶解度。常用定温下 1 体积溶剂中所溶解的最多体积数来表示。气体的溶解度除与气体本性、溶剂性质有关外,还与温度、压强有关。

1.麻醉药在体内不同组织的溶解度是麻醉药的重要物理特性。

2.分配系数是麻醉药分压在两相中达到平衡时的麻醉药浓度比,血/气、脑/血、肌肉/血和油/血分配系数是决定吸入麻醉药摄取、分布和排除的重要因素。

3.影响吸入麻醉药溶解度的因素

(1)麻醉药本身的影响。

(2)溶剂的影响:麻醉药溶解度由小到大排列顺序是水、血液、脂肪。麻醉药在血液中溶解得越多,其分压升高就越慢,也就是说气体的溶解度越大,麻醉起效越慢。血/气分配系数也因年龄的不同而变化。

(3)温度的影响:温度越高,溶解度越低。麻醉气体在水和油介质中的温度系数与麻醉药的溶解性有关,即麻醉药越易溶解,负性温度系数就越大。也就是说,油/气分配系数随着温度下降而增加。

吸入麻醉药的药代动力学受溶解度的影响很大。麻醉诱导与苏醒的速度多与含水组织的溶解度有关,如与血/气分配系数成正比;而油/气分配系数多与麻醉药的强度成正比。

(四)饱和蒸汽压

在一定温度下,在密闭的容器中,随着液相向气相变化,气相分子数增多,蒸汽压上升;气相向液相变化,液相分子数也会上升,最后两者达到平衡形成饱和蒸汽,此时的压力就称为饱和蒸汽压。当蒸汽压强小于饱和压强时,为达到饱和蒸汽压,液相将继续蒸发为气相。蒸汽压的高低表明了液体中的分子离开液体汽化或蒸发的能力大小,蒸汽压越高,就说明了液体越容易汽化。

（五）蒸发热

1. 蒸发热是在一个特定温度下,单位质量的某种液体变成气体时所吸收的热量。

2. 在一个较小的温度范围内(例如室温的变化),蒸发热可以看作是恒定的。

3. 温度变化大,则蒸发热的变化也相对大。蒸发热的热量与被蒸发物质的量成正比,蒸发的速度过快,所需要的热量就大于实际能供给的热量,此时温度就下降。

二、肺泡最低有效浓度

1. 肺泡气最低有效浓度(MAC)是指一个大气压下,使50%受试对象对伤害性刺激无体动反应时,肺泡气中该吸入麻醉药的浓度(与注射药物的ED_{50}类似)。MAC是衡量麻醉效能强度的指标。临床中常用$1.2\sim1.3$MAC维持麻醉,以防止切皮刺激时患者发生体动反应;常用$0.4\sim0.5$MAC防止自主清醒和记忆恢复。

2. 标准MAC值可粗略相加,如0.5MAC的吸入麻醉药和0.5MAC的氧化亚氮合用,其效能等于1MAC的吸入麻醉药。

3. 很多因素可升高或降低MAC。升高MAC的因素有中枢神经系统神经递质增加、体温升高、长期酗酒、高钠血症。降低MAC的因素有老年人、低体温、急性饮酒、α_2受体激动剂、中枢神经系统神经递质减少、代谢性酸中毒、$PaO_2 < 38mmHg$、低血压（$MAP < 50mmHg$）、低钠血症、妊娠。

三、吸入麻醉药药物代谢动力学

药物药理学通常分为药物效应动力学(主要研究药物如何作用于机体)和药物代谢动力学(主要研究机体如何处置药物)。药物代谢动力学分为4个阶段:吸收、分布、代谢和排泄(消除)。

（一）吸入麻醉药的特点

1. 吸入麻醉药的特点有起效快、以气体方式存在(氧化亚氮仅为气态,其他均为挥发性液体的蒸汽)和经由肺应用等。

2. 起效快、气体状态和肺应用途径为吸入麻醉药的主要优点,保证了吸入麻醉药血浆药物浓度的减少与增加一样迅速、方便。

（二）吸入麻醉药的生理作用特征

1. 肺内吸入麻醉药达到预期浓度(分压)后,最终与脑和脊髓麻醉分压达平衡,吸入麻醉药在中枢神经系统(CNS)建立分压而发挥麻醉作用。

2. 平衡状态时,CNS吸入麻醉药分压等于血液分压,亦等于肺泡气分压。

（三）吸入麻醉药的输送

吸入麻醉药通过多步途径从麻醉机输送至患者(表2-2)。

表 2-2 人体组织脏器的血流量

	占体重(%)	占心排出量(%)	血流量[ml/(min·100g)]
血管丰富组织、器官	10	75	75
肌肉	50	19	3
脂肪组织	20	6	3

（四）摄取和分布

1. 评价吸入麻醉药的摄取通常遵循肺泡麻醉药浓度（F_A）与吸入麻醉药浓度（F_I）的比值（F_A/F_I）。

2. 增快或减慢 F_A/F_I 上升速率的因素均影响麻醉诱导的速度。增快 F_A/F_I 升速的因素有血液溶解度低、心排出量小、肺泡通气量大。减慢 F_A/F_I 升速的因素有血液溶解度高、心排出量大、肺泡通气量小。

（五）过度加压和浓度效应

1. 过度加压（overpressurization）使患者麻醉药 F_I 高于实际预期的 F_A，犹如静脉注入一次麻醉药剂量，从而加快麻醉诱导。

2. 浓度效应系指一种吸入麻醉药的 F_I 愈高，则 F_A/F_I 的上升速率愈快，为加快麻醉诱导的一种方法。

（六）第二气体效应

第二气体效应为浓度效应的一种特例，指同时应用两种气体（氧化亚氮和一种强效吸入麻醉药）时，大量摄取氧化亚氮可增加吸入麻醉药的 F_A。

（七）通气效应

1. 麻醉诱导时，血液溶解度低的吸入麻醉药 F_A/F_I 上升速率快，因而增加或减少通气极少改变 F_A/F_I 的上升速率。

2. 吸入麻醉药 F_I 增加，一定程度上抑制通气。肺泡通气降低，F_A/F_I 的上升速率亦减慢。该负反馈可致呼吸暂停，防止麻醉药吸入过量。

（八）灌注效应

1. 与通气一样，心输出量不明显影响溶解度低的吸入麻醉药 F_A/F_I 的上升速率。

2. F_I 过高引起的心血管抑制减少麻醉药从肺内摄取，增加 F_A/F_I 的上升速率，该正反馈可导致严重的心血管抑制。

（九）吸入麻醉药排出与麻醉苏醒

1. 吸入麻醉药的消除可以通过呼出、生物转化以及经皮肤、内脏表面丢失。其中以原型经肺呼出是吸入麻醉药消除的主要途径。在体内，吸入麻醉药最终可有不同程度的代谢（氟烷，15%～20%；恩氟烷，2%～5%；七氟烷，3%；异氟烷，<0.2%；地氟烷，0.1%）。当达到麻醉浓度时，因肝脏酶饱和，代谢作用很少影响肺泡浓度。

2. 麻醉苏醒与麻醉诱导一样，主要取决于药物的溶解度（F_A 降低速率的主要决定因素）、肺泡通气量和心排出量。

3.麻醉结束时,决定体内麻醉药蓄积的因素有吸入麻醉药溶解度、浓度和应用时间(可延缓 F_A 的下降速率)。

4.麻醉苏醒和诱导的药物代谢动力学差异包括苏醒期间停止过度加压(不可能低于 0)和苏醒开始时组织内存在一定的药物浓度(诱导开始时组织内药物浓度为 0)。

四、吸入麻醉药副作用

(一)对中枢神经系统的影响

1.目前常用吸入麻醉药对脑代谢率、脑电图、脑血流量和脑血流自主调节功能的影响相似。

(1)目前常用的吸入麻醉药中,氟烷是作用最强的脑血管舒张剂。尽管伴随脑代谢率降低,吸入麻醉药仍可引起剂量依赖性脑血流量增加。

(2)吸入麻醉药为直接脑血管舒张剂,故被认为以剂量依赖方式减弱脑血流自主调节功能,其扩张血管程度的顺序是氟烷>恩氟烷>异氟烷>地氟烷>七氟烷。

(3)恩氟烷高浓度吸入时,脑电图可出现惊厥性棘波,并伴有面颈部和四肢肌肉的强直性或阵挛性抽搐。

2.颅内压(ICP)与脑血流量变化趋势一致,氟烷可显著增加 ICP,致使开颅手术期间脑膨出;但异氟烷、地氟烷和七氟烷麻醉期间,ICP 仅轻度增加。

3.氧化亚氮可扩张脑血管,增加脑血流量,升高颅内压。与氟化麻醉药降低脑代谢不同,氧化亚氮可增强脑代谢。

(二)对循环系统的影响

1.除氧化亚氮外所有吸入麻醉药引起剂量依赖性体循环血压降低。氧化亚氮可以轻度升高血压,氟烷和恩氟烷引起血压降低的原因主要是抑制了心肌收缩力,减少了心输出量,但其他吸入麻醉药在维持心输出量的同时,主要通过降低体循环阻力而使血压下降。

2.1MAC 时,七氟烷和氟烷对心率影响轻微,而异氟烷增加心率 10～15 次/min。>1MAC 时,地氟烷对心率的影响与异氟烷相似。

(1)迅速增高地氟烷吸入浓度,可短暂引起心率增快、血压增高。

(2)麻醉性镇痛药抑制吸入麻醉药诱发的心率反应,包括突然增加麻醉药吸入浓度引起的反应。

3.氟烷对心肌收缩力产生剂量依赖性抑制,其抑制作用强于异氟烷、地氟烷和七氟烷。

4.氧化亚氮单独应用或与其他吸入麻醉药合用均增加交感神经系统活动性。

5.异氟烷、地氟烷或七氟烷浓度达 1.5MAC 时,不能证实有冠状动脉窃血现象。

6.心肌缺血和心输出量似乎与心肌供氧和需氧的变化有关,而与所选的具体麻醉药无关。

7.氟烷可增高心肌的自律性,增加心肌对儿茶酚胺的敏感性。合用肾上腺素时,易导致心律失常。

8.自主神经系统

(1)异氟烷、地氟烷和七氟烷对自主神经系统反射产生相似的剂量依赖性抑制。

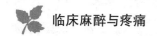

(2)吸入浓度突然增加时,地氟烷是唯一增加交感神经兴奋性的麻醉药,与血浆儿茶酚胺浓度增加相一致。

(三)对呼吸系统的影响

1.吸入麻醉药均降低潮气量,但呼吸频率增加,因而对每分通气量影响甚小。$PaCO_2$增高作为呼吸抑制的指标,可能由于手术刺激而抵消。

2.全身麻醉期间,肋间肌紧张性降低,膈肌位置改变,以及胸部血流量变化,因而功能余气量减少。

3.对CO_2和低氧血症敏感性的影响

(1)吸入麻醉药均呈剂量依赖性,抑制呼吸中枢对高碳酸血症的敏感性。

(2)即使0.1MAC亚麻醉浓度的吸入麻醉药仍会抑制呼吸化学感受器对低氧血症的敏感性。

4.对支气管平滑肌紧张性的影响

(1)最低有效浓度的吸入麻醉药全身麻醉期间,支气管收缩的最可能原因为气道的机械刺激,气道高反应性疾病患者的支气管收缩反应更明显。

(2)吸入麻醉药直接抑制及通过抑制神经反射通路而间接抑制支气管平滑肌收缩性,而使支气管平滑肌松弛。

5.对肺血管阻力的影响

(1)吸入麻醉药的肺血管舒张作用甚弱。氧化亚氮进一步增强肺动脉高压患者的肺血管阻力。

(2)动物实验中,吸入麻醉药均抑制低氧性肺血管收缩(hypoxic pulmonary vasoconstriction)。然而,开胸手术单肺通气期间,吸入麻醉药对PaO_2和肺内分流分数的影响甚微。

(四)对肝脏的影响

1.氟烷通过非特异机制短暂、轻微地影响肝脏功能和通过免疫机制严重损害肝脏。

2.异氟烷、地氟烷和七氟烷维持或增加肝动脉血流量,减少或不改变门静脉血流量。氟烷减少门静脉血流量,而不代偿性增加肝动脉血流量。

(五)对神经肌肉系统的影响和恶性高热

1.烷衍生的氟化吸入麻醉药的骨骼肌松弛作用约为氟烷的2倍。

2.吸入麻醉药均可诱发恶性高热,但氧化亚氮诱发作用弱。

(六)对遗传的影响

1.Ames试验用以鉴别诱变剂和致癌剂,吸入麻醉药均为阴性,不过氟烷的代谢产物可能是阳性。

2.动物实验中,吸入麻醉药均有致畸作用,但尚未发现对人类的致畸影响。

(1)手术室女性工作人员长期接触微量浓度的吸入麻醉药,尤其抑制维生素B_{12}依赖酶的氧化亚氮,因而对她们自发流产发生率的争论一直未停止。

(2)将动物间歇暴露在微量浓度的吸入麻醉药中,没有发现对生殖的有害影响。

(3)尽管尚未证实微量浓度吸入麻醉药对胚胎发育和先天流产的影响,但仍促使应用清除系统将麻醉气体从手术室排出,以及建立职业安全和健康管理标准。该标准规定,氧化亚氮的空气含量为 25/1000000。

（七）CO_2 吸收剂对吸入麻醉药的降解

1. CO_2 吸收剂含有的 KOH 或 NaOH 降解吸入麻醉药。

（1）氟烷和七氟烷降解为 haloalkenes，对大鼠有肾毒性。

（2）地氟烷和异氟烷仅被干燥 CO_2 吸收剂降解为 CO。

（3）含 $Ca(OH)_2$ 和 $CaCl_2$ 的 CO_2 吸收剂与所有吸入麻醉药均不发生反应，从而防止麻醉药降解为化合物 A 和 CO。

2. 化合物 A

（1）七氟烷经 CO_2 吸收剂降解形成化合物 A，低流量、紧闭环路通气系统，温热或干燥 CO_2 吸收剂均增加化合物 A 的产生。

（2）化合物 A 引起的肾毒性存在物种差异，七氟烷对人类肾脏损害的可能性不大。

3. CO

（1）CO_2 吸收剂将地氟烷和异氟烷降解为 CO。麻醉机输送的高流量气体使 CO_2 吸收剂变干燥时，患者 CO 中毒的危险可能不被察觉。

（2）地氟烷和异氟烷含有形成 CO 所必需的 difluoromethory 成分，但七氟烷或氟烷并不存在。

（八）麻醉药代谢对肝肾功能的影响

1. 氟化物引起的肾毒性　长期吸入七氟烷和恩氟烷，血浆氟化物浓度较高，肾脏浓缩功能相对受损。

2. 代谢产物引起的肝脏功能损害　氟烷肝炎（Halothane Hepatitis）

（1）氟烷的氧化代谢产物与肝细胞色素结合，作为半抗原（新抗原）诱发免疫反应。

（2）氟烷对肝线粒体功能的直接作用及氟烷致肝细胞质游离钙升高对肝线粒体功能的间接作用是氟烷性肝炎形成的可能机制。

（3）氟烷、恩氟烷、异氟烷和地氟烷等涉及细胞色素 P450 导致新抗原形成的代谢途径是相同的，因而这些麻醉药之间存在交叉致敏的可能。

（4）首次接触氟烷后，诱发肝炎的免疫记忆至少延续 28 年。

（5）七氟烷并不代谢为 trifluoroacetyl halide，而是代谢为 hexafluoroisopropanol，其不作为新抗原。与七氟烷有关的暴发性肝坏死一般不可能由免疫机制引起。

五、临床常用吸入麻醉药

（一）恩氟烷

恩氟烷（enflurane，安氟醚），1963 年由 Terrell 合成后，于 20 世纪 70 年代应用于临床。目前在世界上已得到广泛应用。

1. 理化性质　恩氟烷是一种卤化甲基乙烷，为异氟烷的异构体。化学性质稳定，临床使用浓度不燃不爆，无刺激性气味。

2. 药理学作用

（1）中枢神经系统

①对中枢神经系统的抑制与剂量相关。恩氟烷高浓度吸入时，脑电图可出现惊厥性棘

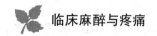

波,并伴有面颈部和四肢肌肉的强直性或阵挛性抽搐。

②可扩张脑血管、增加脑血流量,升高颅内压,降低脑代谢率。

③恩氟烷可通过影响中枢神经系统和神经肌肉接头处的接头后膜,产生肌松作用,可与非去极化肌松药产生协同作用。新斯的明不能完全对抗。

④有中等程度的镇痛作用。

(2)循环系统:对循环系统产生与吸入浓度相关的抑制作用。恩氟烷可抑制心肌收缩力,降低心排出量,引起血压下降。

(3)呼吸系统:临床应用的恩氟烷浓度,对呼吸道无刺激作用,不增加气管分泌。可扩张支气管,较少引起咳嗽或喉痉挛等并发症。

(4)其他:可抑制胃肠道蠕动和腺体分泌,麻醉后恶心、呕吐较少;抑制子宫平滑肌,深麻醉时增加分娩和剖宫产的出血。

3. 药物代谢动力学　被吸入的恩氟烷80%以上以原形经肺排出,仅2%～5%主要经肝脏微粒体代谢,由尿排出。

4. 临床应用　恩氟烷吸入麻醉适应于各部位、各年龄的手术,重症肌无力手术,嗜铬细胞瘤手术等。

5. 不良反应

(1)对心肌有抑制作用。

(2)在吸入浓度过高及低$PaCO_2$时可产生惊厥。

(3)深麻醉时抑制呼吸及循环。

6. 禁忌证　严重的心、肝、肾脏疾病,癫痫患者,颅内压过高患者。

(二)异氟烷

异氟烷(isoflurane,异氟烷)自20世纪70年代问世以来,一直为"黄金标准"麻醉药。

1. 理化性质　异氟烷是一种卤化甲基乙烷,稳定性高,有刺激性气味,血气分配系数较低,麻醉深度易于调节。

2. 药理学作用

(1)中枢神经系统

①异氟烷对中枢神经系统的抑制作用与吸入浓度相关。在1MAC以内脑电波频率及波幅均增高;1.5MAC出现暴发性抑制,2MAC出现等电位波。

②在任何麻醉深度,异氟烷对迷走神经活性的抑制都强于对交感活性的影响。

③异氟烷可明显增强非去极化肌松药的神经肌肉阻滞作用。异氟烷麻醉时,非去极化肌松药通常仅需常用量的1/3。

(2)循环系统

①异氟烷对心肌的抑制小于恩氟烷及氟烷,可降低周围血管阻力,引起血压下降。

②异氟烷舒张冠状动脉,因而冠状动脉疾病患者可出现冠状动脉窃血现象,但少见。

(3)呼吸系统

①可产生剂量依赖性呼吸抑制,可降低通气量,增高$PaCO_2$,且抑制对$PaCO_2$升高的通气反应。

②降低正常人的功能余气量和肺顺应性,增加呼吸道阻力。可扩张支气管,有利于慢性阻塞性肺疾病和支气管哮喘患者。

(4)其他:深麻醉时可抑制子宫平滑肌;可降低成人眼内压。

3.药物代谢动力学

(1)异氟烷化学性质稳定,在体内代谢极少(<0.2%),代谢物经尿排出。

(2)主要在肝脏由肝微粒体酶催化,最终代谢为无机氟化物和三氟醋酸。

4.临床应用　适用于各种年龄、各个部位以及各种疾病的手术。包括一些其他麻醉药不宜使用的疾病,如癫痫、颅内压增高、重症肌无力、嗜铬细胞瘤、糖尿病、支气管哮喘等。

5.不良反应

(1)对呼吸道有刺激性,诱导期可出现咳嗽、屏气,故一般不用于麻醉诱导。

(2)苏醒期偶可出现肢体活动或寒战。

(3)深麻醉时可使产科手术出血增多。

6.禁忌证　不适用于产科手术。

(三)七氟烷

七氟烷(sevoflurane,七氟醚)为完全卤化甲基异丙基烷,蒸汽压与异氟烷相似,可应用标准蒸发器。

1.理化性质　七氟烷为无色透明液体,无刺激性气味。临床使用的浓度不燃不爆,但在氧气中浓度达 11%、在 N_2O 中达到 10%时可燃烧。其血气分配系数 0.69,化学性质不够稳定,碱石灰可吸收、分解七氟烷。

2.药理作用

(1)七氟烷可增加脑血流、升高颅内压、降低脑耗氧量。

(2)七氟烷有一定肌松作用,能增强并延长非去极化肌松药的作用。

(3)对循环系统有剂量依赖性的抑制作用,抑制心肌收缩力,降低心排出量,扩张阻力血管。

(4)七氟烷略带香味、无刺激性,可通过面罩进行麻醉诱导。随麻醉加深,呼吸抑制加重,对呼吸道无刺激性、不增加呼吸道分泌物,诱导时很少引起咳嗽。七氟烷亦为一种强效支气管舒张剂。

(5)七氟烷与恩氟烷一样,代谢产生氟化物,但不同于恩氟烷的是不引起肾脏损害。

(6)其他吸入麻醉药的代谢产物为 trifluroacetate。而七氟烷的代谢产物为 hexafluoroi-sopro－panol,不刺激抗体形成,亦不诱发免疫调节性肝炎。

(7)七氟烷接触干燥 CO_2 吸收剂后,并不分解为 CO,而是降解为乙烯卤(化合物 A,compound A),该产物对实验兔呈剂量依赖性肾毒性。但对于患者而言,即使新鲜气流量为 1L/min 或更低时,仍无证据表明有肾脏损害。

3.药物代谢动力学　七氟烷大部分以原形从肺呼出,小部分经肝代谢。七氟烷在体内的代谢率约为 3%。

4.临床应用　适用于各种年龄、各部位的大、小手术。由于诱导迅速、无刺激性、苏醒快,尤其适用于小儿和门诊手术。

5.不良反应　以恶心、呕吐、心律失常和低血压较多见。

6.禁忌证

(1)1个月内施用吸入全麻,有肝损害者。

(2)本人或家属对卤化麻醉药有过敏或有恶性高热因素者。

(3)肾功差者慎用。

(四)氧化亚氮

氧化亚氮(Nitrous Oxide,N_2O)是气体麻醉药,俗名笑气。

1.理化性质　氧化亚氮是一种无色、有甜味、无刺激性气体,化学性质稳定,麻醉作用强度低,血液和组织溶解度低,因而常与其他吸入麻醉药或麻醉性镇痛药联合应用。

2.药理作用

(1)氧化亚氮可扩张脑血管,增加脑血流量,升高颅内压。与氟化麻醉药降低脑代谢不同,氧化亚氮可增强脑代谢。

(2)麻醉作用极弱,吸入30%~50%氧化亚氮有镇痛作用,80%以上时有麻醉作用,氧化亚氮MAC为105。

(3)对心肌无直接抑制作用,对心率、心排出量、血压、静脉压、周围血管阻力等均无影响。

(4)对呼吸道无刺激性,亦不引起呼吸抑制。但术前用镇痛药的患者,硫喷妥钠诱导时产生呼吸抑制,再吸氧化亚氮时增强呼吸抑制作用。

3.药物代谢动力学　氧化亚氮在体内经肠道内细菌与维生素B_{12}反应生成氮气(N_2)。N_2O在细菌中的降解是以单纯电子传递形式产生N_2和自由基。

4.临床应用

(1)与其他吸入麻醉药、肌松药复合可行各类手术的麻醉。

(2)对循环功能影响小,可用于严重休克或重危患者。

(3)分娩镇痛。

5.不良反应

(1)弥散性缺氧:N_2O的吸入浓度高,体内贮存量大,停止吸入N_2O后的最初几分钟内,体内大量N_2O迅速从血液弥散至肺泡,使肺泡内氧被稀释而分压下降,造成弥散性缺氧。因此,停止N_2O麻醉后应继续吸纯氧5~10min。

(2)闭合空腔增大:由于氧化亚氮弥散率大于氮,氧化亚氮麻醉可以使体内含气腔隙容积增大,麻醉3h后容积增大最明显。

①吸入75%氧化亚氮,10min内气胸容积增大1倍。

②氧化亚氮在中耳内蓄积,术后患者听力下降。

(3)骨髓抑制:吸入50%N_2O达24h,人的骨髓就会出现巨幼细胞抑制。维生素B_{12}可部分对抗N_2O的骨髓抑制作用。

6.禁忌证　肠梗阻、空气栓塞、气胸、气脑造影等体内有闭合性空腔的患者;麻醉装置的氧化亚氮流量计、氧流量计不准确时禁用。

第二节　静脉麻醉药

经静脉作用于全身,主要是中枢神经系统(CNS)而产生全身麻醉的药物称为静脉麻醉药。静脉麻醉药多用于全麻诱导、麻醉维持和局麻或区域麻醉时的镇静。理想的静脉麻醉药应具有催眠、遗忘、镇痛和肌肉松弛作用,且无循环和呼吸抑制等不良反应;在体内无蓄积,代谢不依赖肝功能;代谢产物无药理活性;作用快、强、短,诱导平稳,苏醒迅速;安全范围大,不良反应少而轻;麻醉深度易于调控等特点。目前还没有一种理想的静脉麻醉药。由于药物的药理特性在不同的临床情况下其重要性不同,因而麻醉医师必须做出最佳选择以适应患者和手术需要。

一、静脉麻醉药的一般药理学

(一)药物代谢动力学

1.静脉麻醉药的主要药理作用是产生剂量依赖性 CNS 抑制(量效曲线 dose－response),表现为镇静和催眠。

2.获得稳态血药浓度(steady－state plasma concentration)时,可以认为血药浓度与受体作用部位药物浓度达到平衡。

(1)静脉麻醉药的效能是对 CNS 功能的最大抑制作用。对抑制脑电活动而言,苯二氮䓬类的效能低于巴比妥类。

(2)强度是获得 CNS 最大抑制作用时所必需的药物剂量。

3.多数镇静－催眠药(氯胺酮例外)减少脑代谢($CMRO_2$)和脑血流量(CBF),后者引起颅内压(ICP)下降。

(1)从脑电图(EEG)可以观察到:镇静剂量可引起高频活动的活化(activation),而麻醉剂量可产生一种暴发抑制模式(burst－suppression pattern)。

(2)多数镇静－催眠药尽管可作为抗惊厥药,但仍可偶然引起 EEG 惊厥样活动(seizure－like activity)(区别于癫痫活动与肌痉挛样现象)。

4.多数镇静－催眠药(氯胺酮例外)降低眼内压,与对 ICP 和血压的影响相一致。

5.静脉麻醉药产生剂量依赖性呼吸抑制,首先呼吸暂停,随后潮气量减少。

6.静脉麻醉诱导时,许多因素促使血流动力学发生变化。这些因素包括药物、组织器官血流量、交感神经紧张性、注药速度、麻醉前用药、应用心血管药物和直接影响心脏收缩和(或)周围血管系统的因素。

7.大部分静脉镇静－催眠药缺乏内源性镇痛活性。但氯胺酮例外,具有镇痛作用。

(二)药物效应动力学

1.多数静脉麻醉药脂溶性高及脑血流量较高可解释其对 CNS 的快速作用。

2.静脉催眠药的药物效应动力学特点为快速分布,再分布到几个假设房室(hypothetical compartment),随后被消除(表 2－3)。

表 2-3　静脉麻醉药药代动力学参数

药物	分布			
	蛋白结合率	稳态容积(L/kg)	清除率[mL/(kg·min)]	消除半衰期(h)
硫喷妥钠	85	2.5	3.4	11
丙泊酚	98	12～10	20～30	14～23
咪达唑仑	94	1.1～1.7	6.4～11	1.7～2.6
地西泮	98	0.7～1.7	0.2～0.5	20～50
依托咪酯	75	2.5～4.5	18～25	2.9～5.3
氯胺酮	12	2.5～3.5	12～17	2～4
右美托咪定	94	2.0～3.0	10～30	2～3

(1)终止静脉麻醉诱导药物 CNS 作用的主要机制为药物从血供量大的中央室(脑)再分布到血供量小而分布广的周边室(肌肉、脂肪)。

(2)多数静脉麻醉药通过肝脏代谢(一些代谢产物有活性),随后大部分水溶性代谢产物由肾脏排泄。

(3)对多数药物而言,临床药物浓度不能饱和肝脏代谢酶系统,血浆药物浓度是按指数衰减的恒比消除(一级动力学过程,first-order kinetics),因而药物消除速率减慢。

(4)长期输注使血浆药物浓度达稳态(steady state),肝脏代谢酶系统可被饱和,药物消除速率与血浆药物浓度无关(零级动力学过程,zero-order kinetics)。

(5)灌注限制清除率(perfusion-limited clearance)描述主要通过肝脏摄取的药物(丙泊酚、依托咪酯、氯胺酮、咪达唑仑)的肝脏清除率。上腹部手术、年龄增加可使肝血流量减少。

3. 消除半衰期(elimination half-time,$T_{1/2}B$)是指血浆药物浓度减少 50% 所需要的时间。

(1)$T_{1/2}B$ 的广泛变异反映分布容积(volume of distribution,V_d)和(或)清除率的差异。

(2)静脉滴注某种麻醉药获得所需的临床效果的同时,必须避免药物蓄积以及停止输注后 CNS 作用延长。

4. 静输即时半衰期(context-sensitive half-time)是指与药物静脉输注时间有关的血浆药物浓度减少 50% 所需的时间,对镇静-催眠药物输注后的苏醒时间起决定作用。

5. 许多因素促使患者静脉镇静-催眠药的药效动力学发生变异,这些因素包括蛋白结合率,肾脏和肝脏清除效能,衰老,并存的肝脏、肾脏、心脏疾病,药物相互作用和体温。

(三)超敏(变态)反应

1. 静脉麻醉药和(或)其溶剂的变态反应虽然少见,但可致命。

2. 除依托咪酯外,所有静脉麻醉诱导药物均可引起组胺释放。

3. 虽然丙泊酚一般不引起组胺释放,但仍有引起致命变态反应的报道,尤其有其他药物(多为肌松药)过敏史的患者。

4. 巴比妥类可促使紫质症易感患者急性、间歇性发病。据报道,苯二氮䓬类、丙泊酚、依托咪酯和氯胺酮为安全药物。

二、苯二氮䓬类及其拮抗药

苯二氮䓬类药物具有抗焦虑、镇静和遗忘特性,临床麻醉中主要用做术前用药、静脉复合麻醉以及局部麻醉的复合用药。临床中常用的苯二氮䓬类药物有地西泮(diazepam)、咪达唑仑(midazolam)和其拮抗剂氟马西尼(flumazenil)。

(一)苯二氮䓬类药物

1. 理化性质

(1)地西泮不溶于水,配方中含有丙二醇,有刺激性,静脉注射可致疼痛和静脉炎。

(2)咪达唑仑是一种水溶性苯二氮䓬类药物,pH 为 3.5,静脉或肌内注射刺激轻微。处于生理 pH 环境中时,出现分子内重排,理化特性改变,脂溶性更高。

2. 药理学作用

(1)苯二氮䓬类药物与苯二氮䓬受体结合,促进 GABA 与 $GABA_A$ 受体的结合而使 Cl^- 通道开放的频率增加,使更多的 Cl^- 内流,产生超极化和突触后神经元的功能性抑制。

(2)苯二氮䓬类降低 $CMRO_2$ 和 CBF,类似于巴比妥类和丙泊酚,但没有证据表明此类药物对人类具有脑保护活性。

①与其他化合物相比,咪达唑仑不产生等电位 EEG。

②与其他镇静—催眠药一样,苯二氮䓬类为强效抗惊厥药,常用于治疗癫痫持续状态。

③有中枢性肌松作用,可缓解局部病变引起的骨骼肌反应性痉挛、脑性瘫痪、手足抽动症以及僵人综合征引起的肌痉挛和风湿性疼痛。

④不产生明显镇痛作用。

(3)苯二氮䓬类产生剂量依赖性呼吸抑制,慢性呼吸疾病患者更为严重,与麻醉性镇痛药合用时出现协同抑制效应。

(4)咪达唑仑和安定大剂量用于麻醉诱导时,均降低周围血管阻力和全身血压(血容量不足可加重),但封顶效应显示影响达一定程度时,动脉血压很难进一步变化。

3. 药物代谢动力学

(1)苯二氮䓬类经由氧化和与葡萄糖醛酸结合而在肝内代谢,氧化反应易受肝功能障碍和 H_2 受体拮抗剂等合用药物的影响。

①静脉注射咪达唑仑和地西泮后 2～3min 中枢神经系统的作用达峰值。

②咪达唑仑的肝清除率为地西泮的 10 倍。地西泮的消除半衰期为 25～50h,而咪达唑仑的消除半衰期为地西泮的 1/10,仅为 2～3h。因此,仅咪达唑仑可用于静脉持续输注。

③地西泮的代谢产物有药理活性,能延长其残余镇静效应;而咪达唑仑的主要代谢产物 1－羟基咪达唑仑有一定 CNS 抑制作用。

④地西泮的消除半衰期随着年龄的增长而延长,因而老年人应用时应减少剂量,延长用药间隔。肥胖患者应用苯二氮䓬类药物初始剂量要加大,但清除率无显著性差异。

4. 临床应用

(1)麻醉前用药,可有效消除焦虑和恐惧。地西泮 5～10mg 口服,咪达唑仑肌内注射 5～

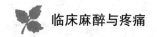

10mg,静脉注射 2.5mg,或口服均有效。小儿还可采用直肠注入,剂量为 0.3mg/kg。

(2)全麻诱导和维持,见表 2—4。

表 2—4　常用静脉麻醉药诱导特点和需用剂量

药物	诱导剂量(mg/kg)	起效时间(s)	维持时间(min)	兴奋性活动	注射部位疼痛	心率	血压
硫喷妥钠	3~5	<30	10~15	+	0/+	+	—
丙泊酚	1.5~2‘5	15~45	10~15	+	++	0/—	—
咪达唑仑	0.2~0.4	30~90	10~30	0	0	0	0/—
地西泮	0.3~0.6	45~90	15~30	0	+++	0	0/—
劳拉西泮	0.03~0.06	60~120	60~120	0	++	0	0/—
依托咪酯	0.2~0.4	15~45	12~13	+++	+++	0	0
氯胺酮	1~2	45~60	10~20	+	0	++	++

注:0 代表无变化;+代表增加;—代表减少。

①地西泮静脉注射可用于全麻诱导,对心血管影响轻微,但因其起效慢,效果不确切,现已不常用。

②咪达唑仑复合丙泊酚、麻醉性镇痛药以及肌松药是目前临床上常用的全麻诱导方法之一。全麻诱导时其用量为 0.05~0.2mg/kg,年老、体弱及危重患者应适当减少剂量。咪达唑仑可采用分次静脉注射或持续静脉输注的方式用于静脉复合或静吸复合全麻的维持。

(3)局麻和部位麻醉时作为辅助用药,可产生镇静、松弛、遗忘作用,并可提高局麻药的惊厥阈。

(4)可用于控制肌痉挛和抽搐以及心脏电复律治疗。

(5)ICU 患者镇静:咪达唑仑可用于需机械通气治疗的患者,保持患者镇静,控制躁动。

5.不良反应

(1)中枢神经反应:小剂量连续应用可致头昏、乏力、嗜睡及淡漠等,大剂量可致共济失调。

(2)静脉注射速度过快时易发生呼吸及循环抑制。地西泮静脉注射时可发生血栓性静脉炎。

(3)剂量过大时可引起急性中毒,出现昏迷及呼吸、循环衰竭。可用苯二氮䓬受体阻断药氟马西尼救治。

(4)长期服用可产生耐受性及依赖性。

(5)可通过胎盘屏障,有致畸作用。

6.禁忌证　精神分裂症、抑郁症和妊娠妇女禁用。

(二)氟马西尼

1.理化性质　氟马西尼(flumazenil)是苯二氮䓬受体阻断药,为可溶于水的白色粉末。

2.药理学作用

(1)与所有其他镇静—催眠药相比,苯二氮䓬类有特异性拮抗剂,氟马西尼对 CNS 苯二氮䓬类受体有高度亲和力,但内源性活性轻微。

①苯二氮䓬类激动剂存在时,氟马西尼起竞争性拮抗剂的作用。

②对巴比妥类及羟丁酸钠引起的中枢抑制则无拮抗作用。

③静脉注射单次剂量氟马西尼后,由于消除缓慢的激动剂的残余作用,苯二氮䓬类 CNS 效应可重新出现。

(2)氟马西尼对呼吸和循环无明显影响。

①氟马西尼并不完全拮抗苯二氮䓬类药引起的呼吸抑制作用。

②对巴比妥类和麻醉性镇痛药引起的呼吸抑制无拮抗作用。

3.药物代谢动力学

(1)氟马西尼静脉注射后 5min,血药浓度达峰值,消除半衰期为 48~70min,短与常用的苯二氮䓬类药物,故必要时应重复使用。

(2)氟马西尼在肝脏内迅速代谢为无活性的代谢物,仅 0.12% 以原形从尿中排出。

4.临床应用

(1)麻醉后拮抗苯二氮䓬类药的残余作用,促使手术后早期清醒。首次剂量 0.1~0.2mg 静脉注射,以后 0.1mg/min,直至患者清醒或总量达 1mg。

(2)用于苯二氮䓬类药物过量中毒的诊断与救治。每次 0.1mg,每分钟 1 次,直至苏醒或总量达 2mg。

(3)用于 ICU 患者。

5.不良反应　氟马西尼常见的不良反应有恶心、呕吐、烦躁和焦虑不安。有癫痫病史者可诱发癫痫发作。长期应用苯二氮䓬类药的患者使用氟马西尼可诱发戒断症状。

6.禁忌证　应用三环抗抑郁药过量和应用苯二氮䓬类药治疗癫痫或颅内高压的患者禁用。

三、巴比妥类药物

巴比妥类药主要产生中枢神经系统抑制作用,小剂量镇静,中剂量催眠,大剂量抗惊厥或引起麻醉,过量则呈呼吸、循环抑制状态。硫喷妥钠、硫戊巴比妥钠和甲己炔巴比妥均为巴比妥类药物。

硫喷妥钠(thiopental)和硫戊巴比妥钠(thiamylal)均为硫喷妥类(thiobarbiturates)静脉麻醉药,它们的药理性能和作用强度基本相同。甲己炔巴比妥(methohexital)是一种 oxybarbiturate,其作用强度大于硫喷妥类,药理作用与硫喷妥钠基本相似。

(一)理化性质

这些药物为外消旋混合物,呈碱性,2.5% 硫喷妥钠的 pH>9,加入酸性溶液(林格液)时,将产生沉淀。

(二)药理学作用

1.巴比妥类麻醉药作用于中枢神经系统 GABA 受体,增强 GABA 的抑制活性。

2.脑电图呈等电位时,巴比妥类降低脑代谢率最高达 55%,同时伴有相应的脑血流减少和颅内压降低。

(1)硫喷妥钠 4~6mg/(kg·h)持续静脉输注可维持等电位脑电图。

（2）尽管颅脑损伤后常用巴比妥类控制颅内压，但治疗结果的研究发现其并不优于其他抗颅内高压治疗方法。

（3）巴比妥类不用于心搏骤停患者的复苏治疗。

（4）巴比妥类可改善大脑对不完全缺血的耐受性。颈动脉内膜切除术、深度控制性降压或体外循环期间，常用于脑保护。中度低温（33～34℃）可提供良好的脑保护作用，而并不延长苏醒时间。

（5）巴比妥类具有强效抗惊厥活性，但甲己炔巴比妥用于癫痫患者可诱发癫痫发作。

3. 巴比妥类产生剂量依赖性呼吸抑制，减慢呼吸频率和减少潮气量，甚至出现呼吸暂停。支气管痉挛和喉痉挛通常为麻醉不完善时气道管理的结果。

4. 巴比妥类的心血管作用包括血压下降（静脉回流减少、直接心肌抑制）和代偿性心率增快。容量不足可加重低血压。

（三）药物代谢动力学

1. 单次静脉注射后能快速产生意识消失，然后通过药物再分布又快速苏醒。

2. 主要在肝脏代谢，甲己炔巴比妥的清除率高于硫喷妥钠。甲己炔巴比妥在肝内代谢为无活性产物，硫喷妥钠代谢为半衰期较长的活性代谢产物戊巴比妥。

（1）老年人中央室容积较普通成人低，硫喷妥钠从血流灌注丰富的组织再分布于肌肉组织亦较慢，因而，老年人用药需减量 30%～40%。

（2）硫喷妥钠即时半衰期长、苏醒慢，很少用于麻醉维持。

（四）临床应用

1. 硫喷妥钠目前主要用于全麻诱导、抗惊厥和脑保护。

（1）全麻诱导：成人诱导剂量为静脉注射 3～5mg/kg。

（2）短小手术麻醉：可用于切开引流、烧伤换药及心脏电复律等短小手术。但有镇痛不全，易发呼吸抑制和喉痉挛等危险，现已少用。

（3）控制痉挛和惊厥：可快速控制局麻药中毒、破伤风、癫痫和高热引起的痉挛或惊厥。

（4）颅脑手术：可抑制脑代谢，减少脑耗氧量，降低颅内压，对缺氧性脑损害有一定的防治作用。

2. 甲己炔巴比妥成人诱导剂量为 1.5mg/kg 静脉注射，阵挛样肌颤和呃逆等其他兴奋性活动的发生率高，目前已基本不用。

（五）不良反应

1. 变态反应或类变态反应硫喷妥钠偶可致过敏样的反应（荨麻疹、面部水肿、低血压）。

2. 巴比妥类药物可引起卟啉症患者急性发作。

3. 硫喷妥钠误注入动脉，可导致小动脉和毛细血管内结晶形成，引起强烈的血管收缩、血栓形成，甚至组织坏死。处理方法为动脉应用罂粟碱、臂丛神经阻滞和肝素化。

4. 应用甲己炔巴比妥时肌痉挛和呃逆较常见。

（六）禁忌证

1. 呼吸道梗阻或难以保证呼吸道通畅的患者。

2. 支气管哮喘者。

3.卟啉症(紫质症)者。

4.严重失代偿性心血管疾病和其他心血管功能不稳定的患者,如未经处理的休克、脱水等。

5.营养不良、贫血、电解质紊乱、氮质血症者。

6.肾上腺皮质功能不全或长期使用肾上腺皮质激素者。

四、丙泊酚

丙泊酚(propofol)又名异丙酚,因其起效迅速、作用时间短,苏醒快而完全,持续输注无蓄积等特点,是目前最常用的静脉麻醉药。

(一)理化性质

丙泊酚为一种烷基酚化合物,不溶于水,具有高度脂溶性。丙泊酚溶液中含有1%(W/V)丙泊酚、10%大豆油、1.2%纯化卵磷脂及2.25%甘油,使用前需振荡均匀,不可与其他药物混合静脉注射。

(二)药理学作用

1.丙泊酚主要是通过与γ-氨基丁酸(GABA)A受体的β亚基结合,增强GABA介导的氯电流,从而产生镇静催眠作用。

2.诱导剂量的丙泊酚经一次臂脑循环既可使意识消失,90~100s作用达峰,持续5~10min,苏醒快而完全。

3.丙泊酚降低$CMRO_2$、CBF和ICP,但亦降低全身血压,从而显著减少脑灌注压。

(1)丙泊酚引起的皮质EEG变化与硫喷妥钠相似。

(2)丙泊酚诱导麻醉,偶可伴随兴奋性活动(非癫痫样肌阵挛)。

(3)丙泊酚为一种抗惊厥药,癫痫发作时,抗惊厥治疗期短于甲己炔巴比妥。丙泊酚能有效终止癫痫持续状态。

(4)丙泊酚与脑电双频谱指数呈血药浓度依赖性相关,BIS随镇静的加深和意识消失逐渐下降。

4.丙泊酚产生剂量依赖性呼吸抑制,表现为呼吸频率减慢、潮气量减少,甚至呼吸暂停。

(1)呼吸暂停的发生率和持续时间与使用剂量、注射速度及术前药有关。麻醉诱导后,25%~35%患者出现呼吸暂停,并且其所致的呼吸暂停时间可达30s以上。

(2)丙泊酚静脉持续输注期间,呼吸中枢对CO_2的反应性减弱。

(3)慢性阻塞性肺疾病患者可出现支气管舒张。

(4)丙泊酚不抑制低氧性肺血管收缩。

5.丙泊酚对心血管系统的抑制作用呈剂量依赖性。

(1)丙泊酚的心血管抑制作用强于硫喷妥钠,反映周围血管阻力降低(动静脉舒张)和直接心肌抑制。

(2)对心率的影响很小,抑制压力感受器反射。

6.丙泊酚具有止吐特性,丙泊酚麻醉后呕吐发生率低,10~20mg亚麻醉剂量用于治疗术后早期的恶心、呕吐。假设的止吐机制包括抗多巴胺活性以及对化学感受器触发区和迷走神经核的抑制作用。

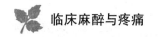

7.丙泊酚抑制麻醉性镇痛药引起的瘙痒,可以缓解胆汁淤积性瘙痒。

（三）药物代谢动力学

丙泊酚静脉注射后达峰效应的时间为90s,分布广泛呈三室模型,其药代动力学参数见表2—1。

1.丙泊酚通过肝代谢从中央室迅速清除,持续静脉输注8h,即时半衰期<40min。即使延长输注时间,苏醒仍迅速、完全。

（1）在肝经羟化反应和与葡萄糖醛酸结合反应,迅速代谢为水溶性的化合物,由肾脏排出。

（2）清除率（1.5～2.5L/min）大于肝血流,提示丙泊酚有肝外消除途径（肺）,有助于其清除,对肝移植手术无肝期尤为重要。

（四）临床应用

1.普遍用于麻醉诱导、麻醉维持及镇静。成人诱导剂量为1.5～2.5mg/kg静脉注射,推荐静脉输注速率:催眠,100～200μg/(kg·min);镇静,25～75μg/(kg·min)。在老年人、危重患者或与其他麻醉药合用时应减量。

2.适用于门诊患者的胃、肠镜诊断性检查、人工流产等短小手术的麻醉。

3.ICU患者的镇静。

（五）不良反应

1.诱导时可出现呼吸与循环系统抑制,呈剂量相关性,持续时间短暂,及时予以辅助呼吸,不致产生严重后果。

2.变态反应临床发生率低,既往对双丙基类药物敏感者可能发生丙泊酚过敏。

3.静脉注射时,可产生局部注射疼痛。注入手背静脉,疼痛发生率高,注入大静脉或预注1%利多卡因可显著减少疼痛。

4.丙泊酚输注综合征较为罕见,但可危及患者生命。多发生在危重患者（多为儿童）长时间大剂量输注后。其临床表现有急性顽固性心动过缓以致心脏停搏,伴以下1项或多项:代谢性酸中毒（碱缺失>10mmol/L）、横纹肌溶解、高脂血症和肝大或脂肪肝。其他表现还伴有急性心力衰竭的心肌病、骨骼肌病、高钾血症和脂血症。

（六）禁忌证

对丙泊酚过敏者;严重循环功能不全者;妊娠与哺乳期妇女;高血脂患者;有精神病、癫痫病史者。对有药物过敏史、大豆、鸡蛋清过敏者应慎用。

五、依托咪酯

依托咪酯（etomidate）为非巴比妥类静脉麻醉药,具有麻醉效能强、起效快、作用时间短、血流动力学稳定、呼吸抑制小、苏醒迅速的特点,被广泛应用于麻醉诱导、维持和患者镇静。

（一）理化性质

依托咪酯是一种羟化咪唑,仅其右旋异构体具有麻醉作用,结构上与其他任何静脉麻醉药无关,但如咪达唑仑一样,生理pH时分子内重排,产生增高脂溶性的闭环结构。该药物用丙烯乙二醇配方,注射疼痛发生率高,且偶致静脉炎。

（二）药理学作用

1. 依托咪酯通过与抑制性神经递质 γ－氨基丁酸（GABA）相互作用而产生催眠作用。

2. 不产生镇痛作用，常与阿片类药合用。

3. 与巴比妥类相似，依托咪酯降低 $CMRO_2$、CBF 和 ICP，但血流动力学稳定，从而维持充足的脑灌注压。

(1)依托咪酯为一种抗惊厥剂，可有效终止癫痫持续状态，但是依托咪酯也可诱发癫痫样脑电活动。

(2)依托咪酯可显著增高体感诱发电位振幅，信号质量差时，有助于分析体感诱发电位。

4. 产生剂量依赖性呼吸频率和潮气量降低，可出现一过性呼吸暂停，其呼吸抑制作用较丙泊酚及巴比妥酸盐弱。不引起组胺释放，适用于气道高反应性疾病患者。

5. 依托咪酯对心血管系统影响很小，不影响交感神经张力或压力感受器功能，不抑制血流动力学对疼痛的反应，推荐用于心血管疾病高危患者的麻醉诱导。

6. 依托咪酯对肾上腺皮质功能有一定的抑制作用。

（三）药物代谢动力学

1. 静脉注射后约 1min，脑内浓度达峰值，3min 后达最大效应，其初始分布半衰期为 2.9 min，再分布半衰期为 29min，消除半衰期为 2.9～5.3h。

2. 依托咪酯主要在肝内经酯酶水解为无活性的代谢产物。

（四）临床应用

依托咪酯主要用于麻醉诱导及人工流产等门诊诊断性检查与小手术麻醉，用于麻醉维持需与麻醉性镇痛药、肌松药复合应用。常用诱导剂量为 0.2～0.4mg/kg，年老体弱和危重患者应减量。麻醉维持，$100\mu g/(kg \cdot min)$ 静脉输注。

（五）不良反应

1. 诱导时常出现肌阵挛，主要原因是抑制和兴奋丘脑皮质束的平衡发生改变。

2. 应用依托咪酯后，呕吐发生率高，尤其合用麻醉性镇痛药时。

3. 静脉注射时，可产生局部注射疼痛，多发生在小静脉，预注 1% 利多卡因可显著减少疼痛。

4. 抑制肾上腺皮质功能，单次应用后其抑制作用可持续数小时，反复使用后进一步加重。

（六）禁忌证

1. 肾上腺皮质功能不全、免疫功能低下、卟啉症（紫质症）和器官移植术后的患者不应使用。

2. 严重创伤、脓毒性休克患者慎用。

六、氯胺酮及右氯胺酮

氯胺酮（ketamine）是目前临床所用的静脉全麻药中可产生较强镇痛作用的药物。对于某些短小手术，单独使用氯胺酮即可满足手术要求。

（一）理化性质

氯胺酮是一种苯环利定类药，为白色结晶，易溶于水，水溶液 pH 值为 3.5～5.5，pKa

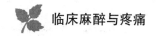

7.5。临床所用氯胺酮为外消旋合剂,但 S(+)氯胺酮即右氯胺酮与 NMDA 受体结合部位的亲和力为外消旋合剂的 4 倍,具有更强的麻醉和镇痛特性。

(二)药理学作用

1.氯胺酮的中枢神经系统(CNS)作用主要与其对 N-甲基-D-门冬氨酸(NMDA)受体的拮抗作用有关。氯胺酮抑制神经元钠离子通道(适度的局麻药活性)和钙离子通道(脑血管舒张)。

2.S(+)氯胺酮对 NMDA、阿片受体、M 胆碱受体的亲和力比 R(-)的高 3~4 倍、2~4 倍和 2 倍,而对 5-HT 的抑制仅 R(-)的一半,且右氯胺酮可作用于阿片类的 μ 受体,产生部分镇痛作用。

3.氯胺酮产生剂量依赖性 CNS 抑制,产生一种所谓的分离麻醉状态,其特征为显著镇痛和遗忘。镇痛浓度较催眠浓度低,因此镇痛作用持续到苏醒后。

4.S(+)氯胺酮的镇痛作用是 R(-)氯胺酮的 3 倍,催眠作用是 R(-)氯胺酮的 1.5 倍。在镇痛等效剂量下,S(+)氯胺酮比消旋氯胺酮和 R(-)氯胺酮拟精神不良反应发生率低,造成的注意力不集中和记忆力障碍程度也最轻,并且恢复快。

5.氯胺酮增加 $CMRO_2$、CBF 和 ICP,但可通过肺过度通气和预先应用苯二氮䓬类药抑制。合用苯二氮䓬类、巴比妥类或丙泊酚时,氯胺酮麻醉苏醒期少有拟精神病反应。咪达唑仑可降低右氯胺酮的致幻觉作用。

6.氯胺酮可激活癫痫患者的致癫痫灶,但不具有抗惊厥活性。

7.临床剂量的氯胺酮可对呼吸频率和潮气量产生轻度抑制,但影响较小。若剂量过大,尤其是与麻醉性镇痛药复合应用时,则可引起显著的呼吸抑制,甚至呼吸暂停。

(1)可通过拟交感神经效应舒张支气管,常被推荐用做麻醉诱导。

(2)增加口腔分泌物,可能诱发喉痉挛。

8.氯胺酮有显著的心血管兴奋效应,临床表现为血压增高、心率增快和肺动脉压增高,很可能是由于此药对交感神经系统的直接兴奋。此药不宜用于冠心病患者。氯胺酮具有内在心肌抑制作用,仅儿茶酚胺耗竭的危重患者表现显著。右氯胺酮的心血管兴奋性与外消旋合剂相似。

(三)药物代谢动力学

1.静脉注射诱导剂量后 1min、肌内注射后 5min,血药浓度可达峰值。

2.氯胺酮在肝内代谢为去甲氯胺酮,其作用强度为氯胺酮的 1/5~1/3。

3.等剂量的右氯胺酮血药浓度较消旋氯胺酮低 2~3 倍,其肝脏生物转化作用更为迅速,代谢物由肾排出。

4.多次重复给药或静滴可导致蓄积。

(四)临床应用

1.氯胺酮主要适用于短小手术、烧伤清创,以及麻醉诱导、静脉复合麻醉与小儿麻醉,亦可用于小儿镇静与疼痛治疗。先天性心脏病尤其是右向左分流的先天性心脏病患者常用氯胺酮麻醉诱导。

2.可经静脉注射、肌内注射、口服途径给药。

（1）静脉注射 0.5～2mg/kg 或肌内注射 4～6mg/kg 施行麻醉诱导,作用持续 10～20min。小儿可口服 6mg/kg。

（2）2～4mg/kg 肌内注射或 0.2～0.8mg/kg 静脉注射,用于镇静与镇痛。

（3）静脉注射 0.15～0.25mg/kg 亚麻醉剂量的氯胺酮,可用于超前镇痛。

3.用于神经病理性疼痛的治疗。

（五）不良反应

1.精神运动反应氯胺酮会导致苏醒期出现精神激动和梦幻现象,如谵妄、狂躁、肢体乱动等,成人较儿童更易发生,合用苯二氮䓬类药物或异丙酚可明显减轻。

2.口腔分泌物显著增多,术前应用抗胆碱药物。

3.可产生随意的肌阵挛运动,特别是有刺激存在时,肌张力通常增高。

4.可增高眼内压与颅内压。

5.暂时失明主要见于本身存在眼内压升高的患者,一般持续 30～60min,可自行恢复。

（六）禁忌证

1.禁用于严重高血压、肺心病、肺动脉高压、颅内压升高、心功能不全、甲状腺功能亢进、精神病等患者。

2.咽喉口腔手术,气管内插管或气管镜检查时严禁单独使用此药。

七、右美托咪定

右美托咪定(dexmedetomidine,DEX)是高度选择性的 α_2 肾上腺素能受体激动剂,具有镇静、抗焦虑、催眠、镇痛和解交感作用。该药不良反应少,主要用于 ICU 机械通气患者的短时镇静,还用于术中镇静和辅助镇痛,以及诊断性操作的镇静。

（一）理化性质

右美托咪定是美托咪定的右旋异构体,为一种新型的 α_2 肾上腺素能受体激动剂,对 α_2 受体的选择性较 α_1 受体高 1 600 倍,可在水中完全溶解。

（二）药理学作用

1.右美托咪定通过作用于脑干蓝斑核的 α_2 受体,产生镇静、催眠作用,还通过作用于蓝斑和脊髓内的 α_2 受体产生镇痛作用。

（1）右美托咪定可减少蓝斑投射到腹外侧视前核的活动,使结节乳头核的 GABA 能神经递质和促生长激素神经肽释放增加,从而使皮质和皮质下投射区组胺的释放减少。

（2）可抑制 L 型及 P 型钙通道的离子电导,增强电压门控钙离子激活的钾通道电导。

2.右美托咪定具有"可唤醒镇静药"的特性,逐渐成为神经外科麻醉和危重监护病房的辅助药和镇静药。

3.可增强丙泊酚、挥发性麻醉药、苯二氮䓬类药和阿片类药对中枢神经系统的作用。

4.右美托咪定对呼吸的抑制作用轻微,当血药浓度达到明显镇静作用时,可使每分通气量减少,但二氧化碳通气反应曲线的斜率可维持在正常范围内。

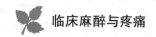

5. 对心血管系统的主要作用是减慢心率,降低全身血管阻力,间接降低心肌收缩力、心输出量和血压。单次静脉注射右美托咪定时,血流动力学可出现双相变化。

6. 肌内注射或静脉给药时可出现严重的心动过缓(<40 次/min),偶可发生窦性停搏,通常可自行缓解,给予抗胆碱药物治疗有效。

(三)药物代谢动力学

1. 右美托咪定分布迅速、绝大部分在肝脏代谢,经尿和粪便排泄。

2. 右美托咪定的血浆蛋白结合率为 94%,其全血与血浆药物浓度比值为 0.66。

3. 右美托咪定的分布半衰期约为 5min,消除半衰期为 2～3h。其药代动力学参数不受年龄、体重或肾衰竭的影响,但与患者身高有关。

(四)临床应用

右美托咪定不仅用于 ICU 机械通气患者的短时镇静,还用于术中镇静和辅助镇痛,以及诊断性操作的镇静。其不宜单独用于麻醉诱导和维持,但可作为麻醉辅助用药,减少镇静、催眠和阿片类药的用量。

1. 右美托咪定用于术后机械通气患者的镇静时优于丙泊酚,可改善 PaO_2/F_1O_2 的比值。负荷剂量 0.5～1.0μg/kg,后继续以 0.1～1μg/(kg·h)的速度输注可维持充分的镇静。持续输注时间应少于 24min。缓慢注射可减少严重心动过缓和其他血流动力学紊乱的发生。

2. 右美托咪定作为麻醉前用药,其静脉剂量为 0.33～0.67μg/kg,于术前 15min 给药,也可术前 45～90min 肌内注射给药,剂量为 2.5μg/kg,可有效减轻低血压和心动过缓等心血管不良反应,并可减少吸入麻醉药的用量,减轻气管插管时的血流动力学反应。

3. 静脉输注右美托咪定可用于麻醉维持,其负荷剂量为 170ng/(kg·min),10min 输完,然后以 10ng/(kg·min)速度持续输注。可减少吸入麻醉药和镇痛药的用量,但应注意可能出现低血压和心动过缓。

4. 短小手术的镇静　右美托咪定 2μg/kg 肌内注射,或以 0.7μg/(kg·min)平均速度输注时可维持 BIS 指数在 70～80,停止输注后,其镇静恢复时间长于丙泊酚,但术后 1h 阿片类药物的用量较低。

(五)不良反应

1. 主要的不良反应是低血压,心动过缓,甚至心脏停搏,阿托品可改善心动过缓。

2. 可引起口干,主要为唾液分泌减少所致。

(六)禁忌证

心脏传导阻滞,严重心功能不良者慎用。

第三节　阿片类药物

一、阿片类药物分类

阿片类药物的分类可以按药物的来源进行分类,也可以按照阿片类药物与阿片受体的关系进行分类。

（一）按药物的来源分类

阿片类药物按其药物来源可分为天然型、半合成形和合成形三类，其中天然型又可分为两类，合成形阿片类药物又可分为 4 类。

1. 天然的阿片生物碱 按化学结构分为：①烷基菲类，如吗啡（morphine）、可待因（codeine）。②苄基异喹啉类，如罂粟碱（papaverine）。

2. 半合成的衍生物 如二醋吗啡（diamorphine，海洛因）、双氢可待因（dehydrocholin）。

3. 合成的麻醉性镇痛药 按其化学结构不同，又分为：①苯基哌啶类，如哌替啶（pethidine）、苯哌利定（phenoperidine）、芬太尼族（the family of fentanyl）。②吗啡南类，如羟甲左吗南。③苯并吗啡烷类，如喷他佐辛（pentazocine）。④二苯甲烷类，如美沙酮（methadone）。

（二）按药物与阿片受体的相互作用分类

按照药物与阿片受体的相互作用可将阿片类药物分为：阿片受体激动药、阿片受体激动－拮抗药和阿片受体拮抗药（表 2－5）。

表 2－5 阿片类药物分类

分类	药物代表
阿片受体激动药	吗啡、哌替啶、苯哌利定、芬太尼族
阿片受体激动－拮抗药	
以激动为主的药物	喷他佐辛、丁丙诺啡、布托啡诺、纳布啡
以拮抗为主的药物	烯丙吗啡
阿片受体拮抗药	纳洛酮、纳曲酮、纳美芬

1. 阿片受体激动药（opioid agonists） 主要激动 μ 受体，如吗啡、哌替啶等。

2. 阿片受体激动－拮抗药（opioid agonist－an－tagonits） 又称部分激动药，主要激动 κ 和 σ 受体，对 μ 受体有不同程度的拮抗作用，如喷他佐辛等。

3. 阿片受体措抗药（opioid antagonists） 主要拮抗 μ 受体，对 κ 和 δ 受体也有一定的拮抗作用。

二、阿片类药物药理学作用

（一）中枢神经系统

1. 产生剂量依赖性的镇静和镇痛作用，大剂量时可使患者的意识消失，产生遗忘作用，但其遗忘作用不可靠。

2. 在保持二氧化碳分压正常的前提下，阿片类药可降低脑血流量和脑代谢率。

3. 大部分阿片类药物对脑电图的影响很小，但哌替啶可引起脑电图兴奋。

4. 可刺激延髓化学感受器触发带，引起恶心、呕吐。

5. 反复给予阿片类药物，身体可产生依赖性。

6.可通过对副交感神经支配的瞳孔产生兴奋作用而引起瞳孔收缩。

（二）呼吸系统

1.可产生剂量依赖性呼吸抑制　先是呼吸频率的减少，增大剂量时潮气量明显减少；当与其他呼吸抑制药物合用时，呼吸抑制作用加强。

2.降低通气对高碳酸血症和低氧血症的反应。

3.阿片类药物可有效抑制气管插管等气道刺激引起的支气管收缩反应。敏感患者给予吗啡和哌替啶可出现组胺诱发的支气管痉挛。

4.阿片类药物（特别是芬太尼、舒芬太尼和阿芬太尼）可引起胸壁强直，严重时可以阻止有效的通气。其发生率与药物的效价、剂量、注射速度等有关。给予肌松药可有效缓解肌强直，镇静剂量的苯二氮䓬类药物或丙泊酚预处理，可减少发生率。

（三）心血管系统

1.对心肌收缩力的影响较小，除哌替啶外，其他阿片类药物不抑制心肌收缩力。但阿片类药物和其他麻醉药（如氧化亚氮、苯二氮䓬类、巴比妥类药物和吸入麻醉药）复合应用可引起严重的心肌抑制。

2.除哌替啶外可引起剂量依赖性心动过缓，哌替啶引起心率增快。

3.由于心动过缓、静脉血管扩张和交感反射降低，可引起血管阻力降低，血压下降。大剂量的吗啡和哌替啶可引起组胺释放，引起体循环血管阻力和血压下降。

（四）内分泌系统

1.可通过减弱伤害性感受以及影响中枢介导的神经内分泌反应来降低应激反应，并抑制垂体—肾上腺素轴的分泌。

2.内源性阿片肽除自身发挥应激性激素的作用外，还可作为其他激素分泌的调节剂。

3.芬太尼及其同类药物可呈剂量依赖性的控制应激反应引起的激素水平变化。

（五）消化系统

1.减慢胃排空，减少肠分泌，增加胃肠平滑肌张力，减少胃肠蠕动。

2.收缩 Oddi 括约肌，增加胆道压力诱发胆绞痛。

（六）泌尿系统

抑制膀胱括约肌和降低排尿意识，可发生尿潴留。

三、临床应用

阿片类药物静脉注射后起效快，镇痛效果好，广泛应用于各种手术的麻醉和疼痛治疗，尤其适用于严重创伤、急性心肌梗死等引起的急性疼痛，以及手术后疼痛。

（一）阿片类药物在临床麻醉中的应用

1.阿片类药单独应用或复合镇静药、抗胆碱药等其他药物，可作为术前用药。

2.全身麻醉诱导　芬太尼及其衍生物舒芬太尼、阿芬太尼、瑞芬太尼可有效抑制伤害性刺激引起的血流动力学反应，在临床麻醉中与静脉全麻药、镇静药和肌肉松弛药复合，麻醉诱导后行气管内插管。常用剂量芬太尼 $2\sim6\mu g/kg$，阿芬太尼 $25\sim50\mu g/kg$，舒芬太尼 $0.3\sim0.5\mu g/kg$，瑞芬太尼 $2\sim4\mu g/kg$，可有效抑制气管插管时的应激反应。

3. 全身麻醉维持　用于全凭静脉麻醉或静吸复合麻醉的镇痛,根据药物的药代动力学特点,采用分次静脉注射或持续输注的方式给药。在中小手术,芬太尼可于手术开始前及手术过程中每 $15\sim30min$ 间断静脉注射 $25\sim50\mu g$,或以 $0.5\sim5.0\mu g/(kg\cdot h)$ 的速度持续输注;舒芬太尼间断静脉注射 $0.1\sim0.25\mu g/kg$,或以 $0.5\sim1.5\mu g/(kg\cdot h)$ 的速度持续输注;瑞芬太尼 $0.25\sim2.0\mu g/(kg\cdot min)$,阿芬太尼 $0.5\sim2.0\mu g/(kg\cdot min)$ 用于麻醉维持。

4. 大剂量阿片类药物的麻醉　是目前临床上心脏和大血管手术的主要麻醉方法。吗啡最先被用于大剂量阿片类药物麻醉,随后推荐使用芬太尼和舒芬太尼。

5. 监测下麻醉管理　常用于手术刺激小、维持时间短的门诊手术,如人工流产、脓肿切开引流术等。

(二)阿片类药物用于患者镇痛

1. 在麻醉性监护和区域麻醉中常用阿片类药物缓解疼痛。单次应用阿片类药可缓解疼痛。吗啡起效慢,不能快速静滴以产生作用。哌替啶 $50\sim100mg$,可产生不同程度的镇痛作用。单次静脉注射芬太尼($1\sim3\mu g/kg$)、阿芬太尼($10\sim20\mu g/kg$)或舒芬太尼($0.1\sim0.3\mu g/kg$),能产生强效的、持续时间较短的镇痛作用。

2. 手术后镇痛、癌性患者镇痛。阿片类药物是治疗术后急性疼痛最常用、最有效的药物。这类药物对各种疼痛均有效。但对持续性钝痛的镇痛效力大于间断性锐痛,同时具有镇静、抗焦虑作用,能显著提高患者对疼痛的忍耐力。给药途径有:肌内注射、静脉注射、经胃肠道给药、患者自控镇痛、椎管内镇痛等。依照癌性疼痛的三阶梯治疗原则,阿片类药物可用于癌症患者镇痛。

四、耐受、成瘾与依赖

(一)药物的耐受性与依赖性

1. 药物依赖性是指药物与机体相互作用所造成的一种精神状态,有时也包括身体状态,表现出一种强迫性地要连续或定期使用该药的行为和其他反应,为的是要感受它的精神效应,有时也是为了避免由于戒断引起的不适。

2. 耐受性是指机体对药物的敏感性降低,需增大药物剂量才能达到原有效应。

3. 同一个人可以对一种以上药物产生依赖性。产生依赖性的过程多数伴有耐受性产生,少数可不产生耐受性。产生耐受性的药物不一定引起依赖性。

(二)依赖性物质的分类

1. 麻醉

(1)阿片类,阿片 μ 受体激动药,如吗啡、海洛因、哌替啶、美沙酮等。

(2)可卡因类,包括可卡因、古柯叶等。

(3)大麻类。

2. 精神药品

(1)镇静催眠药和抗焦虑药,如巴比妥类、苯二氮䓬类等。

(2)中枢兴奋药,如苯丙胺类,咖啡因等。

(3)致幻剂,如麦角二乙胺等。

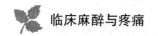

3.其他　烟草、乙醇、挥发性有机溶剂等。

（三）阿片类药物依赖性的发生机制

长期接受阿片类药后，G蛋白－cAMP系统发生适应，逐渐上调，形成稳态。当骤然撤药时，上调的G蛋白－cAMP系统失去阿片类药的抑制而导致稳态失衡，G蛋白－cAMP系统急剧增高，引发cAMP依赖蛋白激酶（PKA）的活性升高；随之一些PKA底物蛋白（如儿茶酚胺生物合成的限速酶酪氨酸羟化酶）的磷酸化增加，从而出现一系列的戒断症状，尤以去甲肾上腺素能系统紊乱为明显。

（四）药物依赖的临床表现

长期使用依赖性药物，可造成精神和身体上的严重损害。临床表现包括精神、心理障碍、戒断症状和其他相关并发症。

1.精神、心理障碍

（1）精神障碍是吸毒所致的最主要和最严重的身心损害，可表现为幻觉、思维障碍、人格低落等。

（2）渴求与强迫性觅药行为。是精神依赖的特征性表现。

（3）人格改变和社会功能丧失。

2.戒断综合征　是指突然停止或减量使用依赖性药物，或使用依赖性药物的拮抗剂引起的一系列心理、生理功能紊乱的临床症状和体征。主要变现为流涕、流泪、打哈欠、恶心、呕吐、腹痛、出汗、冷热交替出现、血压升高、脉搏增快、抽搐等，严重者可出现自残行为。

3.中毒反应　一次性过量使用可引起急性中毒反应，严重者如不及时治疗可导致死亡。

（五）药物依赖的治疗原则

1.预防　减少药物的供应和降低对药物的需求。

2.临床脱毒治疗。临床上常用的治疗方法有依赖性药物递减疗法、其他药物替代疗法、中西医结合疗法、针刺疗法等。

3.康复治疗。

4.复吸预防和回归社会。

五、常用阿片类药物

阿片类药物可分为阿片受体激动药、阿片受体激动－拮抗药和阿片受体拮抗药三大类。

（一）阿片受体激动药

阿片受体激动药（opioid agonists）是指主要作用于 μ 受体的激动药。其典型代表是吗啡。自哌替啶合成以来，又相继合成了一系列药物，其中在临床麻醉应用最广的是芬太尼及其衍生物。所谓麻醉性镇痛药主要也是指这类药物。

1.吗啡　吗啡（morphine）是阿片中的主要生物碱，在阿片中的含量约为10%，临床所用的制剂为其硫酸盐或盐酸盐。

（1）药理学作用

1）吗啡为 μ_1 和 μ_2 受体激动剂，模拟内源性阿片样物质的作用，故将吗啡与其他 μ 受体激动剂相比较（表2－6和表2－7）。

表 2-6　不同阿片类药的相对效能和各种效应的血药浓度

效应	吗啡	哌替啶	芬太尼	舒芬太尼	阿芬太尼
相对效能	1	0.1	100	500~1 000	10~20
镇痛剂量(mg)	10	100	0.1	0.01~0.02	0.5~1.5
最低有效镇痛(ng/mL)	10~15	200	0.6	0.03	15
中、强度镇痛(ng/mL)	20~50	400~600	1.5~5.1	0.05~0.11	40~80
使 MAC 降低 50%(ng/mL)	—	>500	0.5~2	0.145	200
复合70%氧化亚氮时的手术镇痛(ng/mL)	—	—	15~25	—	300~500
窒息(ng/mL)	—	—	7~22	—	300~600
意识消失(ng/mL)		惊厥	15~20		500~1 500

表 2-7　阿片受体激动剂的作用

中枢神经系统(脑和脊髓)
镇痛
镇静
欣快感
呼吸抑制(脑干抑制,使其对二氧化碳的呼吸性反应降低,导致 $PaCO_2$ 升高;同时呼吸频率和每分通气量减少)
恶心、呕吐(刺激催吐化学感受器触发区所致,尤其不卧床患者;大剂量阿片样物质抑制催吐中心,可减弱催吐化学感受器触发区的刺激效应)
瘙痒
瞳孔缩小(应用阿片样物质的特征)
咳嗽反射抑制
骨骼肌僵硬
肌阵挛(可能与抽搐相混淆)
消化系统
胃排空延迟
泌尿系统
尿潴留
内分泌系统
抗利尿激素释放
自主神经系统
动静脉血管扩张(导致体位性低血压)
心动过缓(交感神经阻滞和拟副交感作用)
组胺释放
吗啡、哌替啶大概不为阿片受体调节

2)镇痛:应用阿片样物质主要基于其镇痛效应,吗啡的镇痛作用源自脑、脊髓和某些情况下的周围组织等数个分散部位的复杂相互作用,表现为 μ_1 和 μ_2 阿片样效应。

①脊上阿片样镇痛起源于水管周围灰质、蓝斑和髓核,主要涉及 μ_1 阿片受体。

②在脊髓水平,吗啡主要作用于突触前初级传入伤害感受器,减少 P 物质释放;还使脊髓

后柱胶状质中间神经元超极化,减少伤害感受器冲动传入。椎管内吗啡镇痛由 μ_2 阿片受体调节。

③吗啡产生周围镇痛很可能由于激活初级传入神经元阿片受体(仅在炎症时出现)。

④吗啡术后镇痛的最低有效浓度是 $10\sim15ng/mL$,患者自控镇痛比间断静脉注射或肌内注射更易维持。

3)对吸入麻醉药肺泡最低有效浓度(MAC)的影响

①μ 受体激动剂与氧化亚氮(氧化亚氮)广泛联合应用,合并或不合并吸入麻醉药,产生"平衡麻醉"。

②静脉注射 1mg/kg 吗啡,复合吸入 60% 氧化亚氮,可使 50% 患者阻断切皮刺激引起的肾上腺素能反应。

③椎管内应用吗啡还可能降低 MAC。

4)对心血管的作用

①吗啡的镇痛剂量或用于平衡麻醉时,很少影响仰卧位血容量正常患者的血压、心率或心脏节律。

②大剂量可产生中枢性交感阻滞作用,扩张周围血管,尤其是充血性心力衰竭、严重创伤等交感神经系统高度紧张的患者。低血压可反映交感阻滞作用。

③吗啡不抑制心肌收缩力,但可以通过交感阻滞和拟副交感机制引起心动过缓。临床麻醉中,阿片样物质常用于心脏手术,防止心动过速,减少心肌需氧量。

④只要机械通气能防止药物引起的呼吸抑制,不使二氧化碳蓄积,吗啡就不直接影响脑循环。

5)对呼吸抑制的作用呈剂量依赖性:可使呼吸频率减慢,大剂量可导致呼吸停止,这是吗啡急性中毒的主要致死原因。吗啡可通过降低呼吸中枢对 CO_2 的反应性,并抑制脑桥呼吸调整中枢的作用产生呼吸抑制。

(2)药物代谢动力学

1)肌内注射吗啡后,血浆药物浓度 20min 达峰值。

2)吗啡的主要代谢途径是在肝脏内与葡萄糖醛酸结合,形成吗啡-3-葡萄糖苷酸(M3G)和吗啡-6-葡萄糖苷酸(M6G)。目前对人类葡萄糖醛酸的肝外部位(肾、肺、胃肠道)的重要性尚不了解。

①M6G 具有显著 μ 受体亲和力和强效抗伤害感受活性。

②M6G 依靠肾脏排泄,因而肾衰患者对吗啡更为敏感。

(3)临床应用

1)镇痛:吗啡主要用于急性疼痛患者、晚期癌症患者的三阶梯止痛。

2)急性左心衰竭:吗啡在临床上还常作为治疗急性左心衰竭所致急性肺水肿的综合措施之一,以减轻呼吸困难,促进肺水肿消失。

3)吗啡起效慢,与快速起效的阿片样物质相比,难以作为麻醉辅助药。

(4)不良反应

1)一般不良反应有眩晕、恶心、呕吐、呼吸抑制、便秘、排尿困难、心动过缓等。

2)可产生耐受性,易成瘾。

3)过量可引起急性中毒。主要表现为昏迷、深度呼吸抑制、瞳孔极度缩小呈针尖样大、血压下降甚至休克。

(5)禁忌证:吗啡禁用于以下情况:①支气管哮喘。②上呼吸道梗阻。③严重肝功能障碍。④伴颅内高压的颅内占位性病变。⑤诊断未明确的急腹症。⑥待产妇和哺乳妇。⑦1岁以内婴儿。

2. 哌替啶　哌替啶(mepovidine)又名杜冷丁,为苯基哌啶的衍生物。

(1)药理学作用

1)镇痛及对吸入麻醉药 MAC 的影响

①哌替啶的镇痛强度约为吗啡的1/10,很可能通过激活 μ 受体来调节,还对 κ 和 λ 阿片受体有中度亲和力。

②与吗啡不同,哌替啶血浆药物浓度与镇痛效应有关。

③哌替啶为具有弱局麻药作用的唯一阿片样物质,用于神经根阻滞有效。

(2)药物代谢动力学

1)患者术后肌内注射后,吸收速度变异很大,峰值血浆药物浓度在5～15min 出现(表2－8)。

表2－8　常用阿片受体激动剂的理化特性和药代动力学

参数	吗啡	哌替啶	芬太尼	舒芬太尼	阿芬太尼	瑞芬太尼
pKa	7.9	8.5	8.4	8.0	6.5	7.3
非解离型(pH7.4)(%)	23	7	8.5	20	89	58
蛋白结合率(%)	35	70	84	93	92	66～93
清除率(mL/min)	1050	1020	1530	900	238	4000
分布容积(稳态,L)	224	305	335	123	27	30
消除半衰期(h)	1.7～3.3	3～5	3.1～6.6	2.2～4.6	1.4～1.5	0.17～0.33

2)哌替啶主要在肝内代谢,通过去甲基作用,形成主要代谢产物去甲哌替啶;也可通过水解形成哌替啶酸。

3)去甲哌替啶有药理活性,可产生中枢神经系统兴奋现象。

(3)临床应用

1)代替吗啡用于各种剧痛,治疗胆绞痛宜与阿托品等解痉药合用。

2)麻醉前辅助用药。

3)治疗寒战静脉注射25～50mg 哌替啶可有效减轻术后寒战,而等效镇痛剂量的吗啡、芬太尼则无效。

(4)不良反应

1)应用大剂量哌替啶,可出现中枢神经系统兴奋现象,表现为癫痫样发作;也可抑制心肌收缩力,表现为低血压。

2）与等效镇痛剂量的吗啡、芬太尼相比，哌替啶引起胆管压力增高的程度较低。

（5）禁忌证：禁忌证与吗啡基本相同。

3. 芬太尼　芬太尼（fentanyl）和其衍生物阿芬太尼（alfentanil）、舒芬太尼（sufentanil）均为临床中最常用的阿片样物质。芬太尼的镇痛强度为吗啡的 50～100 倍，血浆药物浓度和镇痛作用直接相关。

（1）药理学作用

1）中枢神经系统

①芬太尼对颅内压的影响说法不一，有报道认为增加颅内压，但也有报道认为无影响。

②芬太尼可引起癫痫样运动，极似肌阵挛，但脑电图并不显示癫痫活动。

③芬太尼引起的瘙痒常表现为面部瘙痒，但可能并不多见，与阿芬太尼、舒芬太尼相似。

2）呼吸系统

①用药后约 5min 出现最大呼吸抑制，与血药浓度和镇痛强度一致。

②芬太尼与苯二氮䓬类等镇静药合用时，可极大地增强呼吸抑制程度。

③与吸入麻醉药相似，阿片样物质可抑制喉镜和喉罩通气道刺激引起的气道反应。

④咳嗽是芬太尼最易抑制的喉反射。

3）对吸入麻醉药 MAC 的影响

①单次静脉注射后，血浆芬太尼浓度迅速降低，因此 MAC 降低的幅度随芬太尼的应用时间而变化。计算机辅助（computer－assisted）静脉持续输注可提供稳定的血药浓度，并且可减少麻醉药用量。

②阿片样物质复合应用丙泊酚能产生全身麻醉（全凭静脉麻醉），可确定使 50% 患者对切皮刺激无反应的血浆芬太尼和丙泊酚浓度。

4）对心血管和内分泌系统的影响

①临床应用大剂量芬太尼，血流动力学有显著稳定性，但与其他麻醉药合用可致心血管抑制。

②大剂量芬太尼麻醉期间，正中胸骨切开引起的高血压反应是最常见的血流动力学紊乱。

③吗啡和哌替啶引起低血压，部分原因是组胺释放。与它们不同的是，大剂量芬太尼无明显组胺释放作用。

5）对平滑肌和胃肠道的影响。芬太尼与吗啡、哌替啶一样，可增加胆管压力。芬太尼可引起恶心、呕吐；尤其不需卧床患者，也可促使胃排空延迟。

（2）药物代谢动力学

1）静脉注射后 1min 起效，4min 达高峰，镇痛作用维持 30～60min；肌内注射 7～8min 出现作用，维持 1～2h。

2）芬太尼的脂溶性很高，可迅速通过生物膜，因而起效迅速；此后再分布到骨骼肌、脂肪等组织，因而维持时间短。大剂量或长时间应用芬太尼，在分布部位可饱和，从而使其转变为长效阿片样物质。

3）芬太尼主要在肝内经受广泛的生物转化，通过脱去甲基、羟基化和酰胺基水解，形成多种无药理活性的代谢物。

（3）临床应用

1）芬太尼可用作术前镇静/镇痛药。麻醉诱导前静脉注射或经黏膜给予 $25\sim50\mu g$，患者可能出现呼吸抑制，必须密切监护。

2）芬太尼抑制喉镜和插管刺激引起的血流动力学反应，最常用于麻醉诱导。芬太尼的峰值效应较峰值血浆药物浓度滞后 $3\sim5min$，因而置入喉镜前约 $3min$ 时应用芬太尼。

3）芬太尼及其衍生物最常用作平衡全身麻醉的镇痛成分。手术刺激强烈时，静脉注射 $0.5\sim2.5\mu g/kg$，或 $2\sim10\mu g/(kg \cdot h)$ 持续静脉输注。

4）静脉注射大剂量芬太尼 $50\sim150\mu g/kg$，可用作心脏手术的单一麻醉药，但对 ASA I $\sim$ II 级患者可能不产生完全遗忘作用。

5）静脉注射芬太尼 $50\sim150\mu g/h$，可用于术后疼痛和癌性疼痛的镇痛。经黏膜给药可有效减轻癌性疼痛。

（4）不良反应

1）静脉快速应用大剂量阿片类药物，可产生骨骼肌僵硬。

2）阿片样物质复合应用氧化亚氮、苯二氮䓬类等抑制性药物，可改变阿片样物质血流动力学的稳定性，引起低血压。

3）静脉注射过快或大剂量易致呼吸抑制。

4）反复应用可产生依赖性。

5）不宜与单胺氧化酶抑制药合用。

（5）禁忌证：禁用于支气管哮喘、重症肌无力、颅脑肿瘤或颅脑外伤引起昏迷的患者。

4. 舒芬太尼

（1）药理学作用

1）舒芬太尼是一种高选择性、高强度 μ 阿片受体激动剂，镇痛强度为芬太尼的 $10\sim15$ 倍，在血、脑之间迅速分布平衡。

2）对心血管系统的影响很轻，可引起心动过缓，无组胺释放作用。

3）与其他阿片样物质一样，呈剂量依赖性降低吸入麻醉药的 MAC。

4）不完全抑制伤害性刺激引起的血流动力学反应。

5）呼吸抑制程度与等效剂量的芬太尼相似，只是舒芬太尼持续时间更长。

（2）药物代谢动力学

1）舒芬太尼的脂溶性很高，药代动力学特征与芬太尼相似。与芬太尼相比，舒芬太尼生理 pH 值时的解离度较高、血浆蛋白结合率较高，因而分布容积较小、消除半衰期较短。

2）舒芬太尼的清除与芬太尼一样，主要在肝脏内迅速代谢（N—去甲基和 O—去羟基）。

（3）临床应用

1）舒芬太尼同芬太尼一样，最常用于平衡麻醉或大剂量（最高静脉注射 $50\mu g/kg$）用于心脏手术。

2）置入喉镜前 $1\sim3min$，静脉注射 $0.3\sim1\mu g/kg$，可有效抑制插管刺激引起的血流动力学反应。

3)间断静脉注射 $0.1\sim0.5\mu g/kg$ 或持续静脉注射 $0.3\sim1\mu g/(kg \cdot h)$,可用于维持平衡麻醉。

（4）不良反应

1)舒芬太尼快速滴注可引起胸壁和腹壁肌肉僵硬而导致影响通气,可用非去极化型神经肌肉阻断药或阿片受体拮抗药处理。

2)舒芬太尼反复注射或大剂量注射,可在用药后 $3\sim4h$ 出现呼吸抑制。

（5）禁忌证:肝、肾功能不全者慎用。

5.阿芬太尼

（1）药理学作用:阿芬太尼为一种 μ 阿片受体激动剂,镇痛强度约为吗啡的 10 倍,芬太尼的 $1/10\sim1/4$ 倍。与芬太尼、舒芬太尼相比,即使最大剂量的阿芬太尼,作用维持时间也很短,因而若维持预期效果,必须持续静脉输注,但长时间输注后其作用持续时间迅速延长。

（2）药物代谢动力学

1)阿芬太尼的药代动力学不同于芬太尼和舒芬太尼,阿芬太尼的 pKa 为 6.8,而其他阿片样物质在 7.4 以上,因而血浆 pH 为 7.4 时,90% 血浆非结合阿芬太尼处于非解离状态,这一特性及其中度脂溶性,使阿芬太尼迅速通过血-脑屏障。阿芬太尼血脑平衡半衰期为 1.1min,而芬太尼和舒芬太尼超过 6min,故阿芬太尼起效迅速。

2)阿芬太尼较芬太尼的脂溶性低、蛋白结合率高(约 92%),大部分为 α_1-酸性糖蛋白,因此分布容积较小。

3)芬太尼快速分布到组织中,血浆药物浓度迅速下降,90% 的用量经 30min 即可从血浆清除。静脉注射单次剂量后,药物再分布为苏醒的最重要机制。但若用大剂量、反复静脉注射小剂量或持续静脉输注,药物消除则为阿芬太尼作用持续时间的最重要决定因素。

4)阿芬太尼的清除率仅为芬太尼的一半,但由于其分布容积比芬太尼小 3/4,所以大部分阿芬太尼在肝脏内经过 N-去羟基和 O-去甲基作用,形成无药理活性的代谢产物。肝硬化患者阿芬太尼消除缓慢。

（3）临床应用

1)起效快,常用于麻醉诱导,静脉注射 $120\mu g/kg$,$2\sim2.5min$ 内意识消失。

2)可迅速达到血脑平衡,直接置入喉镜前 $60\sim90s$ 静脉注射 $30\mu g/kg$,即可抑制插管刺激引起的循环反应。

3)持续静脉输注 $25\sim100\mu g/(kg \cdot h)$ 阿芬太尼复合氧化亚氮或丙泊酚,用于维持麻醉。

（4）不良反应:可引起呼吸抑制。

（5）禁忌证:肝、肾功能不全者慎用。

6.瑞芬太尼

（1）药理学作用

1)瑞芬太尼是一种超短效 μ 阿片受体激动剂,是唯一具有易被血和组织酯酶水解的甲基酯侧链的阿片样物质,其超短效是由于代谢作用,而非再分布。

2)镇痛:静脉注射 $1.5\mu g/kg$ 瑞芬太尼产生的镇痛强度和持续时间(约 10min),与静脉注射 $32\mu g/kg$ 阿芬太尼相似。其缺点为停止用药后,患者需用镇痛药。

3)可增强异氟烷的麻醉效能,降低其 MAC,其程度与年龄相关。

4)对脑电图的影响与阿芬太尼相似,表现为频率减慢,幅度降低。

5)对呼吸有抑制作用,其程度与阿芬太尼相似,但停药后恢复更快,停止输注后 3～5min 恢复自主呼吸。

6)可引起血压下降,心率减慢,与剂量不相关。

(2)药物代谢动力学

1)瑞芬太尼的主要结构特征是具有易被血液和组织酯酶水解的酯侧链,因而代谢迅速,消除半衰期为 10～20min。

2)瑞芬太尼时效短是由于代谢作用,而非再分布,故重复应用或长时间静脉注射极少蓄积。

3)肝脏或肾脏疾病不改变瑞芬太尼的药代动力学参数,不过肝病患者应用瑞芬太尼更易引起呼吸抑制。

4)老年患者瑞芬太尼的清除率和分布容积减少,强度增加。

(3)临床应用

1)瑞芬太尼时效短,最适于持续静脉输注。与其他麻醉药联合应用,产生全身麻醉作用。

①静脉注射瑞芬太尼 0.3～1.0μg/(kg・min)复合 66%氧化亚氮,可防止手术刺激引起的血流动力学反应。

②瑞芬太尼 0.25～0.4μg/(kg・min)复合丙泊酚 75μg/(kg・min)静脉麻醉,即可维持血流动力学平稳,又可使患者迅速苏醒。

2)瑞芬太尼时效短,患者术后有中、重度疼痛,持续以较小速率输注可防止这一问题。

3)瑞芬太尼可作为麻醉期间镇静、镇痛辅助药物。0.5～1.0μg/(kg・min)持续静脉注射用以辅助椎管内麻醉,球后阻滞前 90s 静脉注射 1.0μg/kg 用以辅助神经阻滞和用于监测麻醉。

①复合咪达唑仑或丙泊酚时,瑞芬太尼镇静、镇痛需要量减少(复合咪达唑仑时减少 50%)。

②一次静脉注射大剂量瑞芬太尼可引起过度呼吸抑制或胸廓僵硬,但注药 30s 后减轻。

(二)阿片受体激动拮抗药

1. 地佐辛

(1)药理学作用

1)地佐辛(dezocine)为阿片受体激动拮抗药,主要是激动 κ 受体产生镇痛及轻度镇静作用,对 μ 受体有部分激动作用。

2)地佐辛能缓解术后疼痛,其镇痛强度、起效时间和作用持续时间与吗啡相当,而呼吸抑制作用轻,成瘾性小,为非麻醉性镇痛药。

(2)药物代谢动力学

1)静脉注射地佐辛可完全快速吸收,肌内注射 10mg 达峰时间为 10～90min,平均血药浓度为 19ng/mL(10～38ng/mL)。5min 内静脉注射 10mg 地佐辛,平均全身清除率为 3.3L/h/kg[1.7～7.2L/(h・kg)]。剂量超过 10mg 时,呈非线性代谢。

2)地佐辛主要是以葡萄糖苷酸的共轭物由尿排泄,肾功能不全者应减量。

(3)临床应用:地佐辛主要用于疼痛治疗和麻醉前给药。

1)肌内注射:推荐成人单剂量为 5～20mg,应根据患者的体重、年龄、疼痛程度、身体状况及服用其他药物的情况调节剂量。必要时每隔 3～6h 给药一次,最高剂量每次 20mg,一天最多不超过 120mg/d。

2)静脉注射:初剂量为 5mg,以后 2.5～10.0mg/2～4h。

(4)不良反应:可致恶心、呕吐、头晕、尿潴留等,可出现注射部位疼痛。

(5)禁忌证:对阿片类镇痛药过敏的患者禁用。

2.喷他佐辛

(1)药理学作用

1)喷他佐辛(pentazocine)的镇痛强度为吗啡的 1/4～1/3,呼吸抑制作用为吗啡 1/2。成瘾性小,为非麻醉性镇痛药。

2)其对心血管的影响不同于吗啡,可使血压升高,心率增快,血管阻力增高和心肌收缩力减弱,故禁用于急性心肌梗死时镇痛。

(2)药物代谢动力学

1)主要在肝内代谢,代谢物随尿排出。5%～25% 以原形从尿排出,不到 2% 随胆汁从粪便排出。

2)亲脂性较吗啡强,容易透过血－脑脊液屏障,也可透过胎盘,分布容积 3L/kg,消除半衰期 2～3h。

(3)临床应用:适用于慢性中度疼痛和麻醉前给药。

(4)不良反应:可致恶心、呕吐、头晕、便秘、尿潴留等。大剂量可引起呼吸抑制、血压上升及心率加速。肌内注射时可有注射区疼痛,严重者可组织坏死。

(5)禁忌证:急性心肌梗死、心绞痛患者。

3.布托啡诺

(1)药理学作用

1)布托啡诺(butorphanol)对 m 和 κ 受体具有部分激动作用(与纳布啡相似)。与纳布啡和其类似物相比,布托啡诺具有显著镇静效应,该效应大概由 κ 受体调节。

2)其镇痛效价约为吗啡的 4～8 倍,哌替啶的 30～40 倍。其作用持续时间与吗啡相似。

3)呼吸抑制作用较吗啡轻,且在 30～60μg/kg 剂量范围内并不随剂量加大而加重。

4)对心血管的影响轻微,很少引起血压下降。

(2)药物代谢动力学

1)在肝内进行生物转化,形成羟基布托啡诺,大部分随胆汁排出,部分从尿中排出。

2)其血浆蛋白结合率 65%～90%,清除率 3.8L/(kg·min),消除半衰期 2.5～3.5h。

(3)临床应用

1)常用于镇静,治疗中、重度术后疼痛,也可用做麻醉前给药。

2)不升高胆管内压,对治疗术后寒战有效。

(4)不良反应:常见不良反应为嗜睡。镇痛剂量可引起心脏兴奋、肺动脉压升高。

(5)禁忌证:禁用于心肌梗死的疼痛治疗。

4. 丁丙诺啡

(1)药理学作用

1)丁丙诺啡(buprenorphine)为高脂溶性阿片衍生物,强度为吗啡的 25～50 倍。丁丙诺啡从 μ 受体释出慢,故时效长,且不易被纳洛酮拮抗。

2)与纳布啡和布托啡诺不同,丁丙诺啡无 κ 受体激动活性,可能是 κ 受体拮抗剂。

3)此药为长效和强效镇痛药,其镇痛强度约为吗啡的 30 倍,可产生封顶效应。其起效慢,持续时间长,成瘾性轻,可诱发吗啡成瘾者的戒断反应,也可抑制吗啡反应。

4)对呼吸的抑制作用与吗啡相似,但出现较慢,肌内注射后 3h 出现最大呼吸抑制效应,持续时间较长。纳洛酮只部分拮抗其呼吸抑制作用。

5)对心血管的影响与吗啡相似,使心率减慢,血压轻度下降,对心排出量和外周血管阻力无明显影响。

(2)药物代谢动力学

1)在体内只有 1/3 在肝内经受生物转化,代谢物随尿和胆汁排出,约 2/3 未经代谢以原形随胆汁由粪便排出。

2)与血浆蛋白结合率为 96%,分布容积 1.5～2.8L/kg,清除率 13～19mL/(kg·min),消除半衰期约 3 小时。

(3)临床应用:此药主要用于中度至重度的止痛,也可用作戒毒的维持治疗。

(4)不良反应:常见有头晕、嗜睡、恶心、呕吐等。呼吸抑制出现较晚,持续时间较长,需较大剂量纳洛酮才能对抗。长期应用可产生耐受性与成瘾性,戒断症状较轻。

(三)阿片受体拮抗剂

1. 纳洛酮

(1)药理学作用

1)纳洛酮(naloxone)为阿片受体的完全、特异性阻断药,对阿片受体的阻断作用强度依次为 $\mu > \kappa > \delta$ 受体。

2)临床上,纳洛酮用于拮抗阿片类药的呼吸抑制和镇静作用。

3)阿片受体拮抗剂逆转包括镇痛在内的所有阿片样效应,故静脉应用纳洛酮时应慎重,以免产生突然、严重的术后疼痛。静脉注射 20～40 网纳洛酮,1～2min 即可产生峰值效应。

①突然、完全拮抗阿片样效应,可产生高血压、心率增快、室性心律失常和肺水肿。

②心脏病患者易出现肺水肿,考虑可能是反射性中枢儿茶酚胺释放引起肺动脉高压所致。

③纳洛酮可激发阿片类药成瘾者的戒断症状。

(2)药物代谢动力学

1)主要在肝内进行生物转化,与葡萄糖醛酸结合后随尿排出。

2)清除率 14～30mL/(kg·min)。消除半衰期 30～78min。由于在脑内的浓度下降迅速,故药效维持时间短。

(3)临床应用

1)主要用于麻醉性镇痛药急性中毒;或手术后因阿片类药物引起的中枢抑制的解毒,也可用于成瘾者或复吸者的诊断及用戒毒药后的支持疗法。

2)纳洛酮作用时间短,1～4h,若应用大剂量阿片类药或长效阿片受体激动剂,则可能重新出现呼吸抑制,因而估计呼吸抑制时间长时,给予负荷量后,再以 $3\sim10\mu g(kg\cdot h)$ 持续静脉输注。

(4)不良反应:可出现恶心、呕吐等不良反应。

2.纳屈酮

(1)纳屈酮(nalmefene)为长效口服阿片受体拮抗剂,药理作用与纳洛酮相似,为阿片受体拮抗药,其拮抗强度为纳洛酮的 2 倍。作用持续时间可长达 24h。

(2)口服后吸收迅速,1h 血浆浓度达峰值,生物转化途径主要是还原后再与葡萄糖醛酸结合,最后从尿中排出。

(3)口服后消除半衰期 $4\sim10h$,其差别与个体之间肠肝再循环的变异有关。

(4)此药主要用于阿片类药成瘾者的治疗,先停用阿片类药 $7\sim10d$,再试用纳洛酮证实不再激发戒断症状后可开始用纳曲酮治疗。

(5)由于此药目前只有口服制剂,临床麻醉中无应用价值。

第四节 局部麻醉药

局部麻醉药(简称局麻药)能可逆地阻断神经冲动的发生和传导,使其相应的分布区域暂时失去感觉,尤其是痛觉,运动和自主神经功能消失,从而为外科手术创造了手术条件。其临床应用极为广泛。临床麻醉中,局麻药的用法有多种,包括直接注入组织、表面应用和静脉注射。可产生临床效应的部位有椎管内、周围神经、黏膜、皮肤、心脏和气管。

一、局麻药作用机制

(一)神经解剖

1.周围神经是包含传入和传出纤维的混合神经,可分为髓鞘神经纤维(直径>1μm)和无髓鞘神经纤维(直径<1μm)。

2.若干单条神经汇聚为神经束,由神经束膜包绕。

3.围绕髓鞘神经纤维和无髓鞘神经纤维的保护层为阻止局麻药浸入的重要屏障。

4.神经纤维根据直径、传导速率、有无髓鞘和功能进行分类(表 2-9)。一般而言,有髓鞘和神经纤维直径大者传导速率快。

表 2-9 神经纤维分类

分类	直径(μm)	髓鞘	传导速率(m/s)	定位	功能
A-α	6～22	+	30～120	传出/传入	肌肉和关节运动
A-β					本体感觉
A-γ	3～6	+	15～35	传出至肌梭	肌紧张
A-δ	1～4	+	5～25	传入感觉神经	温、痛、触觉
B	<3	+	3～15	节前交感神经	自主神经功能
C	0.3～1.3	-	0.7～1.3	节后交感神经传入感觉神经	温、痛觉

（二）神经传导的电生理

1.离子通过半透膜的不均衡性为神经元静息电位的电生理基础,为发动和维持电冲动提供了必需的势能。

2.神经膜静息电位为$-70\sim-60mV$,内负外正。细胞内钾离子浓度为细胞外的10倍,从而维持了细胞内外的钾离子梯度。

3.相对于静息电位主要依靠细胞内外钾离子的不均衡分布,动作电位的产生主要由于电压依从性钠通道的激活。

4.动作电位产生和扩布后,由于细胞内外钠离子均衡性增加、时间控制性钠离子传导减弱和电压控制性钾离子传导增强,则出现复极化。

（三）局麻药作用的分子机制

1.受体调节学说　局麻药通过阻止钠离子内流,与钠通道直接相互作用而发挥局部麻醉作用,此为局麻药作用机制的最恰当解释。关于局麻药如何阻止钠离子内流的学说目前公认的是受体学说,即局麻药直接作用细胞膜电压门控钠通道,从而抑制钠内流,阻断动作电位的产生。而且局麻药主要是可逆地阻断钠通道的内口,而不是外口,并且与钠通道上一个或更多的受体结合。

局麻药阻滞钠离子内流的作用具有使用依赖性,也就是频率依赖性。神经组织受到的刺激频率越高,开放的通道数目越多,受阻滞就越明显,局麻药作用也越强。也就是说局麻药的作用与神经状态有关,局麻药对静息状态下的神经作用较弱,增加电刺激频率则作用加强。

2.局麻药通过改变围绕钠通道的膜脂质,从而间接影响钠通道,或直接与其蛋白结构相互作用而发挥效应。

3.钠通道阻滞减弱了神经元动作电位的形成和扩布。

（四）周围神经阻滞机制

1.局麻药通过数种机制阻滞周围神经功能,包括钠通道阻滞和由此产生的神经元动作电位形成和扩布减弱等。

2.临床上可观察到感觉阻滞差别,如温觉丧失后,尖锐痛觉丧失,其后为轻微触觉丧失。

（1）曾错误地认为感觉阻滞顺序可反映无髓鞘神经纤维传导温觉的敏感性强于髓鞘神经纤维传导触觉的敏感性。

（2）对感觉阻滞差别的解释非常复杂,主要与局麻药接触神经纤维的长度、膜刺激频率和局麻药特性有关。相对于粗神经纤维,细神经纤维仅需与局麻药接触一小段（$<1cm$）,即可出现感觉阻滞。

（五）神经根阻滞机制

1.局麻药阻滞脊髓后角的离子通道,如钠、钾、钙通道。

2.除阻滞离子通道外,局麻药还可影响痛觉通路和伤害性神经递质的突触后效应。

二、药理学和药效动力学

（一）化学特性及其与药物活性和效能的关系

1.临床常用的局麻药主要由芳香基团、中间链和氨基团这三部分组成。芳香基团为苯核,是局麻药亲脂疏水性的主要结构,这部分结构不同,也就决定了不同脂溶性的局麻药。中间链长 0.6～0.9mn,由酯键或酰胺键组成,这部分决定了局麻药的代谢途径并影响其作用强度,在一定范围内,链增长则麻醉强度也增加。氨基团大部分为叔胺,少部分为仲胺;氨基团决定了局麻药的亲水疏脂性,主要影响药物分子的解离度。

2.根据中间链的不同,局麻药可分为酯类局麻药和酰胺类局麻药两大类,中间链为酯键者为酯类局麻药,常用的有普鲁卡因、氯普鲁卡因和丁卡因;中间链为酰胺键者为酰胺类局麻药,常用的有利多卡因、丁哌卡因、丙胺卡因、罗哌卡因和依替卡因等。

按局麻药作用时效分为:①短效局麻药:有普鲁卡因、氯普鲁卡因。②中效局麻药:有利多卡因、甲哌卡因和丙胺卡因。③长效局麻药:有丁卡因、丁哌卡因、罗哌卡因和依替长因。

3.临床应用的局麻药多为弱碱性的叔胺或仲胺,氨基不溶于水且不稳定,为了临床应用,必须与酸结合形成可溶于水的盐。在水溶液中盐可解离为带电荷、可溶于水的阳离子和不带电荷、可溶于脂的碱基。碱基与阳离子的比例取决于局麻药本身的 pKa 与其周围的 pH。pKa 为各局麻药所固有。

大多数的局麻药的 pKa 处于 7.5～9.0。pH 升高,碱基浓度增加,增强局麻药透过神经膜的能力。这就可以解释为什么酸中毒的患者使用局麻药时作用较差,尤其是作用较弱的局麻药。将局麻药的 pH 和 pKa 结合起来,可决定局麻药每一形式的存在数量(表 2—10)。

表 2—10　临床常用局麻药的理化特性

局麻药	pKa	电离率(%,pH7.4)	分配系数(脂溶性)	蛋白结合率(%)
酰胺类				
丁哌卡因*	8.1	83	3 420	95
依替卡因	7.7	66	7 317	94
利多卡因	7.9	76	366	64
甲哌卡因	7.6	61	130	77
丙胺卡因	7.9	76	129	55
罗哌卡因	8.1	83	775	94
酯类				
氯普鲁卡因	8.7	95	810	—
普鲁卡因	8.9	97	100	6
丁卡因	8.5	93	5 822	94

注:左旋丁哌卡因同丁哌卡因。

4.脂溶性的大小与局麻药的作用强度相关,脂溶性高其麻醉作用强度也大。增加局麻药的脂溶性,可增强局麻药通透神经膜和其他脂溶性隔室的能力,麻醉作用强度就增加,但减缓了局麻药的起效速度。

5.蛋白结合影响局麻药活性。蛋白结合率越高,药物作用时间越长,因为局麻药仅非蛋白结合形式方有药理活性。

6.局麻药的分子结构决定其理化性质和药理性质,立体异构体不同,其在麻醉效能、药代动力学和全身毒性方面也有所不同。

(二)局麻药混合应用

1.局麻药混合应用旨在利用不同药物的优缺点相互补偿,以便于获得较好的临床效果。

一般将起效快的短效局麻药与起效慢的长效局麻药混合应用。临床中多先注入起效快的药物,而后在适当时机注入长效药物,例如利多卡因与丁卡因、丁哌卡因或罗哌卡因合用于硬膜外阻滞。

2.局麻药混合应用其全身毒性是叠加的。

(三)局麻药的快速耐药性

1.系指反复注射相同剂量的局麻药之后,出现神经阻滞效能减弱,时效缩短,连续硬膜外阻滞时甚至有缩小阻滞节段范围的趋势。尤其当上次局麻药消退的第1次体征出现后15min才追加局麻药,更容易出现快速耐药性。反复注药的次数越多,就越容易出现。

2.快速耐药性与局麻药的pKa直接相关,如pKa接近于7.4的局麻药(如甲哌卡因)更易于出现。

3.可能与注射部位的局部组织反应有关,例如组织水肿和纤维蛋白沉淀可阻碍药物的弥散。

4.局麻药的快速耐药性可被用药间隔时间影响。及时追加局麻药、混合使用局麻药可有效延缓快速耐药性的发生。痛觉尚未恢复即追加用药,则不易引起快速耐药。

(四)增强局麻药活性的附加药物

1.局麻药中加入适量肾上腺素,肾上腺素的收缩血管作用可以减慢局麻药在作用部位的吸收,降低血内局麻药的浓度,延长局麻药的作用时间,增强神经阻滞效能,减少全身的不良反应。

肾上腺素与脊髓和大脑内的 α_2 肾上腺素受体相互作用,可产生镇痛效应。肾上腺素加入局麻药液中,也可发挥镇痛效应。

肾上腺素的效果取决于局麻药种类、局部麻醉方法和肾上腺素用量(表2-11)。

表2-11　肾上腺素加入局麻药的效果

	效能增强	时效延长	减少血液水平	剂量/浓度(%)
神经阻滞				
丁哌卡因	++		10～20	1:200 000
利多卡因	++		20～30	1:200 000
甲哌卡因	++		20～30	1:200 000
罗哌卡因	——		0	1:200 000
硬膜外麻醉				
丁哌卡因	++		10～20	1:300 000～1:200 000
氯普鲁卡因		++		1:200 000
利多卡因			20～30	1:600 000
		++		1:300 000
甲哌卡因	++		20～30	1:200 000
罗哌卡因	——		0	1:200 000
脊麻				
布比卡因	++			0.2mg
利多卡因	++			0.2mg
丁卡因	++			0.2mg

2. 阿片类药加入局麻药液中,用于硬膜外和蛛网膜下腔阻滞,可产生协同镇痛和麻醉作用,而不增加毒性反应。

(1)周围阿片受体使注入关节腔内和手术切口周围的阿片类药一局麻药合液发挥镇痛效应。

(2)阿片类药一局麻药混合液不增强周围神经阻滞效果。

3. 可乐定等 α_2 肾上腺素受体激动剂系通过激活脊髓后角突触后 α_2 受体,而产生协同镇痛效应。可乐定还直接抑制周围神经(A 和 C 神经纤维)传导。

三、局麻药的药代动力学

(一)局麻药从神经组织和体内的清除,决定其时效和潜在毒性。

1. 局麻药的血药浓度决定了其毒性大小。

2. 吸收入血少的局麻药临床安全范围广。

(二)影响局麻药吸收的因素

影响局麻药吸收的因素包括剂量大小、注药的部位、是否加用血管收缩药,还有理化特性,如脂溶性、血浆蛋白结合率等。在不同部位注射局麻药后,局麻药吸收速率按下列顺序递减:肋间>骶管>硬膜外>臂丛>蛛网膜下隙>皮下浸润;在同一部位注药时,局麻药的吸收速率与该部位血流灌注是否充足有关。大多数局麻药加入血管收缩药后可明显降低吸收速率,如利多卡因、甲哌卡因等。

(三)分布

1. 局麻药吸收后的局部分布取决于各药理化性质、组织血液灌注量、局麻药在房室(compartment)间的分配系数和蛋白结合率。时效较短的局麻药(如利多卡因、普鲁卡因)在体内呈二室模式分布;时效较长、脂溶性较高的局麻药(如丁卡因、丁哌卡因)则属于三室模式。

2. 局麻药毒性反应主要表现为中枢神经系统和心血管系统毒性。

(四)消除

1. 酯类局麻药主要通过血浆胆碱酯酶清除,也有小部分以原形排出。

2. 酰胺类局麻药主要通过肝微粒体酶、酰胺酶分解。不同局麻药在肝脏内代谢速率各不相同,代谢产物主要经肾脏排出,还有小部分通过胆汁排出。

(五)临床药代动力学

1. 掌握局麻药药代动力学知识,有助于了解局麻药最高麻醉浓度(C_{max}),减少应用中毒剂量的可能。

2. 一些特定情况下,药代动力学难以预测,因为生理和病理生理特点可影响局麻药的药代动力学。

四、局麻药临床应用

局麻药临床上主要用于局部麻醉和镇痛,静脉局部麻醉,周围神经阻滞(单次注射或持续输注),表面麻醉和抑制气管插管的不良反应。局麻药的浓度、剂量与用法如下。(表 2—12)。

表2-12　局麻药的浓度、剂量与用法

局麻药	浓度(%)	用法	起效	作用时效(h)	推荐单次最大剂量(mg)
酰胺类					
丁哌卡因	0.25	局部浸润	快	2~8	175/225+肾上腺素
	0.25~0.5	神经阻滞	慢	4~12	175/225+肾上腺素
	0.5~0.75	硬膜外麻醉	中	2~5	175/225+肾上腺素
	0.5~0.75	脊麻	快	1~4	20
利多卡因	0.5~1	局部浸润	快	2~8	300/500+肾上腺素
	0.25~0.5	静脉局部麻醉	快	0.5~1	300
	1~1.5	神经阻滞	快	1~3	300/500+肾上腺素
	1.5~2	硬膜外麻醉	快	1~2	300/500+肾上腺素
	1.5~2	脊麻	快	0.5~1	100
	4	表面麻醉	快	0.5~1	300
甲哌卡因	0.5~1	局部浸润	快	1~4	400/500+肾上腺素
	1~1.5	神经阻滞	快	2~4	400/500+肾上腺素
	1.5~2	硬膜外麻醉	快	1~3	400/500+肾上腺素
	2~4	脊麻	快	1~2	100
丙胺卡因	0.25~0.5	静脉局部麻醉	快	0.5~1	600
罗哌卡因	0.2~0.5	局部浸润	快	2~6	200
	0.5~1	神经阻滞	慢	5~8	250
	0.5~1	硬膜外麻醉	中	2~6	200
酯类					
氯普鲁卡因	2~3	硬膜外麻醉	快	0.5~1	800/1 000+肾上腺素
丁卡因	2	表面麻醉	快	0.5~1	20
	0.5	脊麻	快	2~6	20

五、局麻药的毒性

(一)中枢神经系统毒性反应

1.局麻药易于通过血-脑屏障,全身性吸收或误注入血管后,即可产生中枢神经系统毒性反应,多表现为先兴奋后抑制。

2.局麻药的中枢神经系统毒性反应很可能与局麻药种类有关(表2-13),毒性反应征象呈剂量依赖性(表2-14)。

表2-13　中枢神经系统毒性的相对强度

	中枢神经系统毒性的相对强度	心血管毒性/中枢神经系统毒性
丁哌卡因	4.0	2.0
左旋丁哌卡因	2.9	2.0
氯普鲁卡因	0.3	3.7
利多卡因	1.0	7.1
甲哌卡因	1.4	7.1
丙胺卡因	0.3	3.1
罗哌卡因	2.9	2.2
丁卡因	2.0	

表 2-14 利多卡因的剂量依赖性全身效应

血浆浓度(μg/mL)	效应
1～5	镇痛
5～10	头晕、耳鸣、舌麻
10～15	惊厥、意识消失
15～25	昏迷、呼吸停止
＞25	心血管抑制

3.增加中枢神经系统毒性反应的因素有血浆蛋白结合率降低、酸中毒、血管收缩和肾上腺素加入局麻药液引起的循环高动力。

4.减少中枢神经系统毒性反应的因素有应用巴比妥类、苯二氮䓬类等药物和肾上腺素加入局麻药液导致局麻药吸收减少。

5.局麻药用于硬膜外阻滞,中枢神经系统毒性反应的发生率估计为 3/10 000;而用于周围神经阻滞,其发生率则为 11/10 000。

(二)心血管毒性反应

1.一般而言,局麻药产生心血管毒性反应所需剂量大于中枢神经系统毒性反应。

2.低脂溶性、低效能局麻药,如利多卡因,引起的心血管毒性症状为低血压、心动过缓和低氧血症;高脂溶性、高效能局麻药,如丁哌卡因,引起的毒性症状为室性心律失常和致死性室颤,且难以复苏。

3.局麻药均呈剂量依赖性阻滞钠通道,进而阻滞心脏传导系统。

4.丁哌卡因与利多卡因相比,其与静息和失活钠通道的亲和力更强,因而心脏毒性反应更严重。

5.心脏收缩期,局麻药与钠通道结合;心脏舒张期,局麻药与钠通道离解。

(1)心脏舒张期,丁哌卡因从钠通道的离解速度较利多卡因显著为慢。

(2)心脏舒张期,丁哌卡因离解缓慢,以至于心率在 60～180 次/min 时,钠通道无充足时间完全恢复,心脏阻滞作用增强。

(3)利多卡因在心脏舒张期从钠通道充分离解,极少出现蓄积性传导阻滞。

6.丁哌卡因抑制环腺苷酸(cAMP)产生,而肾上腺素的复苏效果由 cAMP 调节,因而丁哌卡因逾量引起的心血管意外,复苏需用大剂量肾上腺素。

(三)局麻药毒性反应的处理

1.预防局麻药毒性反应,关键在于防止或尽量减少局麻药吸收入血和提高机体的耐受性。包括:使用安全剂量;局麻药中加入血管收缩药;注药时注意回抽;警惕毒性反应先兆,如突然入睡、多语、烦躁、肌肉抽搐等;麻醉前尽量纠正患者的病理状态,如低血容量、高热、心衰、贫血以及酸中毒等,术中避免缺氧和二氧化碳蓄积。

2.局麻药毒性反应的处理主要为支持疗法,包括立即停止注入局麻药;吸氧;辅助呼吸,如有必要,行气管插管和控制呼吸;用硫喷妥钠、咪达唑仑、异丙酚等控制惊厥。

(四)局麻药的神经毒性

1.临床常用局麻药应用高浓度或时间过长时,可能产生浓度依赖性周围神经损伤。尽管动物研究已经证实所有局麻药均显示与浓度相关的对周围神经纤维的损害,但临床常用的局麻药浓度对周围神经是安全的,且引起神经组织损害的浓度通常多需大于数倍的临床使用浓度。若在神经或神经束内直接注射麻醉药,则可引起神经功能或结构上的改变,这并非单纯药物本身所致,而与物理因素(压力)有关。利多卡因和丁卡因具有典型的浓度依赖性神经毒性。理论上,临床常用浓度也可引起神经毒性反应。

2.相对于周围神经,脊髓和神经根更易于损伤。有研究显示,脊髓和神经根直接接触局麻药后更易诱发损伤,表现为神经组织病理学、生理学或行为、临床改变,包括疼痛、运动或感觉缺陷以及肠道和膀胱功能障碍。有临床流行病学研究显示脊髓麻醉后患者术后神经损伤的发病率小于 0.7％,但局麻药椎管内阻滞后发生神经根和脊髓功能损伤的临床报道也不少,尤其在某些原发病情况下,如原有神经系统疾病、脊髓外伤或炎症等。神经细胞对麻醉药比较敏感,容易诱发或加重神经并发症。因而局麻药的潜在神经毒性应引起足够重视。

(五)脊麻后短暂神经症状(transient neurologic symptoms,TNS)

1.短暂神经症状系指腰部和下肢疼痛或感觉异常,所有局麻药用于脊麻后均可出现下表情况(表2-15)。

表 2-15　脊麻后短暂神经症状(TNS)的发生率

局麻药	制剂	手术	TNS 的大致发生率
利多卡因	2％～5％重比重液	膀胱切开取石术	30％～40％
	0.5％～5％重比重液	膝关节镜检查	20％～30％
	5％重比重液	仰卧位或非特定手术	5％～10％
丁哌卡因	等比重或重比重液	膀胱切开取石或其他手术	少见
丁卡因	重比重液	一般手术	少见
	重比重液＋去氧肾上腺素	下肢或会阴部手术	12％
普鲁卡因	5％重比重液	膝关节镜检查	6％
	5％等比重液	仰卧位或其他手术	1％
甲哌卡因	4％重比重液	膀胱切开取石或其他手术	30％～40％
	1.5％等比重液	膝关节镜检查	少见
罗哌卡因	0.25％重比重液	仰卧位志愿者	少见

2.短暂神经症状的可能病因　有浓度依赖性神经毒性;患者体位;过早下床;穿刺损伤;神经缺血和药物分布不均。

(六)局麻药的变态反应

1.酯类局麻药引起的变态反应较酰胺类多见。合成的局麻药是低分子量物质,并不足以成为抗原或半抗原,但当它或它的降解产物和血浆蛋白等物质结合,可转变为抗原,这在酯类局麻约较多见。酰胺类局麻药制剂中的防腐剂其代谢产物对羟基苯甲酸甲酯的分子结构与对氨苯甲酸相似,也有可能引起变态反应。

2.酰胺类局麻药的变态反应罕见。

3.局麻药皮试假阳性者达 40％,因此不能仅以皮试为依据。患者主诉有局麻药过敏史,应先与毒性反应或血管收缩药的反应相鉴别。同类局麻药,由于结构相似而可能出现交叉变

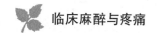

态反应,因此对酯类局麻药过敏者可改用酰胺类局麻药。

六、常用局麻药

(一)酯类局麻药

1. 普鲁卡因(procaine)

(1)普鲁卡因局麻时效短,一般仅能维持 45～60min;pKa 高,在生理 pH 范围呈高离解状态,其扩散和穿透力都较差,故不适用于表面麻醉。

(2)具有扩血管作用,能从注射部位迅速吸收,而表面麻醉的效能差。

(3)静脉应用小剂量时中枢神经系统表现为抑制状态,呈嗜睡、对痛觉迟钝等,镇静镇痛。故可与静脉全麻药、吸入全麻药或阿片类药合用,施行普鲁卡因静脉复合或静吸复合全麻。

(4)普鲁卡因经血浆假性胆碱酯酶水解,代谢速度快,半衰期短,约 10min,代谢产物多由肾脏排泄。与琥珀胆碱作用于相同的酶,故普鲁卡因与琥珀胆碱复合静脉点滴时,可延长琥珀胆碱的肌松作用。

(5)抗胆碱酯酶药可抑制普鲁卡因降解,从而增加普鲁卡因毒性。先天性血浆胆碱酯酶异常的患者,也将使普鲁卡因代谢发生障碍。

(6)0.25%～1.0%普鲁卡因适用于局部浸润麻醉,其他神经阻滞可用 1.5%～2.0%溶液,一次极量为1g。在行局部浸润或神经阻滞时,可加入 1:200 000～1:300 000 肾上腺素。静脉复合麻醉则可用 1.0%～1.9%溶液。

(7)偶可见普鲁卡因导致过敏性休克,使用前应做皮试。

2. 丁卡因(tetracaine)

(1)丁卡因又名地卡因,为长效局麻药,起效时间为 10～15min,时效可达 3h 以上。

(2)麻醉效能为普鲁卡因的 10 倍,毒性为普鲁卡因的 10～12 倍,而其水解速度较普鲁卡因慢 2/3。

(3)脂溶性高,穿透性强,与神经组织结合快而牢固,表面麻醉效果较好。眼科常以 1% 等渗液行角膜表面麻醉;鼻腔黏膜和气管表面麻醉常用 2% 溶液;硬膜外麻醉可用 0.2%～0.3%溶液,一次用量不超过 40～60mg。目前常与利多卡因合用,分别含有 0.1%～0.2%丁卡因与 1.0%～1.5%利多卡因,具有起效快、时效长的优点。一般不单独用于浸润麻醉。

(4)丁卡因毒性大,麻醉指数小,应严格掌握剂量。只要无禁忌,均应加入肾上腺素以延缓药物的吸收。

3. 氯普鲁卡因(chloroprocaine)

(1)氯普鲁卡因与普鲁卡因相似,在血内水解的速度较普鲁卡因快 4 倍,故其毒性低,时效短,时效为 30～60min。

(2)不适用于表面麻醉。1%溶液可用于局部浸润麻醉,一次极量为800～1 000mg,加用肾上腺素后时效可达 70～80min。2%～3%溶液适用于硬膜外阻滞和其他神经阻滞。具有代谢快,新生儿、胎儿血药浓度低的优点。适用于产科麻醉。

(3)禁用于蛛网膜下阻滞。当氯普鲁卡因与丁哌卡因或依替卡因混合应用时,后者有可能抑制氯普鲁卡因的代谢,其所引起的神经毒性可能与干扰神经的能量供求平衡有关。

(二)酰胺类局麻药

1.利多卡因(lidocaine)

(1)利多卡因为中效局麻药,具有起效快,弥散广,穿透性强,无明显扩血管作用的优点。其毒性随药物浓度增加而增大。在相同浓度下,0.5%利多卡因与普鲁卡因相似;1%溶液则较后者大40%;2%溶液则增加2倍。

(2)口咽和气管表面麻醉可用4%溶液,幼儿则用2%溶液;0.5%~1.0%溶液用于局部浸润麻醉;1%~2%溶液用于神经阻滞,起效需5~15min,时效为60~120min;硬膜外和骶管阻滞则用1%~2%溶液,出现镇痛作用约需5min,时效为90~120min。

(3)神经阻滞和硬膜外阻滞时,成人一次极量为400mg,加用肾上腺素时极量可达500mg。硬膜外阻滞用量为400mg时,血药浓度为2~4μg/mL;出现中毒症状时,血药浓度已超过5μg/mL;出现惊厥症状时,血药浓度已达10μg/mL以上。

2.丁哌卡因(bupivacaine)

(1)丁哌卡因为长效局麻药,镇痛作用时间比利多卡因长2~3倍,比丁卡因长25%。临床常用浓度为0.25%~0.75%,成人安全剂量为150mg,极量为225mg。胎儿/母血的浓度比率为0.30~0.44,故对产妇的应用较为安全。

(2)0.25~0.5%溶液用于神经阻滞,若0.5%溶液用于硬膜外阻滞,则运动神经阻滞效果不够满意,起效时间为18min,时效可达400min;0.75%溶液用于硬膜外阻滞,起效时间稍可缩短,运动神经阻滞更趋于完善,适用于外科大手术。0.125%溶液适用于分娩时镇痛或术后镇痛,对运动的阻滞较轻。

3.罗哌卡因(ropivacaine)

(1)罗哌卡因与min卡因、甲哌卡因结构相似。pKa与min卡因相似,但脂溶性比min卡因低。

(2)在低浓度下,对A-β纤维的阻滞较min卡因弱,但对A-δ和C纤维的阻滞较min卡因强;在较高浓度下,则两者呈相似的阻滞效应。低浓度罗哌卡因对感觉和运动神经的阻滞有较大差异,因此可能为临床镇痛而较少影响运动神经提供了方便。

(3)等剂量硬膜外给药时,对感觉神经的阻滞罗哌卡因与min卡因无显著差别,但罗哌卡因对运动神经阻滞起效慢、阻滞效能弱、时效短。

(4)利多卡因、min卡因和罗哌卡因致惊厥剂量之比为5:1:2,致死量之比为9:1:2。

(5)适用于局部浸润阻滞、神经阻滞和硬膜外阻滞,浓度可用0.25%、0.5%、0.75%和1.0%。0.5%溶液用于产科阻滞或镇痛,可避免运动神经阻滞。起效时间5~15min,感觉时间阻滞可大于4~6h,加用肾上腺素不能延长运动神经阻滞时效。

4.甲哌卡因(mepivacaine)

(1)甲哌卡因的麻醉效能和毒性均与利多卡因相似,但维持时间较长(2h以上),有微弱的直接收缩血管作用。以肝内代谢为主,仅1%~6%原形出现于尿液,极少量从粪便排泄。

(2)其pKa很接近生理pH,故注射后能离解出较大比率的不带电荷的脂溶性碱基。与利多卡因相比,其血药浓度高50%,胎儿/母体比率为0.65~0.70,产科麻醉应避用。

(3)2%溶液加1∶200 000肾上腺素行硬膜外阻滞,起效稍慢于利多卡因,为6.2min,麻醉时效较利多卡因长20%。若不加肾上腺素,则时效短,局麻效能差。

5.依替卡因(etidocaine)

(1)依替卡因为利多卡因衍生物,其蛋白结合率较利多卡因增加50%,脂溶性增加50%。其优点为起效快、时效长。麻醉效能为利多卡因的2～3倍,皮下注射毒性为利多卡因的2倍,静脉内注射毒性为4倍。

(2)0.5%溶液适用于神经阻滞,0.5～1.0溶液适用于硬膜外阻滞,成人一次用量300mg,起效时间为4min,时效可达147～170min。其对运动神经的阻滞较感觉神经更为显著,适用于要求有满意肌松的腹部手术。

(3)注射初,少数患者有短暂的不适或疼痛感,这可能与其pH低(3.0～4.5)有关。蛛网膜下阻滞应禁用。

6.丙胺卡因(prilocaine)

(1)丙胺卡因的结构与利多卡因很相似,易于分解,故毒性较为少见。

(2)适用于局部浸润麻醉、神经阻滞和硬膜外阻滞。起效时间较利多卡因慢。按麻醉时效与阻滞效能比较,其3%溶液相当于2%利多卡因加肾上腺素。局部浸润麻醉用0.5%溶液,2%～3%则用于硬膜外阻滞,成人安全剂量为400mg。

七、未来新型局麻药应具备的特点

(一)全身毒性低

1.罗哌卡因和左旋丁哌卡因的单一光学异构体制剂对大脑和心肌组织的亲和力降低。

2.人类局麻药毒性反应的发生率低于30%～40%。

(二)局麻药时效延长

局麻药包裹于脂质体、微球体或多聚体,可延缓降解和释放。此类局麻药可用于浸润性镇痛和急、慢性疼痛治疗时用于周围神经阻滞。

第三章　吸入全身麻醉

第一节　吸入全身麻醉概述

吸入全麻是通过吸入麻醉药在中枢发挥药理作用完成的。正是吸入麻醉药特殊的理化性质,使吸入全麻的实施有别于静脉全身麻醉。通过高精度的蒸发器,吸入药物随新鲜气体进入肺内,经过血液循环到达中枢。因此整个实施过程包含了吸入药物的药代和药效动力学、以及药物经呼吸循环运输过程中的众多基本概念。

一、吸入麻醉药物相关的药理概念

挥发性麻醉药往往以气体的形式摄入体内。其吸收、转运、代谢和清除以及在中枢的作用与其理化性质密不可分。

(一)蒸汽压

挥发性麻醉药从液态挥发成气态受两个因素影响,即温度和气压。当温度高于临界温度,无论在多大的大气压下均呈气态。气态的药物具有一定的蒸汽压,当气态与液态成平衡状态时,该蒸汽压为饱和蒸汽压(saturated vapour pressure,SVP)。饱和蒸汽压越大,麻醉药的挥发性越强。早期的吸入麻醉采用点滴面罩吸入的方式是依赖于乙醚或氯仿具有高挥发性的特点。目前的汽化蒸发器也是基于此原理,当新鲜气体如空气或氧气经过蒸发器时带出的就是吸入药物的饱和蒸汽。当吸入药物从液态挥发成气态时,会带走部分热量(挥发热)而使吸入药物液态温度降低。由于饱和蒸汽压会随温度降低而降低,这样输出的药物蒸汽浓度也随之减少。因此汽化蒸发器的缺点在于需要温度补偿来保证药物输出量的恒定。

(二)溶解度

吸入麻醉药在血和脑中的溶解度非常重要,决定其通过肺泡－毛细血管膜以及血脑屏障的能力。溶解度可以用分配系数来衡量,如血/气分配系数(blood/gas partition coefficient)、油/气分配系数(oil/gas partition coefficient)等。所谓分配系数是指在一个人气压下,在正常体温如37℃时,当气体弥散处于平衡相(即各分压差为零)时,在不同介质中的分布量的比值。血/气分配系数是指在正常温度条件下达到气相平衡时在血中溶解的挥发性麻醉药物浓度与吸入浓度的比值。不同挥发性麻醉药的血/气分配系数参见相关章节。当吸入麻醉药进入肺泡后,只有溶解在血液中的药物才能进入循环;同样在到达中枢后,只有溶解在脑组织中的药物才能发挥作用。因此,麻醉诱导和恢复的速度与药物吸收或清除的量没有关系,而取决于其在肺泡或脑中的分压。具有高血/气分配系数的吸入麻醉药,其在血液中的溶解度大,药物会持续地从肺泡中不断溶解在血液中。因此需要很长的时间才能使肺泡浓度(分压)和吸入浓度(分压)平衡(图3-1)。当达到稳态时,肺泡内的吸入药浓度可以理想地认为和脑中的吸入药物浓度相当,因此该药物的诱导和恢复速度较慢。理想的吸入麻醉药应该是血/气分配系数小因而起效快。油/气分配系数与麻醉药的效能呈正相关。主要因为神经组织多由脂质组成,油/气分配系数大意味着神经组织分布的药物量多药效强。由此可见,血/气分配系数越小,药物起效和恢复越快,但麻醉效能越低,需要更高的吸入浓度才能达到一定效用。

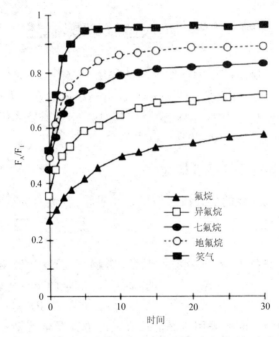

图3-1　不同吸入麻醉药肺泡浓度与吸入浓度随时间变化比值

(三)麻醉效能

所谓麻醉效能是一个相对的概念。因为全身麻醉包括意识消失、无痛和制动等。每种麻醉药的效能实际上是对几种药效指标的综合,而非单指1种。吸入麻醉药可产生镇静催眠、镇痛和制动等作用,而制动是最容易测定的指标。1965年Eger等引入最小肺泡浓度(minimum alveolar concentration,MAC)的概念作为吸入麻醉药产生制动作用的指标。1.0MAC的定义为:在一个大气压下,能使50%的患者对手术刺激(如切皮)不产生体动反应的最小吸入麻醉药肺泡浓度。它所代表的是一个群体中的平均浓度。需要明确的是该MAC仅仅衡量的是吸入麻醉药抑制伤害性刺激所引起的体动反应,这种反应是脊髓介导而不是大脑。也就是说,吸入麻醉药对大脑的抑制作用是不能直接用MAC来反映的。吸入麻醉药引起脑电图变化和制动之间没有明确的相关性。

吸入麻醉药另一个明确的效应为意识消失。其镇静效应可以表现为患者对指令无反应。通常采用苏醒 MAC 值（MAC$-_{awake}$）来表示，即麻醉患者意识恢复到对指令有反应时的最小肺泡浓度。表 3－1 列出了常见吸入麻醉药的 MAC 和 MAC$-_{awake}$。可以看出 MAC$-_{awake}$，的变化程度小于 MAC。

表 3－1　常用吸入麻醉药的 MAC 和 MAC$-_{awake}$

	MAC	MAC$-_{awake}$
N_2O	105	65
氟烷	0.8	0.38
恩氟烷	1.7	0.5
异氟烷	1.2	0.36
七氟烷	1.8	0.67
地氟烷	6.5	2.6

1. 影响 MAC 的因素　人为定义的 MAC 会因为各种因素的影响发生变化。如果忽略测量等因素，MAC 值会因下列因素而不同。

（1）体温：挥发性麻醉药是以气体形式进入体内，在正常体温范围内其理化性质较为稳定，因而对 MAC 值的影响较小。但超出一定温度范围，MAC 会受温度变化的影响，动物实验表明 MAC 会随温度降低而降低。当体温从 38℃降低 10℃，MAC 会减少近 50%。在 20～39℃内 MAC 呈直线变化；但低于 20℃，麻醉药的需要量几乎为零。但对于笑气则变化不大。具体的机制尚不明确，推断与挥发性麻醉药在脂质中的溶解度随温度降低而增加，从而增加在神经脂质膜中的含量有关。另外可能与温度降低造成的代谢率降低有关。

（2）年龄：荟萃分析表明对于年龄大于 1 岁的患者，每增加 10 岁，吸入麻醉药的 MAC 值降低 6%，而笑气则降低 7.7%。同样 MAC$-_{awake}$ 也会随年龄增高而降低。随着呼气末 CO_2 和体温已经成为麻醉的常规监测项目，目前很多麻醉机和气体监护仪均有 MAC 值的年龄校正值。这些监护仪需要输入患者的年龄，否则机器则根据默认 40 岁的年龄来计算 MAC 值。

（3）麻醉药物：最常见的是笑气对 MAC 的影响。吸入 60% 的笑气可以不同程度地降低挥发性麻醉药的 MAC 值，如成人同时吸入 60% 的笑气可以降低地氟烷的 MAC 值达 45%～53%，在老年人（＞65 岁）可降低 68%，而在儿童可降低 22%～26%。研究表明咪达唑仑和芬太尼等药物联合使用时也可降低吸入麻醉药的 MAC 值。

（4）其他：代谢性酸中毒、贫血等可以降低 MAC；而甲状腺功能亢进和长期饮酒可以增加 MAC。

2. MAC 对吸入麻醉的意义

（1）吸入麻醉深度的判断：MAC 用于判断麻醉深度是基于很多的假设，吸入麻醉药在肺泡内的分压与中枢神经系统分压达到平衡时，即达到"稳态"，此时呼气末药物浓度可以代表其在中枢的浓度。通常情况下脑的血流灌注很大，当吸入一定量的挥发性麻醉药后 15min 左右即可使呼气末药物与肺泡、动脉血及脑达到平衡。Eger 等测量了氟烷在呼出气浓度与动脉血浓度之间的差值，认为当吸入药浓度与呼出气浓度差值小于 10% 时，呼气末与动脉血浓度的差值可以更小。因此 MAC 概念的贡献之一就是通过呼气末浓度来判断麻醉深度，也可以说,MAC 值用来反映量效关系。很多人用不同的数学统计方法推算呼气末浓度与药效反应之间的关系,包括非线性逻辑回归(nonlinear logistic regression)。这样推算出从 50% 到不同百分数的预测概率,如 95% 患者不发生体动时的 MAC 值。但其缺点是应用 MAC 值的倍数或分数无法得出相应的概率,临床上也很难连续测定药物的效应。针对不同的药物效应,临床上也提出了不同的 MAC 效应值。如上文提到苏醒 MAC 值(MAC-awake),为亚 MAC 范围,MAC-awake50 是 50% 患者对简单的指令能睁眼时的肺泡气麻醉药浓度;MAC-awake95 指 95% 患者对简单的指令能睁眼时的肺泡气麻醉药浓度,可视为患者苏醒时脑内麻醉药分压。不同麻醉药的 MAC-awake 与 MAC 的比值均为 0.4(表 3-1)。MAC-intubation50 是指吸入麻醉药使 50% 患者插管时或插管后不发生肢体活动所需要的最小肺泡气麻醉药浓度;MAC-intubation95 是使 95% 患者插管时或插管后不发生肢体活动所需要的最小肺泡气麻醉药浓度。插管的刺激要强于切皮。在小儿,气管插管较切皮的 MAC 高 30%。MAC-BAR50 是超 MAC 范围,指 50% 患者在切皮时不发生交感、肾上腺素等内分泌应激反应(通过测定静脉血内儿茶酚胺的浓度)所需要的最小肺泡气麻醉药浓度。在临床上更为常用的多为 95% 麻醉剂量,不同麻醉药的 95% 麻醉剂量基本上等于 1.3MAC;0.65MAC 是较常用的亚 MAC 剂量,为大多数挥发性麻醉药与 N_2O 或其他静脉麻醉药、麻醉性镇痛药合用时所需的挥发性麻醉药浓度。

(2)吸入麻醉机制的研究:MAC 的概念类似于量效关系,其量效曲线(如图 3-2)反映的是量化的累积群体剂量-反应曲线。切皮 MAC 量效曲线的斜率不同于苏醒 MAC 曲线的斜率,表明同一吸入麻醉药的不同作用位点。另一方面,对于个体与群体的曲线关系,同一浓度产生效应差异(阈值变化),而同一效应在不同个体中存在浓度差异(敏感度变化),因此似乎可以推断麻醉药的作用靶分子存在不同类型的离子通路或信号传递途径。

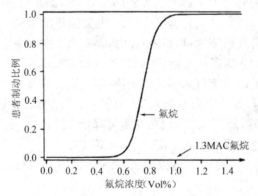

图 3-2　不同浓度的氟烷与无体动患者比例的量效曲线

二、吸入麻醉药物在体内过程的基本概念

(一)吸入药浓度

也称为吸入药分压(fraction of inspiration,F_i)。由于挥发性麻醉药以气体形式通过压力梯度进入体内,经过蒸发器后进入体内前的原始浓度(或分压)为吸入药浓度。其决定因素主

要来源于蒸发器和新鲜气体流量,两者为乘积关系。设定蒸发器麻醉药浓度越高,输出麻醉药的浓度越高;同样,新鲜气体流量越大,吸入药分压越大。如果新鲜气流量大于患者的分钟通气量时,蒸发器所指示的麻醉药浓度与吸入浓度基本近似;但如果分钟通气量大于每分钟气体总流量,由于受麻醉回路内呼出浓度的影响,吸入浓度则偏低。

(二)肺泡气浓度

肺泡气浓度(fraction of alveolar,F_a)是吸入麻醉药进入体内后在肺泡内的终末浓度。麻醉药通过肺内交换进入血液循环,最终到达中枢神经系统。当麻醉达到平衡时,各组织内的麻醉药分压应该接近相同且与肺泡内分压一致。而肺泡气麻醉药浓度(F_a)接近吸入气麻醉药浓度(F_i)的速度取决于麻醉药的吸入浓度和肺泡通气量。肺泡通气量越大,相当于洗入肺泡的量增大,可使肺泡气麻醉药浓度迅速上升(即 F_a/F_i 比值增大并迅速接近 1),因此可加速麻醉诱导。该过程类似于充氧,其在短时间内(2min)可使氧浓度提升至 95%。吸入浓度越大,麻醉药的分压差越大,向肺泡内扩散越快,达到平衡所需要的时间就越短。在诱导期间增大吸入浓度和肺泡通气量均能使肺泡内吸入药浓度快速升高。

(三)时间常数

是反映肺泡气浓度变化快慢的一个指标。在一定容积内的气体浓度,用另外的气体去改变其浓度所需要的时间,或者认为以一定的新鲜气体流量灌注一定容量的容器,当容器中的气体有 63.2% 被新鲜气体所占据的时间称为 1 个时间常数。所以时间常数(min)＝ 容积(mL)/流量(mL/min)。也就是说用新鲜气体换取该容积内气体交换所需要的时间指标,该常数的时间值往往取决于气体流量的大小。当达到 3 个时间常数时,容积内已有 95% 的气体被新鲜气体混合占据(达到 7 个时间常数时容积内的新鲜气体占 100%),即可以看作完成吸入麻醉诱导时的洗入过程(wash-in)。在吸入麻醉诱导时,要考虑的容积包括麻醉机回路的空间以及全肺容量的空间。因此建立有效的肺泡气麻醉药浓度的时间常数公式为:

$$时间常数 = \frac{麻醉回路容积 + 全肺容积}{新鲜气流量 - 体内麻醉药摄取量}$$

如果麻醉回路容积和全肺容积以及体内摄取量已知,则时间常数与诱导时的新鲜气流量成反比,当流量从高变低时,时间常数明显延长。若需快速改变环路内或肺泡内麻醉气体的浓度(吸入麻醉加深或减浅)时,应增加新鲜气流量。肺的功能残气量也是影响肺泡气浓度的一个重要因素。肺泡通气量一定时,功能残气量越大,时间常数延长,肺泡气麻醉药分压升高就慢;反之,升高就快。麻醉药溶解度越小、组织吸收量越少,其时间常数值越小,完成诱导时洗入过程的时间也就越短。哮喘和支气管炎能够延长时间常数;而成人呼吸窘迫综合征(ARDS)则能缩短时间常数。

(四)浓度效应

吸入麻醉药浓度越高,肺泡内药物浓度上升越快的现象称为浓度效应。由于吸入麻醉药的溶解度较大,造成有更多麻醉药以溶解的形式通过肺泡进入血液,麻醉药被摄取后单位时间存留在肺泡中的麻醉药浓度就会随之减少,F_a/F_i 减小,直到新一轮呼吸补充吸入麻醉药进入肺泡。当摄取越多,F_a/F_i 就越小;反之,摄取越少,F_a/F_i 越大。更重要的意义在于如果吸入药浓度较低,尽管绝对摄取量较小,但肺泡内麻醉药浓度下降程度更大。如图 3-3 所示,氟烷从肺泡转运到肺泡毛细血管。假设肺泡的单个容量为 10mL，a：1mL 的氟烷，9mL 的 O_2。氟烷的初始浓度为 10%，当有一半的氟烷(0.5mL)转运之后，氟烷的肺泡浓度在下一次呼吸之前下降为 5%；同样，当氟烷容积为 8mL，O_2 为 2mL，氟烷的初始浓度为 80%；当有一半的氟烷(4mL)转运之后，氟烷的肺泡浓度在下一次呼吸之前下降为 66%。说明吸入浓度越高，肺泡浓度增加越快。

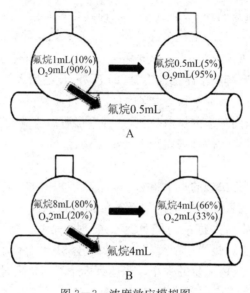

图 3-3 浓度效应模拟图

（五）第二气体效应

影响浓度效应的因素同样也影响着同时吸入的麻醉气体。所谓第二气体效应(second gas effect)即同时吸入笑气(第一气体)和另一种吸入麻醉药(第二气体)时，由于笑气被摄取入血，第二气体在肺泡中的浓度会因此增加的效应。通常第一气体的肺泡浓度较高，转运入血的量较大，肺泡内可产生类似"负压"的效果，引起吸气量的增加，补充被摄取的容积。这种被动的补偿可以加快吸入麻醉药进入肺泡，从而增加其在肺泡中的浓度。另外浓度效应也是产生第二气体效应的因素之一。因此在麻醉诱导时使用笑气会加速诱导时间。第二气体效应对于溶解度较大的吸入药(如氟烷)，其效应要比溶解度较小的(如七氟烷)更为显著。虽然从理论上倒推麻醉恢复时使用笑气会加快苏醒时间，但对这种所谓的"反第二气体效应(reversed second gas effect)"尚存在一定的争议，对于不同的实验方法、患者选择和吸入麻醉药等则有不同的结果。

（六）影响吸入麻醉药摄取转运的因素

虽然越来越多的证据都表明吸入麻醉药的作用部位在脊髓水平，但出于讨论的方便，我们仅笼统地把药物的作用部位认为在大脑。药物离解状态的分子浓度是作用于中枢神经系统的关键。因此吸入药物从肺泡转运到中枢神经系统会受到如下因素的影响：

1.血气分配系数　如果吸入药的血/气分配系数低,则表明单位时间有更少的药物分子转运到肺毛细血管。其意义比油/气分配系数低的药物 MAC 值大更为重要。

2.血流灌注　血流灌注多的组织,药物运送的量也大,其分压也越大。麻醉药的摄取主要包括药物迅速"洗入"肺的功能残气量,然后向组织扩散。组织摄取的速率不仅与血流灌注有关,而且受药物溶解度和组织容积的影响。

3.通气量　通气量增加可以"洗入"更多的麻醉药,尤其是刚开始吸入时,F_a/F_i 会上升很快。当肺内逐渐充满吸入药物时,药物的溶解度大小会对 F_a/F_i 产生对抗。溶解度大的吸入药会使 F_a 减少,此时增大通气量能及时补偿被摄取的药物。

4.浓度梯度　药物扩散与浓度梯度成正比。如果蒸发器开启浓度越大,药物从肺泡到血液的速度会越快。与周围组织的浓度梯度大,向外周扩散的药量就越大。但扩散的速率与组织的分配系数有关,即与组织的亲和力有关。某个组织中药物分压随时间的改变受灌注和扩散的影响。当达到平衡时各组织间的分压相等,但达到平衡的时间会很长。经过快速摄取后,药物在组织间的扩散就显得很重要,特别是在麻醉恢复期,由于药物在组织间的扩散速率是一定的,这就是不同吸入麻醉药的 $MAC_{切皮}$ 差异大,而 $MAC_{苏醒}$ 却差异小的原因。

5.心排血量　这也是影响血流灌注的主要因素。心排血量减少,血流灌注减少,输送到组织中的药物减少。但是由于脑血流具有自主调节功能,即其血流灌注并未减少,而从肺摄取的药量是不变的,这样单位时间里转运到脑组织中的药量反而增加,因此诱导更迅速。

6.其他　如肺泡跨膜速率。麻醉药物通过肺泡毛细血管跨膜转运至血液循环。当肺泡膜出现增厚、水肿、纤维化和面积减少等因素时,跨膜转运的麻醉药摄取将会减少。另外麻醉药物跨膜转运的速率也与药物相对分子质量的平方根成反比(Graham 定律),相对分子质量越大,跨膜转运速度越慢。

三、吸入全身麻醉的特点

尽管静脉全身麻醉的理论与实践在近年得到不断的更新和完善,但目前吸入全麻仍然在全身麻醉中占有较大的比例。其简便、安全的特点一直受到很多麻醉医师的青睐。

（一）吸入麻醉药的药效作用全面

从乙醚吸入麻醉开始,吸入麻醉药的药效作用即较为全面。单一使用吸入麻醉药就可以达到遗忘、无痛甚至肌肉松弛的理想麻醉状态。尽管在实际临床应用中很少单一使用吸入麻醉药来完成麻醉,但其全面的药理效应一直占有优势。现有的研究表明吸入麻醉药通过不同途径作用于中枢,如干扰突触前神经末梢释放神经递质来阻断突触传递、改变神经递质的再摄取、改变突触后受体结合部位、或者影响激活突触后受体的离子转导等直接作用或通过产生第二信使间接作用于神经元胞浆膜均是可能的相关机制。其中蛋白受体假说较能说明吸入麻醉药的药效曲线陡直的特点。GABA 受体假说认为吸入麻醉药激活和超极化细胞膜,并抑制钙离子和谷氨酸通道阻止神经递质的释放。这些可能的机制与其他镇静镇痛药的作用机制有共同之处,提示吸入麻醉药的作用具有镇静镇痛等较为全面的效应。

近期的研究表明一些吸入麻醉药具有"预处理(preconditioning)"特性,能够保护缺血再灌注损伤,对于围手术期心脏高风险的患者具有一定的心肌保护作用。2007年美国心脏病协会也首次提出建议对具有心肌缺血风险的患者在非心脏手术的麻醉维持中使用吸入麻醉药有一定益处。但是预处理的效能与给药的时间和时长相关,且心肌保护的分子机制尚未明确。虽然这种器官保护作用目前仅限于心脏,但仍然有些研究提示对肾、肝、肺和脑等器官可能具有潜在的保护作用。

(二)吸入麻醉的给药途径简便易行

现代吸入麻醉均通过麻醉机中的蒸发器随新鲜气流由患者呼吸道进入。无论采用气管插管或是置入喉罩,只要保证气道通畅和通气正常,吸入麻醉的实施非常简便易行。只需将蒸发器开启相应的浓度,就可以迅速实施麻醉。尤其是对于不易或无法建立静脉通路的患者(如婴幼儿或重度病理性肥胖等),吸入全麻具有较大的优势。另外,有些椎管内麻醉或区域阻滞效果欠佳时,可以置入喉罩辅助吸入麻醉以达到完善的麻醉效果。

静脉给予吸入麻醉药一直处于研究阶段。直接注射挥发性麻醉药可迅速引起低血压、酸中毒、缺氧、束支传导阻滞、肺水肿甚至死亡。但是动物实验中注射乳化的异氟烷能够成功诱导麻醉,而且恢复较丙泊酚更快。给兔静脉注射乳化恩氟烷、异氟烷和七氟烷没有血流动力学方面的副作用,而且可以产生类似挥发性麻醉药的早期和晚期预处理效应。

(三)吸入麻醉易于调控

吸入麻醉药通过肺交换进入体内,控制吸入麻醉药的摄入量即可方便调节麻醉深度,从而完成麻醉的诱导、维持和苏醒。

1.吸入麻醉的分期 1937年由Guedel提出了经典的乙醚麻醉分期,是以意识、痛觉消失、反射抑制、肌肉松弛以及呼吸循环抑制的程度为标准。目前较为统一的吸入麻醉分期为:

第一期(镇痛期):全麻诱导开始至患者意识完全消失。此期患者痛觉、触觉、听觉消失,但反射存在,肌张力正常。

第二期(兴奋期):表现为神经脱抑制兴奋的特点。对伤害性刺激的反应增强,临床表现为吞咽、呕吐、喉痉挛、高血压、心率增快、不能控制的体动反应、瞳孔扩大、不能凝视、呼吸不规则及屏气等。诱导期间需要快速通过该期。

第三期(手术麻醉期):达到一定的麻醉深度,双目凝视、瞳孔收缩、呼吸规则、血压平稳和肌肉松弛。麻醉深度能够满足手术疼痛刺激,且不引起躯体反射或有害的自主反应。

第四期(延髓麻痹期):麻醉深度过深、呼吸停止、瞳孔散大、低血压,逐渐加重导致循环衰竭。此期的麻醉深度必须立即减浅。

现代吸入全麻由于肌松药的应用,肌松和呼吸抑制的程度已经不能作为判断麻醉深度的标准,在临床上已经较难观察到上述典型的吸入麻醉分期。

2.麻醉诱导 目前大多数患者的诱导方式是静脉诱导,主要基于两方面:一方面是除七氟烷和地氟烷外,其他常用的卤化吸入麻醉药的血气分配系数较大,起效较慢;另一方面很多吸入麻醉药有一定的异味且对呼吸道具有一定的刺激性,诱导时难以让患者接受。尽管如此,采用吸入麻醉药诱导也不失为一种好的选择。尤其对于婴幼儿,可以让他们在家人的怀里拿着带香味的面罩(以减少药物刺激),通过几次深呼吸即可使意识消失。

3.麻醉维持　在麻醉维持中,吸入药物随新鲜气体不断进入,通过浓度梯度由肺进入中枢神经系统发挥麻醉作用。因此只要开启蒸发器至临床合适的浓度即可维持良好的麻醉深度,并且通过调整蒸发器浓度以满足不同手术刺激的需要。如果具备麻醉气体监测的条件,麻醉医师可以更加明确地了解吸入麻醉药的浓度变化以利于对麻醉维持的调控。

4.麻醉苏醒　由于吸入麻醉药在体内分解代谢较少,大多数可经气道以原形排出。关闭蒸发器停止吸入药,通过新鲜气流的"洗出"可以让麻醉药经气道排出,减浅麻醉让患者苏醒。

第二节　吸入全身麻醉的实施方法

一、吸入麻醉方式的分类

(一)按麻醉通气系统分类

麻醉通气系统是指从麻醉机将麻醉气体传输到患者的呼吸系统,也称为麻醉回路。它包括贮气囊、呼吸管路和减压阀,可以完成保留患者自主呼吸、间歇正压通气等呼吸模式。麻醉回路必须能使患者获得满意的通气而且不能增加呼吸功和无效腔量,同时麻醉回路的设计要能够清除患者排出的 CO_2,以避免 CO_2 的重复吸入引起高碳酸血症。重复吸入的程度取决于呼吸回路的设计、通气模式、新鲜气流量和患者呼吸系统的情况。当新鲜气流量大于肺泡气或者在回路中设有 CO_2 吸收罐时可以清除回路中的 CO_2。

传统按照呼吸气体与大气接触方式、重复吸入程度以及有无贮气囊和二氧化碳吸收装置,可以将麻醉通气系统分为开放法、半开放法、半紧闭法及紧闭法 4 种(见表 3-2)。也可以根据有无重吸入简单分为无重吸入系统(non-rebreathing system)和重吸入系统(rebreathing system)。

表 3-2　按通气系统分类吸入麻醉方法及其特点

	与大气的关系		重复吸入	CO_2 吸收罐	贮气囊	气体
	吸气	呼气				
开放法	空气进入	排向空气	无重复吸入	无	无	空气
半开放法	部分空气进入	全部排向空气	无重复吸入	无	有	空气
半紧闭法	无空气进入	部分排向空气	部分重复吸入	有	有	O_2/N_2O
紧闭法	无接触	无接触	全部重复吸入	有	有	O_2/N_2O

1.开放式　常见于点滴乙醚或氯仿开放吸入麻醉。将乙醚滴在含有数层纱布的面罩上由患者吸入。开放式呼气通向大气,完全不再吸入,所以呼吸阻力小,不易产生 CO_2 蓄积,比

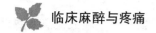
较适宜婴幼儿麻醉。但麻醉药消耗较多,手术室空气污染严重。

2.半开放式　开放式及半开放式呼气均通向大气,吸气主要由供气装置供给新鲜气流。1954 年由 Mapleson 描述并根据有无活瓣、储气囊及新鲜气流的入口位置,将此系统分为 A、B、C、D、E、F 六种。如图 3-4。

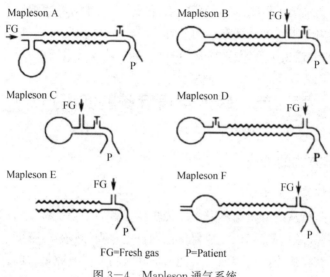

图 3-4　Mapleson 通气系统

（1）Mapleson A 系统:又称为 Magill 通气系统(图 3-4A),是目前仍有使用的半开放通气系统。20 世纪 30 年代由 Ivan Magill 设计,特别适合在自主呼吸情况下使用。新鲜气流从麻醉机气体出口流入,呼气的活瓣靠近患者端以减少无效腔。在自主呼吸情况下,呼吸周期有三相:吸入相、呼气相和呼气暂歇期(图 3-5)。当患者开始吸气时,气流从贮气囊(约 2L)吸入患者体内。呼气相时通气管中混合了呼出的无效腔气和新鲜气流。当无效腔内的气体经管道流向储气囊,与此同时新鲜气流也从供气装置流入储气囊。随着呼气的延续,管道内的压力增大,导致放气活瓣开放,使肺泡内的气体优先呼出。在呼气暂歇期,新鲜气体不断地进入也会将剩余的肺泡气排出体外。在新鲜气流量足够大的情况下,储存在管道内的肺泡气在下一次吸气相之前就被完全排出而不会造成重吸入。但如新鲜气流量不大,无效腔通气仍滞留于管道中,下一个自主吸气开始时,患者首先吸入管道内的无效腔气体,接着吸入储气囊内储存气体及新鲜气流。因此调节新鲜气体流量就可以在吸气开始时保证通气管路中仅有新鲜气体。所以,在没有二氧化碳吸收罐的通气系统中且没有漏气的情况下,新鲜气体流量等于或大于患者的肺泡分通气量才不会造成重吸入。

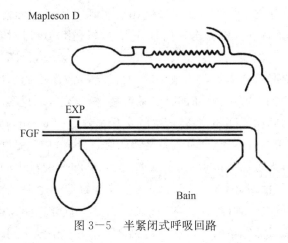

图 3-5　半紧闭式呼吸回路

在控制呼吸的情况下，Magill 系统会引起废气增加而且通气效率降低。吸气时需要挤压储气囊才可使新鲜气流进入肺内，呼气时无效腔气和肺泡气会进入 PC 气囊。下次吸气时，由于未能及时有效的排出，气流就混合了新鲜气体、无效腔气和肺泡气再次进入肺内致使重复吸入。故在控制呼吸的情况下，要延长呼气时间，增大潮气量及增加新鲜气流量才能保证有效的气体交换。研究证明，新鲜气流量必须是通气量的 3 倍（12～15L）才能保证有效的气体供应。这样大的气流量不仅造成麻醉的浪费，而且导致废气排放增加。Mapleson A 的改良系统是在患者回路末端加上非重吸收活瓣来取代之前的排气活瓣。A 系统的另一个问题是排气孔接近患者，故排放废气很不方便。

（2）Mapleson B 和 C 系统：Mapleson B 系统的特点是新鲜气体入口离患者很近但在呼气活瓣的远端（图 3-4B）。当回路中的压力增大，呼气活瓣打开，肺泡气和新鲜气流出。在下一次吸气时，残留的肺泡气和新鲜气被吸入。因此，只有新鲜气流量大于每分通气量的 2 倍才能避免重吸入。

Mapleson C 系统也称为 Water 回路（图 3-4C）。与 Mapleson B 系统非常类似，但主通气管道更短。

（3）Mapleson D 系统：新鲜气体入口靠近患者，排气管道很长且呼气活瓣和贮气囊均在远端（图 3-4D）。现多用其改良后的模式称为班氏回路（Bain's circuit，图 3-5）。这是一种同轴的呼吸回路，仍用于小儿麻醉，是 Bain 和 Spoerel 于 1927 年研制成功。新鲜气体从螺纹管中间细的内管中流入，外管的管壁通常是透明的，以便观察内管的连接有无脱落，保证内管的畅通。班氏回路的作用和 T 管（见下）相同，主要的区别在于新鲜气体从内管流入。在吸气时，患者从内管中吸入新鲜气体，呼出气进入贮气外管道，虽然新鲜气流也同时进入系统，但被呼出气所混合。在呼气暂歇期新鲜气体从内管将呼出气洗出管道，并充满贮气管以供下一次吸气。自主呼吸时，新鲜气流量为 200～300mL/kg；控制呼吸时，新鲜气流量可以仅为 70mL/kg 即可以维持正常的 CO_2。体重小于 10kg 的新生儿，新鲜气流量需 2L/min；体重在 10～50kg，新鲜气流量需 3.5L/min。

班氏回路的优点在于结构简单,自主呼吸和控制呼吸均可方便使用。其呼气阀远离患者,呼出气可以很容易地从呼气阀排出。而且外管中的呼出气可以对新鲜气体进行加温,因此尤其适用于小儿麻醉。但缺点在于需要较高的新鲜气流量。而且需要时刻注意内管是否连接完整,一旦脱落或损坏,整个管路将成为无效腔,会造成严重的低通气,因此检查回路完整非常重要。可以采用如下方法:堵住回路的患者端,快速充气后使贮气囊充满,然后放开回路,氧气就会冲入回路内,如果回路完整,产生的文丘里效应(Venturi effect)会使回路内压力下降,贮气囊缩小。如果内管漏气,新鲜气就会进入呼气外管,贮气囊则保持膨胀状态。

(4)Mapleson E 和 F 系统:Mapleson E 系统是 T 管的一种,新鲜气体入口靠近患者端,没有贮气囊,也没有呼气活瓣(图 3-4E)。呼气螺纹管就像一个储气囊,吸气期流入新鲜气流;在呼气期储存呼出的气体,呼气停止时,螺纹管内流入新鲜气流以备下一次吸气时吸入。新鲜气体流量必须是每分通气量的 3 倍才能避免重吸入。目前最常用的是 Ayre T 管(Ayre's T Piece)的改良型。

Mapleson F 系统(图 3-4F)是 Jackson-Rees 改良 T 管,也无活瓣,在呼气末端附有贮气囊,囊尾部开放通向大气。从 T 管送入的麻醉混合气体应为患者每分通气量的 2～3 倍才可无重吸入。通过尾端的贮气囊可以观察自主呼吸的情况。间歇正压通气可以用食指和拇指封闭贮气囊尾部开口同时挤压贮气囊,呼气时放开尾端开口,通过贮气囊控制气流阻力,即单手可行控制呼吸。这种 T 管呼吸阻力小,但因气流量大,气道容易干燥。贮气囊的容量约等于患者的潮气量,如果容量太大可产生重吸入,太小会引起气流量不足。

T 管的优势在于简便廉价、没有活瓣、无效腔量最小及呼吸阻力最小。缺点主要在于需要气体流量高,贮气囊可能会增加呼吸阻力。所以较适合用于 20kg 以下的儿童。

3.半紧闭式　半紧闭式有时和半开放式较难区分。半开放式气道易干燥,热量丧失多,麻醉气体消耗较大。而半密闭式是指呼出气体的一部分排入大气中,另一部分通过 CO_2 吸收装置吸收 CO_2 后,再重新流入到吸入气流中。因此半紧闭式系统通常使用的是循环回路(图 3-6),回路中设有 2 个单向活瓣,使回路中气流单向流动。由于每次呼出气体均经过 CO_2 吸收装置,CO_2 潴留的可能性比半开放式更小。目前大多数全能麻醉机均配置了半紧闭式通气系统。吸气全由麻醉环路供应新鲜气体,减压阀开放,呼气部分排放于大气或排气管中。在自主呼吸的情况下,只要将储气囊旁边的溢气活瓣开启,增加 O_2 的流量即可进行半紧闭式吸入麻醉。在控制呼吸时,可将 O_2 流量调节至大于 2L/min。超过逸气阀压力即可使剩余气体逸出,因此半紧闭式回路也是部分重吸入式。高流量的新鲜气体便于使用回路外的蒸发器,麻醉开始时使用高流速的新鲜气体可将高浓度的挥发药物带入呼吸回路,因此达到平衡的时间很短。而在麻醉维持期间可以减少流量维持麻醉药浓度。通常情况下,初始流量为 2～3L/min,维持时流量设定为 0.5～1L/min。半紧闭式的优点为系统稳定,吸入全麻药浓度相对稳定,部分呼出气重复呼吸后可减少呼吸道水和热丢失。麻醉药消耗较半开放式少,但也会增加麻醉药的消耗和环境污染。尤其是呼出气中水分易凝集在活瓣叶片上,一旦瓣膜启闭不灵,不仅影响回路的顺应性,也可使呼吸阻力增加,甚至回路内气体不能单向循环,引起 CO_2 重吸入。

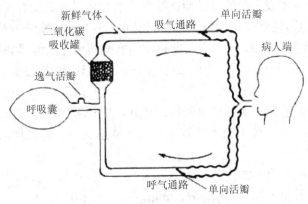

图 3-6 紧闭式呼吸回路

4. 紧闭式 紧闭式系统是目前大多数麻醉机使用的呼吸回路系统，也是重吸入式循环回路，1926 年由 Brian Sword 首先发明。主要的特征是包含 CO_2 吸收罐、呼吸囊、单向活瓣、新鲜气体入口以及减压阀。CO_2 吸收罐通过螺纹管连接在患者侧。呼吸囊和减压阀的位置可以随 CO_2 吸收罐位置而变化。吸气时呼气活瓣关闭，新鲜气体通过呼吸囊从吸入回路进入患者体内，麻醉药可以从回路内蒸发器摄取进入回路。呼气时吸气活瓣关闭，呼出气体经 CO_2 吸收罐吸收后，余气均被患者再吸收，包括呼出的麻醉气体可再吸入而不流失至大气中。流入系统的新鲜气体补充患者的氧耗和麻醉气体的消耗。由于患者的呼气、吸气均在一个密闭的环路内进行交换，所以气体较为湿润，麻醉气体消耗较小，且很少污染室内空气。其缺点在于如果流入的新鲜气体不能与患者的氧耗相匹配，就会造成系统流量过载或过空，从而使患者呼吸受限。当患者自主呼吸时呼吸阻力较大，CO_2 吸收不全时易出现 CO_2 蓄积。

理论上，紧闭式系统中的新鲜气体流量是对患者氧耗和麻醉气体消耗的补充。实际上紧闭式并不能做到完全紧闭，因为气体监测需要一定量的抽样（150～200mL/min）。另外，在使用紧闭系统时还需要考虑以下一些问题：

(1)患者体重：大部分循环回路对于体重不超过 100kg 的患者可以满足要求。但对于体型小的患者或者儿童患者，因其潮气量小可能没有足够的压力不能有效开放活瓣从而增加患者端的无效腔量，造成吸入回路端混有呼出气体。因此，需要更换较小的吸收罐和较小直径的呼吸回路。

(2)回路内/外蒸发器：蒸发器位于回路之中则称为回路内蒸发器（vaporiser in circuit，VIC）；或者位于新鲜气体流出路径而置于回路之外（vaporiser out of circuit，VOC）。①VIC通常位于回路的吸入端，由回路中患者呼吸的气体将麻醉药带入回路，如此不断循环。挥发的药量与经过蒸发器的气体流量有关，因此 VIC 具有 定的自主调节功能。当麻醉较浅时，抑制呼吸较少，每分通气量会增加，就会有更多的麻醉药挥发进入回路从而加深麻醉。但是VIC 的准确性和可控性较差，目前已较少使用。②VOC 最大的优势在于其准确性，蒸发器位于麻醉呼吸回路系统外。现代大多麻醉机采用回路外的蒸发器。新鲜气流的一部分先进入蒸发器，麻醉药物的蒸汽与新鲜气体主气流混合后经共同出口再进入呼吸回路。虽然所输出

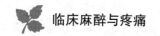

的麻醉蒸汽浓度较为恒定,不受通气量的影响,但进入回路后被回路的气体稀释,因而被患者吸入的浓度要低于蒸发器设定的浓度。而该浓度显然与新鲜气流量有关,高流量的气体能够达到平衡的时间会更快,通常采用的方法是在开始的 5～10min 流量为 6L/min,然后转为低流量。使用低流量(<1 000mL/min)会使回路中的麻醉药变化很慢,同时氧在回路中也会因摄取消耗而大为降低,除非有 40%～50% 的氧在回路中循环,因此必须使用氧浓度监测才能保证安全。

(3)新鲜气体流量:在紧闭系统中氧气被消耗并产生 CO_2,然后通过 CO_2 吸收罐吸收。进入系统的氧气流量至少应该等于患者的氧耗量。在静息状态下的氧耗通过 Brody 运算式计算为:

氧耗(mL/min)=$10\times$体重$^{0.75}$

临床更为简易的计算方法为:氧耗(mL/min)=$3.5\times$体重

使用笑气时,笑气被摄取的量可通过 Severing－haus 公式计算:

$$V_{N_2O}=1000\times t^{-1/2}(mL/min)$$,其中 t 为时间

吸入性麻醉药的摄取由 H. Lowe 公式计算:

$$V_{AN}=f\times MAC\times\lambda_{B/G}\times Q\times t^{-1/2},$$

其中 $f\times MAC$ 是理想的麻醉药浓度,$\lambda_{B/G}$ 是血/气分配系数,Q 是心排血量,t 是时间。另外,呼吸囊的容量必须大于患者吸气容量,约为 30mL/kg。如果能够有效吸收 CO_2,吸收罐的容积也必须至少为患者潮气量的 2 倍以上。

(二)按新鲜气流量分类

从上述麻醉回路可以看出,除紧闭循环系统外,其余均需要高流量的新鲜气体以保证通气有效和避免重吸入。早在 1850 年 John Show 就发现患者呼出气体中的挥发性麻醉药基本没有改变,如果能够重复吸入就会大幅减少药物的浪费以及对环境的污染。因此,低流量循环紧闭麻醉的实施是吸入麻醉的趋势所在。虽然到目前为止尚无统一标准将新鲜气体流量进行分类,但临床上较为普遍的分类是将 1L/min 以上的新鲜气体流量称为中/高流量;低于 1L/min 的新鲜气流量称为低流量。因此,低流量麻醉(low flow anesthesia)为新鲜气体流量,为 1L/min(50%O_2 和 50%N_2O);而最小流量麻醉(minimal flow anesthesia)为新鲜气体流量,为 0.5L/min(60%O_2 和 40%N_2O);在循环紧闭系统中新鲜气体流量和麻醉药量与机体的摄取量和需要量相等,通常为流量小于 0.2～0.25L/min。

随着各种气体监测的出现以及使用对蒸发器具有流量补偿和流量控制功能的麻醉机使得低流量麻醉的实施安全性有了一定的保障。现代的麻醉机系统已经能够做到整机的气体封闭性(通常在 $30cmH_2O$ 的压力下漏气低于 150mL./min),呼吸机的流量分配也保证了蒸发器流出麻醉药的精确度及潮气量和流入蒸发器的新鲜气体相互独立等。很多国家也已经将气体监测作为手术间的强制性监测项目。因此低流量吸入麻醉越来越得到临床医师的认可而广泛使用。

二、吸入全麻的实施

吸入全麻的实施可以根据不同地区所拥有的条件进行。2011 年中华医学会麻醉学分会

对吸入全身麻醉的临床操作规范制定了专家共识,旨在全国范围内规范吸入全麻的临床实践。本章节主要对吸入全麻的实施进行必要的概述。

(一)麻醉前准备

与其他全身麻醉相同,除了对患者身体与心理的准备、必要的麻醉前评估外,还需要对吸入全麻的药物和相应设备进行准备和检查。包括:

1.药物 根据不同地区的条件,需要准备好常用的挥发性麻醉药,如恩氟烷、异氟烷、七氟烷和地氟烷等,可以使用或不使用笑气。使用笑气时,吸入氧浓度不低于 30%。

2.CO_2 吸收罐 主要盛放碱石灰,也有使用钙石灰或钡石灰。通常失效时会改变颜色。为了保证其吸收有效性,需要及时更换并在更换后重新检查回路密闭性。有些挥发性麻醉药与其反应会产生复合物 A 和 CO,因此要避免吸收剂过于干燥及温度过高。

3.麻醉机 现代多功能麻醉机有一整套自检程序,遵循其自检程序后会使麻醉机处于良好的待机状态。但大多数简易或普通麻醉机需要重点检查麻醉回路系统的泄漏情况以及在呼吸机工作状态下各部件的性能等。

4.废气排放 目前在我国新建手术室已经开始逐步配置良好的废气排放系统。而麻醉机的废气排放功能(主动或被动)也已经作为其基本配置之一,以保证手术室在使用吸入全麻时减少对环境的污染。

(二)诱导

采用吸入麻醉诱导往往适用于不宜用静脉麻醉及不易保持静脉开放的小儿患者以及外周静脉开放有困难的情况,对嗜酒者、体格强壮者不宜采用。实施方法包括浓度递增慢诱导法、潮气量法和高浓度快诱导法。

1.浓度递增慢诱导法 麻醉机为手动模式,将减压阀处于开放状态,调节吸入氧浓度,氧流量 6～8L/min,将面罩固定于患者的口鼻部,右手轻握气囊,让患者平静呼吸。然后打开蒸发器,起始刻度为 0.5%,让患者深呼吸,每 3～4 次呼吸增加吸入麻醉药浓度 0.5%,直至达到需要的镇静或麻醉深度。患者意识消失后需要保持呼吸通畅,可以插入口咽或鼻咽通气导管并适度辅助呼吸。麻醉开始后静脉扩张,应尽可能早地建立静脉通道。吸入诱导时可联合使用镇静药、镇痛药甚至肌松药等。该方法适用选择麻醉效能强的吸入麻醉药如氟烷,也可选用其他吸入性麻醉药。此方法诱导较平稳但时间长,在麻醉深度不足时刺激患者会导致呛咳、挣扎以及喉痉挛和气道梗阻等不良反应。

2.潮气量法 潮气量法是先用面罩吸纯氧 4～6L/min、去氮 3min,然后吸入高浓度麻醉药如 8% 七氟烷,既可让患者平静呼吸,也可让患者深呼吸待意识消失后改为辅助呼吸。当达到足够的麻醉深度时可调节吸入浓度,避免体内吸入药物浓度过高导致循环抑制。麻醉诱导开始前如果做回路预充,可加快吸入诱导的速度。达到外科麻醉期即可行气管插管,实施辅助或控制呼吸等。潮气量法诱导速度快,诱导过程平稳,较少发生呛咳、屏气和喉痉挛等不良反应。

3.高浓度快诱导法(肺活量法) 该方法通常适用于 6 岁以上能合作的患者,在预先作呼吸回路填充,氧流量大于 6L/min,使回路气体达到设定的吸入麻醉药浓度。患者呼出肺内残余气体后,做一次肺活量吸入高浓度药物(如 8% 七氟烷),并且屏气,患者在 20～40s 内意识丧失。然后降低吸入药浓度(如 3.5％～4.5％七氟烷)辅助呼吸。该方法诱导速度最快,也很平稳。但需要患者配合,不适合效能强的吸入麻醉药(如氟烷)。

此外,还有学者推荐采用 Mepleson E 或 F 型或 Bain 回路,以减少回路内容积对输出麻醉药的稀释作用。

(三)麻醉维持

麻醉诱导完成后即进入麻醉的维持阶段。此期间应满足手术要求,维持患者无痛、无意识、肌肉松弛及器官功能正常,应激反应得到抑制,水、电解质及酸碱保持平衡,血液丢失得到及时补充。根据患者的实际情况和手术类型,选择合适的吸入麻醉药,调整药物浓度。平稳的麻醉要求了解手术操作步骤,掌握麻醉药物的药理学特性,能提前 3～5min 预测手术刺激,以及时调整麻醉深度。单纯吸入维持麻醉时,呼气末麻醉药浓度维持在 1.3MAC 以上,相当于 ED_{95} 水平。复合麻醉性镇痛药同时吸入 65％N_2O、35％O_2 时,麻醉药吸入浓度可设定在 0.8～1.2MAC。目前低流量吸入麻醉是维持麻醉的主要方法。在不改变患者的分钟通气量时,改变麻醉深度主要是通过调节蒸发器开启浓度和增加新鲜气流量来实现。在改变吸入药浓度后,在中等新鲜气体流量时一般需要 15min 脑内麻醉药分压才能与肺泡内麻醉药分压达到平衡。

尽管吸入麻醉药本身就产生肌松作用,但为了获得满足重大手术的完善肌松,往往需要静脉给予肌松药,以避免为增强肌松作用而单纯增加吸入浓度引起的循环抑制。挥发性麻醉药可明显增强非去极化肌松药的阻滞作用,二者合用时应注意减少肌松药的用量。

(四)苏醒及恢复

吸入麻醉患者的苏醒过程与诱导过程相反,可以看作是吸入麻醉药的洗出(washout)过程。吸入麻醉药除了极小部分被代谢,极少量经手术创面、皮肤排出体外,大部分以原型经呼吸道排出。洗出速度取决于药物血/气分配系数、心排量、新鲜气体流量、肺泡通气量及吸入麻醉维持时间。可以通过下述几种方法洗出吸入麻醉药:

1.浓度递减洗出法 手术结束前 30min,静脉给予芬太尼 50～100μg(或者苏芬太尼 5～10μg),降低吸入麻醉药浓度(维持在 0.5MAC)。手术结束时,停止吸入麻醉药,同时增加新鲜气流量(5～10L/min),促进吸入麻醉药的洗出。此方法适用于各种挥发性麻醉药的恢复。

2.低流量洗出法 手术结束前约 30min,给予阿片类药物后关闭蒸发器,同时降低新鲜气体流量 0.3～0.5L/min,直至外科缝皮才增加新鲜气体流量至 4L/min 加快挥发性麻醉药的洗出。此方法特别适合高溶解度的药物。

较长时间吸入高溶解度的挥发性麻醉药,应避免手术结束时突然停药,加大新鲜气体流量冲洗回路,这样有可能造成患者苏醒延迟或苏醒期躁动。对于使用笑气的患者,在手术结束时停止吸入,改吸高浓度氧(60％～80％)数分钟直至拔管,以避免恢复期出现弥散性缺氧。当肺泡内吸入麻醉药浓度降到 0.4MAC 时,约 95％的患者能够按医师指令睁眼。吸入麻醉药洗出越干净越有利于苏醒过程的平稳和患者的恢复,过多的残余不仅可能导致患者烦躁、呕吐,甚至可能抑制清醒状况和呼吸。在洗出吸入性麻醉药时,可静脉给予一定的止痛药来增加患者对气管导管的耐受,以有利于吸入药的尽早排出,同时还可减轻拔管时的应激反应。

三、低流量吸入麻醉

高流量无重复吸入麻醉虽然可以保持麻醉药吸入浓度的稳定,但是显著增加了麻醉药的用量,同时还增加了污染环境的程度。随着吸入全麻的广泛应用,减少环境污染和节省麻醉药的问题日益受到重视。麻醉药的消耗与麻醉方式、新鲜气流量和麻醉持续的时间有关。因此,现代吸入麻醉多以低流量重复吸入麻醉方法为主。

(一)实施低流量吸入麻醉的技术设备和安全要求

1.基本设备要求 由于低流量吸入麻醉的技术特点,要求麻醉系统必须具有下列配置:

(1)气体流量控制系统:麻醉机应该具备针形阀而且必须能进行精确的气体流量监测。一般要求流量的最低达 50～100mL/min,每一刻度为 50mL,并定期检测其准确性。现在的多功能麻醉机已经采用了电子流量计,对流量的控制更加准确可靠。

(2)蒸发器:除了必要的温度和压力补偿之外,低流量麻醉蒸发器也必须有新鲜气体流量补偿功能。要求在高流量和低流量下其输出浓度与设定浓度一致,特别是在低流量时,其输出的气体量要达到要求。

(3)回路系统紧闭性能:麻醉机呼吸回路的密闭性要求比较高,系统内部压力为 20cmH$_2$O 时,气体的泄漏应小于 100mL/min。

(4)麻醉气体贮气功能:如果存在意外的气体容量不足,需要通过一定的储备气体来补偿气体的平衡。麻醉系统需要在吸气端设置具有类似功能的贮气囊或者采用上升式的风箱呼吸机。目前很多麻醉机系统都具备新鲜气体流量补偿设置。

2.安全要求

(1)供气系统:有些麻醉机具有 N$_2$O 闭锁装置,即关闭氧气流量时会自动关闭 N$_2$O 流量。另外缺氧报警装置是必需的。

(2)CO$_2$ 吸收罐:对于重吸入的呼吸回路必须装备二氧化碳吸收罐。通过监测吸入气中的 CO$_2$ 来判断 CO$_2$ 吸收罐的效率。否则需要装备 2 个 CO$_2$ 吸收罐而且需要每天更换。

(3)气体监测:由于回路中的气体组分和新鲜气体是不同的,其差异性也因流量的减少而增大,因此必须装备连续的气体监测才能了解回路中各气体的浓度。

(4)气道压力监测:必须连续监测回路中的气道压力,以便及时发现呼吸回路松脱或打折。通常设置环路内低压报警值为低于气道峰压 5cmH$_2$O 以内,以及时发现回路脱管或漏气。

(二)低流量麻醉的实施

低流量麻醉操作简单,易于掌握,对于麻醉机性能要求不高,但推荐术中监测吸入 O$_2$ 浓度、呼气末 CO$_2$ 浓度以及挥发性麻醉气体浓度。

1.诱导 术前给药同一般的麻醉前用药。麻醉诱导可根据具体条件和设施采用常规的静脉诱导。给肌松药行气管内插管或喉罩之后连接到呼吸回路。喉罩的气压密闭性可以使 85% 的患者新鲜气体流量减至 0.5L/min,即便在控制呼吸时也能达到要求。

2.初始高流量阶段 按 Foldes 或 Virtue 等推荐连接麻醉机的最初 10～15min 的给予高流量(4～5L/min)预充,其中 O$_2$：N$_2$O 为 2：3 可以保证吸入氧浓度达 30% 以上。蒸发器在开始阶段常规可以设定恩氟烷 2.5vol%、异氟烷 1.5vol%、七氟烷 2.5vol%、地氟烷 4vol%～

6.0vol%,这样的设定使用 10～15min 后,患者呼出气中麻醉药分压可达 0.7～0.8MAC,再加上 N_2O 的 MAC 有 0.6 左右(相当于气体分压为 60%),两者之和约为 1.3MAC,即达到 AD_{95},即能保证 95% 的患者切皮时无体动反应的麻醉深度。如果没有使用 N_2O,麻醉药物的浓度设定应该达到 1～1.1MAC,并且需要辅助使用阿片类药。初始阶段使用高流量预充,对于充分去氮而且让整个气体容积(功能残气量和呼吸回路)快速洗入并充满吸入气体是必不可少的过程。如果早期流量减低过快,由于气体在体内的摄取过程容易造成有效吸入气体容量不足而影响正常通气(潮气量减少,呼吸机压力不能维持而出现漏气报警等)。因此如果估计存在气体摄取量较大的情况,如使用笑气时初始阶段的高流量应该持续至少 10min,在最小流量麻醉时需要持续 15min 以上,而对于强壮患者可能需要 20min 以上。

蒸发器的输出是一定的,即使将蒸发器开至最大,如果新鲜气体流量为 0.5L/min,也仅有 25mL/min 的药物进入呼吸回路。因此,如果需要缩短高流量给药期,可以采取以下方式:

(1)采用更高的流量 8～12L/min 以加快去氮和吸入过程。

(2)选择血气分配系数低的吸入麻醉药物,仅 10min 即可达到理想的呼出气药物浓度,为 0.8MAC。

(3)将蒸发器的刻度调至高浓度(如异氟烷 4～5vol%)可以迅速达到理想的麻醉深度。

(4)逐步减少新鲜气体流量,例如 5min 减少到 2L/min,10min 后减少到 1L/min,最后 15min 后减少到 0.5L/min。

3. 流量减低阶段 流量减低阶段应该是在 10min 左右,之后可以将流量减少至 1L/min (其中 $O_2：N_2O$ 为 1：1)。在 1～2h 后,将新鲜气流量成分改为 0.6L/min $O_2：0.4L/min$ N_2O。减少流量后可以增加重吸入。这样吸入气体中呼出气再吸入比例迅速升高,氧含量随之降低,但会被新鲜气体补偿。为了保证吸入气中氧浓度不低于 30%,新鲜气体中氧浓度则不能低于 40%。随着新鲜气体流量降低,挥发性麻醉药进入系统就会明显减少。因此就不得不提高新鲜气中吸入药的浓度以补偿麻醉药分压的下降,这样就可以保持吸入气体中麻醉药物的浓度恒定。例如低流量麻醉时恩氟烷浓度可以设定至 3.0%,异氟烷设为 2.0%,七氟烷设为 3.0%。这样呼出气麻醉药浓度可以保持在 0.7～0.8MAC。

低流量麻醉时需要密切关注 O_2 浓度的变化。当新鲜气体组分不变而流量减小时,或者 N_2O 浓度增加时以及麻醉时间的延长都可能引起麻醉系统中 O_2 浓度下降。因此低流量麻醉时建议连续监测吸入氧浓度并设置氧浓度最低限制,如 30%。当吸入氧浓度降低至 30% 时,为防止缺氧,必须提高新鲜气体中氧浓度 10%,N_2O 相应减少百分比,即增加新鲜气体中 O_2 流量 50mL/min,同时减少 N_2O 流量 50mL/min。

4. 麻醉维持阶段 麻醉维持阶段主要是在低流量的基础上维持大致恒定的麻醉深度。由于新鲜气体减低,进入回路内的挥发性麻醉药量也会因机体摄取而明显减少,必须增大蒸发器的输出以提高新鲜气体中麻醉药的浓度比例,以维持稳定的麻醉深度。目前临床常用的蒸发器都设计了温度与压力补偿装置,但这并不意味在任何流量、压力、温度条件下均能保持恒定的输出量,而且应注意载气组分变化对蒸发器输出量的影响。如果此时需要快速加深麻醉深度,可以静脉使用镇静或镇痛药。如果加大吸入麻醉药浓度以及新鲜气体流量,也可以在短时间内加深麻醉。需要快速减浅麻醉深度时，转为高流量即可洗出回路内的麻醉药，例如 4L/min 的流量就可以在 5min 左右达到所需的麻醉药浓度。

5.麻醉苏醒阶段 根据时间常数的原理，苏醒时间与新鲜气体流量正反比，如果继续使用低流量，药物洗出过程的时间也会随流量的减低而延长，这将影响到麻醉患者的苏醒。因此，可以在手术结束前 15～20min 关闭蒸发器，保持低流量，回路内麻醉药浓度会缓慢下降，麻醉也随之逐渐减浅，直至患者苏醒。患者的苏醒也与呼气末麻醉药浓度有关，与麻醉药使用时长有关。虽然每种吸入麻醉药的 MAC 不同，但在使用低流量的情况下，不同药物洗出的曲线却大致相同，只有在增大流量洗出时才能显示不同。当患者停药后逐渐恢复自主呼吸时，需要注意可能出现意外的低通气引起低氧血症，因此需要给予 SIMV 或手动通气。在有明确拔管指征之前 5～10min 停用笑气，然后增大氧流量至 5L/min 洗出麻醉药。

（三）低流量麻醉的优点

1.改善患者的麻醉质量 采用高流量的新鲜气体进入回路后会使管路变得冷而干燥，如果减少流量，使气体在通过 CO_2 吸收罐之后在回路中循环就会增加气体的温度和湿度。吸入温暖湿润的气体能够保持患者的体温，减少隐性失水量和术后寒战，也能防止因使用气管导管而引起的气道和支气管干燥。在自主呼吸时，吸入气体达到等温饱和湿度（即温度 37℃ 湿度 100%）的界限是在 4～5 级的支气管处。气管插管后由于越过了上气道的加温湿润，等温饱和湿度的界限会下移 10cm，吸入干冷的气体会使这种情况更加恶化。另外，紧闭式麻醉患者肺与麻醉机回路成为一体，肺内气体的摄入量直接反映在回路容积上从而增加了对患者情况的了解。例如麻醉减浅时，肌张力增加，胸廓顺应性下降，肺内容量减少，使回路内气体量增加，压力增高。当肺顺应性发生变化时，回路内容积也发生相应改变。当支气管痉挛或气道阻塞时，气囊和回路内容积增加、压力增高。此外，低流量麻醉还有利于发现回路内故障，如麻醉机中回路脱落，可立即发现气囊突然变小，回路内压力降低。

2.提高吸入麻醉的效率 吸入麻醉效率系指单位时间内患者实际摄取的麻醉药量占实际输送入回路内的麻药量的比例，即 Eff＝Vu(uptake)/Vd(deliver)。

显然单位时间内机体实际摄取量越小，输送入回路内的麻醉药量越大，麻醉效率就越低。单位时间内进入回路内的麻醉药量取决于新鲜气体流量大小。挥发器处于同一刻度，则单位时间新鲜气体流量越大，进入回路内的麻醉药量越多，而患者在某个时间周期内的摄取量是一定的，因此新鲜气体流量越大，麻醉效率就越低，这对那些低溶解度和低效能的麻醉药尤为明显。

以地氟烷为例，以 4.5L/min 的新鲜气体流量麻醉 2h，维持吸入浓度 6.0vol%，其效率仅达 7%。换言之，只有 7% 的药物被患者吸入，其余 93% 的药物白白浪费掉，或以麻醉废气被排放于环境中。改为低流量吸入麻醉，其效率可提高到 30%，减少了浪费和污染，提高了麻醉效率。

3.节约吸入麻醉药的经济效益 当新鲜气体流量为 5L/min 时，超过 80% 的麻醉气体会随之浪费。有研究显示比较 2 个小时的高流量（4.5mL/min）和最小流量（0.5mL/min）的异氟烷麻醉，可以减少氧气消耗达 115L、笑气 300L、异氟烷蒸汽 5.6L。因此低流量甚至最小流量麻醉能够大幅度减少麻醉药的使用量，包括 O_2 等。节约气体消耗所带来的经济效益是不言而喻的,德国和英国资料表明每年所节约的费用可达 600 多亿美元。

4. 保护环境作用 高流量不可避免地会造成手术室污染,所有的麻醉气体包括笑气排入大气中都会引起大气污染。虽然手术室尤其是欧美国家的手术室都装备有中心废气排放吸收系统(central gas－scavenging systems),但仍然避免不了对手术室外环境的污染,更何况在我国仍然有很多地区的手术室没有装备安全的废气排放回收系统。氟烷、恩氟烷和异氟烷因为含有氯离子而被报道与臭氧反应从而有消耗臭氧的潜在作用。因此,采用低流量循环紧闭回路系统可以减少废气的排放。

(四)低流量麻醉的缺点

首先低流量麻醉对蒸发器的要求增加,需要有温度补偿、流量补偿和可调控的高精度麻醉蒸发器;其次由于新鲜气体流量在吸入药浓度调控中占有主要作用,低流量麻醉时麻醉深度不易改变。碱石灰的利用率增加,有可能引起 CO_2 蓄积。还有其他如 CO、复合物 A 等微量物质的积聚等缺点。

(五)低流量麻醉的潜在风险

1. 设备条件不足导致的风险

(1)缺氧:旧式的麻醉机由于整机的密封性较差,特别是气体的计量装置达不到要求、低流量段计量不准等原因,即使很有经验的麻醉医师都难以估计回路中气体的成分,尤其在流量越低,新鲜气体与回路中气体组分的差异越大的情况下。这些情况都有可能导致患者的缺氧。此外,在低流量范围内,如果呼吸系统对新鲜气体的利用率很差会导致意想不到的吸入氧浓度的下降。新设计的麻醉机采用计算机反馈、电子预设控制新鲜气体流量,能够克服以上缺点。

(2)通气缺氧和呼吸模式的变化:严重的气体泄漏会在系统中导致容量不足,形成呼吸容量减少,有时会改变呼吸模式,因此对进行低流量麻醉的机器应予以定期的检修。常规麻醉机的主要不足在于呼吸容量与新鲜气体容量之间存在联系,即新鲜气体容量减少时,呼吸容量也随之减少。在临床上,新鲜气体容量从 4.4L/min 减少到 0.5L/min 时,在正常体重的成年患者,其分钟通气量减少 500～600mL。但在通常的临床工作中,这只是让大部分患者通气正常化而已(因为临床大多有过度通气)。另外,呼吸容量的减少可以通过连续监测呼吸容量发现并加以纠正。回路漏气可造成通气不足,有时会形成变压呼吸。但这些都可以通过检测发现并能够迅速纠正。

(3)CO_2 蓄积:有效地清除 CO_2,是(半)紧闭法麻醉必不可少的条件,这特别见于进行低流量麻醉时。但碱石灰失效时,系统中的 CO_2 会迅速上升,因此在进行低流量麻醉时应连续监测呼气末 CO_2 浓度。

(4)吸入麻醉药的意外超剂量:因为挥发性麻醉药的计算与新鲜气体容量有关,蒸发器的输出有一定限制,使得在严重错误瘀滞的情况下,也不会出现迅速上升而超剂量。尤其在低流量麻醉时,时间常数很大,所以麻醉药浓度改变非常缓慢。在临床上,只要认真观察,就能很早发现浓度变化,所以不存在因重复吸入的增加而导致吸入麻醉药的超剂量。但是如果在调节为高流量时忘记将蒸发器的刻度减小,就有可能出现超剂量。

2. 回路中痕量气体的聚积 由于流量减少,气体洗出作用不明显,因而会造成回路中一些痕量气体的聚积。

(1)氮气:在人体和肺部存在的氮气容量为 2.7L。在吸氧去氮时高流量新鲜气体 15～20min 内可排出氮气 2L,剩余者只能缓慢从灌注少的组织中缓慢释放。在有效去氮后关闭麻醉系统,1h 后氮气浓度大于 3%～10%。长时间最小流量麻醉,系统内氮气可达 15%,但只要排除了缺氧,氮气聚集不会产生危险。

(2)丙酮:丙酮产生于脂肪酸变为氧化脂肪酸的代谢过程中。研究发现,用紧闭回路异氟烷麻醉 6h,体内丙酮的浓度可增加 50mg/mL,个别情况下高达 200mg/mL。当血中丙酮浓度高于 100mg/mL 时,会导致苏醒延迟,并可能增加术后呕吐发生率。丙酮气体易溶解于水和脂肪,但不能用高流量气体、短时间排冲来降低其浓度。因此对于失代偿的糖尿病患者进行麻醉时,新鲜气流量不得低于 1L/min。

(3)乙烯醇:酗酒患者体内存在高浓度的乙烯醇,同丙酮一样,它的浓度几乎不可能用短时间、断续的冲洗来降低,因此此类患者麻醉时新鲜气流量不得低于 1L/min。

(4)CO:近来的研究显示,地氟烷、恩氟烷、异氟烷和干燥的 CO_2 吸收剂反应能够产生 CO。吸烟者、溶血患者、贫血、紫质症以及输血的患者,尤其在供血者吸烟的情况下,要估计到系统内 CO 浓度可能增加。有人提出使用高流量(5L/min)能洗出 CO,但实际上高流量却能使 CO_2 吸收剂更加干燥,反而增加 CO 的产出。

(5)挥发性麻醉药的降解产物:尤其在低流量时,七氟烷(包括氟烷)与 CO_2 吸收剂反应可以生成复合物 A。虽然在临床使用中没有明确发现其浓度明显增高,但复合物 A 的肾毒性作用不容忽视。在美国和瑞典严格要求使用七氟烷时流量不能低于 2L/min;而欧洲则无明确规定。

(6)甲烷、氢气:在低流量时其浓度都可能升高,可能会影响到麻醉气体的监测。

痕量气体的毒性作用在任何时候都可能存在,因此基于安全原因,低流量麻醉技术应该保证流量至少不低于 1L/min,以保证洗出效应。

四、紧闭回路吸入麻醉

紧闭回路麻醉时,新鲜气体流量等于患者的摄取量,麻醉药物由新鲜气体及重复吸入气体带入呼吸道。整个系统与外界隔绝,呼出气中的 CO_2 被碱石灰吸收,剩余气体被重复吸入。从某种意义上说,紧闭回路麻醉是一种定量麻醉,麻醉维持中仅需精确补充 3 种气体:O_2、N_2O 及挥发性麻醉药。所需的 O_2 量必须根据患者的实际代谢来补充,而药物的需要量目前则主要依据"时间平方根法则"来计算给予。

(一)技术设备要求

1. 专用蒸发器　蒸发器应能在<200mL/min 的流量下输出准确的药物浓度,即便如此,在麻醉诱导时仍难以在短时间内达到所需剂量。因此诱导时要么采用回路内注射给药,要么采用高的新鲜气流量以期望在短时间内达到所需要的肺泡浓度。

2. 碱石灰吸收装置必须足够大,以保证碱石灰间隙容量能大于患者的潮气量;同时碱石灰应保持湿润,太干不仅吸收 CO_2 效率降低,而且还会吸收大量挥发性麻醉药。

3. 回路密闭性　应避免使用橡胶制品的回路,以减少橡胶吸收挥发性麻醉药。可用吸收挥发性麻醉药较少的聚乙烯回路。回路及各连接点必须完全密闭。

4. 流量计必须精确,以利于低流量输出。

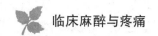

5. 必须配备必要的气体浓度监测仪。其采样量应小，且不破坏药物，并能够把测量过的气样回输给回路。

6. 呼吸机只能应用折叠囊直立式的呼吸机，使用中注意保持折叠囊充气适中，不宜过满或不足，以此来观察回路内每次呼吸的气流容量。

（二）紧闭回路麻醉的实施

1. 氧耗量及吸入麻醉药量的计算　根据体重 $kg^{3/4}$ 法则可以计算每分钟氧耗量（Brody 公式）；根据时间平方根法则计算麻醉药的消耗量。

2. 吸氧去氮　在紧闭回路麻醉前，必须对患者实施吸氧去氮。但在麻醉一段时间后，组织仍会释放出一定的氮气（15mL/kg），因此每隔 1～3h 要采用高流量半紧闭回路方式通气 5min，以排除氮气及其他代谢废气，保持 N_2O 和 O_2 浓度的稳定。

3. 给药　给药的方式包括直接向呼吸回路注射液态挥发性麻醉药和依靠蒸发器的蒸发作用。注射法给药如同静脉麻醉一样能注射预充剂量使之尽快达到诱导所需要的麻醉药浓度，然后间隔补充单位剂量来维持回路内麻醉药挥发气浓度。如果采用注射泵持续泵注液态的挥发性麻醉药可以避免间隔给药产生的浓度波动，这就使得吸入麻醉像持续静脉输注麻醉一样。依靠蒸发器方式给药只适合于麻醉的维持阶段。而在诱导时应使用常规的诱导方法和气体流量，这不仅有利于吸氧去氮，更重要的是加快了麻醉药的摄取。

（三）存在的优缺点

紧闭回路麻醉的优缺点与低流量麻醉类似，但更趋于突出。在调控肺泡内吸入麻醉药浓度方面，依靠蒸发器方式给药的紧闭回路麻醉效率最低，这是紧闭回路吸入麻醉的主要缺点，也是难以广泛应用的原因。

（四）计算机控制紧闭回路麻醉

由于麻醉药分析仪及微型电子计算机技术的进步，可以保持紧闭回路内一定的容积和挥发性麻醉药浓度。这种以重要生命体征（EEG、脉搏、血压等）、挥发性麻醉药浓度及肌松程度为效应信息来反馈控制麻醉药输入的技术称之为计算机控制紧闭回路麻醉。计算机控制紧闭回路麻醉是一种闭合环路的麻醉（closed－loop control of anesthesia），是吸入麻醉技术与计算机技术的结合，代表了吸入全身麻醉的一个发展方向。

第三节　吸入全身麻醉的注意事项和并发症

吸入全麻已经具有一百多年的历史。随着对吸入麻醉药以及吸入麻醉技术的深入理解，对很多问题的认识是一个反复的过程，需要根据患者的具体情况正确理解实施吸入麻醉过程的相关问题。

一、吸入全麻的注意事项

1. 使用笑气　从 1844 年第一次使用笑气开始，笑气在吸入麻醉中具有重要的地位。多年的使用似乎已经让很多人对笑气的使用习以为常。作为吸入麻醉药常规使用的载气，它的功过需要重新审视并质疑其进一步使用的价值。

（1）笑气使用的优势：①减少阿片类药和其他麻醉药的使用。②洗入和洗出过程快。③

缩短面罩吸入诱导的时间。④血流动力学稳定。⑤减少术中知晓。⑥抑制运动反射等。

(2)笑气的禁忌证:①有含气的空腔组织。②肠胀气,肠梗阻。③颅内压增高。④慢性维生素 B_{12} 缺乏症,笑气有可能导致周围神经轴突部及颈胸段脊髓索的以脱髓鞘改变为主要特征的脊髓神经炎。⑤免疫缺陷、骨髓抑制、极度消瘦等,存在先天性营养不良的患者使用笑气后曾出现粒细胞缺乏症。

近来对笑气的研究发现对于冠状动脉供血不足的患者,笑气可以增加左房收缩期的压力而致心肌收缩力减弱,加上合用其他麻醉药会进一步减少心肌供血,对于严重的心功能不全患者禁用。由于对甲硫氨酸合成酶的抑制效应,对于 DNA 合成有一定影响。因此对于早孕期(6个月内)和体外受精的患者禁用。淋巴细胞、中性粒细胞功能不佳的免疫抑制患者也不考虑使用。笑气也是术后恶心呕吐高发的危险因素,长时间的腹部手术后会延长其恢复时间。动物实验中还发现笑气具有致畸作用和胚胎毒性。虽然对长期暴露在亚麻醉浓度的笑气是否会产生毒害作用尚未有科学的证据,但很多国家已经对工作环境中笑气的浓度最高限制在 $25\sim100mg/m^3$,德国还强制性地要求检测工作环境中该气体的含量。另外,笑气对臭氧层的破坏作用也日益得到重视,尽管由于麻醉使用而散入大气中的 N_2O 只占全部的1%,但对温室效应的形成和平流层臭氧的破坏不容忽视。所以在技术力量可能的条件下,尽可能地减少麻醉过程中笑气的散出。

2.麻醉时间与恢复　尽管大部分吸入麻醉药是以原形排出体外,但转运进入各组织的药物再排出的过程主要取决于麻醉药物已经进入组织的量和其组织/气分配系数,其他还包括组织的灌注以及组织间的扩散等。诱导时期麻醉药主要进入脑、心、肝、肾等血流丰富的组织,然后逐渐扩散到肌肉以及脂肪等血流灌注较少的组织。当麻醉药在血流丰富的组织中达到平衡后,肌肉组织仍然能够长时间的从其血供中摄取麻醉药,通常达到平衡的时间需要2~4h。脂肪组织更是如此,平衡时间会更长。

虽然诱导时影响肺泡内药物浓度上升的各种因素也会对麻醉恢复产生同样的影响,但药物的排出还是有很大的不同。首先在停药后,肺泡中药物可以通过高流量新鲜气流很快洗出,洗出后的浓度可以接近"零",但不可能为负值,因此不可能进一步扩大肺泡－血的浓度差。这与诱导时可以尽可能增加吸入药浓度而加快诱导有所不同,因此高流量对缩短恢复时间作用有限。其次,麻醉时间越长,各组织的药物浓度差别就越小,最终达到平衡。但是麻醉时间过短就难以达到平衡,也就是说平衡前,只要血－组织之间存在浓度差,诸如肌肉和脂肪组织都会不断摄取吸入麻醉药,即使是在恢复期也会存在,只不过摄取量会很小。麻醉时间越长,进入低灌注的肌肉和脂肪组织中的麻醉药就越多。在恢复期,它们给返回肺内的血液提供更多的麻醉药,因此会延长麻醉恢复时间,即长时间麻醉后恢复较慢。

3.恢复期 MAC 值的评估　MAC 值作为判断吸入麻醉深度的指标,在临床上也常常被用于判断恢复情况。实际上通常所指的 MAC 是麻醉下切皮时患者制动时的深度,而麻醉恢复的目标是清醒,其衡量指标是恢复指令反应的能力即苏醒 MAC 值(MAC－awake)。很明显,MAC－awake 比 MAC 低,而且不同吸入麻醉药的 MAC－awake 变异较小。因此在使用 MAC 值判断患者苏醒时需要估算 MAC－awake,以获得更为准确的判断。

4.不同吸入麻醉药的混用　新型低溶解度的吸入麻醉药如七氟烷和地氟烷的麻醉恢复较快,但其价格高昂,在选择这些药时需要考虑其性价比。因此有人提出在麻醉诱导和恢复

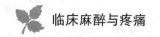

时使用这些药物,而在麻醉维持时则使用较为便宜的麻醉药(如异氟烷等)。事实上研究发现,联合使用不同溶解度的吸入麻醉药并不比单纯某一种药物恢复更快。

二、吸入全麻的并发症

1. 术后躁动 也有称为恢复期躁动(emergence agitation)。是患者在术后清醒期发生的无意识的烦躁、易激惹伴有剧烈肢体乱动等。通常在术后 30min 内为高发期,大多可以自行缓解。多见于儿童和青少年。患者在无意识状态下发生的躁动极易造成自体伤害,需要医护人员强制保护。具体的机制尚不明确。很多因素都能引起术后躁动,如耳鼻喉科和眼科的手术、疼痛、气道梗阻、年幼、无手术史、术前焦虑、手术时间等均为术后躁动的危险因素,还包括使用吸入麻醉药。

研究发现七氟烷比氟烷发生躁动的概率高。和异氟烷相比,七氟烷引起躁动的概率高而且持续时间长。其他吸入麻醉药如地氟烷也有报道发生术后躁动。有人在麻醉维持期间将七氟烷更换成丙泊酚后发现能够减少术后躁动的概率。也有报道联合使用笑气可以降低七氟烷浓度,因此降低躁动的发生率。有报道术后躁动可能是快速苏醒对中枢的影响导致中枢神经递质如血清素、多巴胺和乙酰胆碱等失衡从而产生肢体抽搐等术后行为的改变。有观察脑电图发现七氟烷、地氟烷和异氟烷在麻醉中产生的脑电图变化与氟烷不同,推测吸入麻醉药物对中枢神经系统的影响存在差异。七氟烷和地氟烷可能是引起躁动的一种触发因素,也是吸入麻醉药引起不同程度躁动的原因之一。

药物预防和治疗术后躁动的效果目前尚有一定争议。有研究发现术前给予咪达唑仑后使用七氟烷虽然延长恢复时间但可以减少术后躁动。其他的药物包括口服氯胺酮(6mg/kg)和纳布啡(nabuphine,0.1mg/kg)等。使用 α_2-受体激动剂,如可乐定(2~4μg/kg)和右美托咪啶(0.15~1μg/kg)也能预防和减少术后躁动,原因可能与减少去甲肾上腺素分泌,从而促进 GABA 系统抑制作用有关。目前没有单一因素能确定引起术后躁动,因此针对不同的病因,应当采取多模式的预防和治疗措施。其他药物治疗还包括使用阿片药完善镇痛、非甾类体抗炎药、笑气和丙泊酚等。在苏醒期避免激惹,保持体温和氧合,必要时给予家属陪伴等均可以减少术后躁动及其相关并发症。

2. 术后恶心呕吐 手术后恶心呕吐(PONV)是术后常见的并发症,虽然不会明显影响到患者的生命,但其不适的反应已经影响到患者的术后恢复质量。有统计表明患者在术后不适主诉中,恶心呕吐仅次于疼痛,其发生率可高达 20%~80%,多发生于术后 24~48h 内。导致术后恶心呕吐的危险因素是多方面的,包括年龄、性别、吸烟、手术时间和类型以及围手术期用药等,其中吸入麻醉药或笑气,是导致恶心呕吐的重要危险因素。

研究发现使用挥发性麻醉药能增加患者术后早期(2h)呕吐的发生率。采用单纯七氟烷吸入麻醉发生恶心呕吐的概率比七氟烷-丙泊酚静吸复合麻醉以及丙泊酚全静脉麻醉均高(64.4%对比 39%和 33.9%)。减少使用吸入麻醉药可以减少术后恶心呕吐发生率达 19%。具体的机制尚不明确,但挥发性麻醉药均有促呕吐的作用而且不同挥发性麻醉药致恶心、呕吐的发生率相近。1 项荟萃分析的结果认为使用笑气的确增加术后恶心呕吐的概率,尤其是在女性患者。原因可能是通过弥散作用进入中耳的闭合腔从而影响前庭功能,或者通过肠壁扩张,释放内源性阿片肽以及激活大脑极后区的呕吐中枢等。

预防和治疗术后恶心呕吐包括减少危险因素和药物治疗等。很多人在探讨防治恶心呕吐的经济效益,也就是预防性的给药还是待呕吐症状出现才给予抗呕吐药。因此需要关注的是防治恶心呕吐的疗效、用药风险和费用。对于具有恶心呕吐高风险的患者需要强调给予预防措施,但同时会带来镇吐药物的副作用和相关费用。镇吐药物包括 $5-HT_3$ 受体拮抗剂、抗组胺药以及激素等。减少甚至避免使用笑气和挥发性麻醉药也能减少术后恶心呕吐的发生。

3. 恶性高热　恶性高热(malignant hyperthermia)是指由麻醉药物引起的体温急剧上升并伴有进行性循环功能衰竭以及全身肌肉强直性收缩为表现的高代谢亢进综合征。目前认为是常染色体显性遗传的遗传性疾病,好发于青壮年,先天性脊柱畸形矫形和斜视术中发生恶性高热较多。国外的发病率为 $1\sim1.6:100\ 000$,我国学者曾以为亚洲人发病率几乎为零。近年来,在我国的个案报道有逐渐增加的趋势,特别是人们对恶性高热逐步了解后,临床诊断恶性高热的病例增多。恶性高热起病突然,多在全麻过程中接触挥发性吸入麻醉药(如氟烷、恩氟烷、异氟烷等)和(或)琥珀酰胆碱等后诱发。其进展迅速,死亡率高,及早进行诊断和治疗有助于降低死亡率。

(1)发病机制:目前尚未清楚。多认为在麻醉药的触发下骨骼肌细胞肌浆网内 Ca^{2+} 快速、持续地升高,使肌纤维呈持续性强直性收缩,并产生大量体热,体温迅速升高。组织缺氧,体内 CO_2 浓度升高,肌细胞大量破坏,消耗大量 ATP,出现代谢性酸中毒;破坏了小血管内皮细胞,可发生 DIC。

(2)临床表现:患者平时无异常表现。使用麻醉药后出现呼气末 CO_2 浓度异常增高并伴有代谢性酸中毒是恶性高热的早期改变。由于 CO_2 浓度升高,呼吸机的 CO_2 吸收罐过热,患者体温急剧上升,皮肤潮红,平均每分钟上升 $1℃$,甚至高达 $43℃$ 以上。全身肌肉呈强直样收缩,通常首发症状表现为咀嚼肌痉挛,然后扩展到全身骨骼肌痉挛,甚至出现角弓反张,给予肌松药反而使强直加重,出现横纹肌溶解则是病情危重的信号。循环方面多表现为严重低血压、室性心律失常、肺水肿、室颤等循环衰竭。血气检查 $PaCO_2$ 异常增高、pH 下降、呼吸性及代谢性酸中毒。实验室检查可发现有高血钾、血清 CK 增高及肌红蛋白尿等。

(3)诊断:根据典型的临床表现,结合既往病史、家族史及麻醉用药,诊断多可确定。但需与感染、输血反应、甲亢危象以及中枢性高热等相鉴别。目前尚无基因分析的方法来诊断恶性高热或其易患者。可取横纹肌(如股四头肌)活检,行体外肌挛缩试验来鉴别易患者。肌挛缩试验阳性也是诊断恶性高热的金标准。

(4)治疗:包括特效药物治疗和对症治疗。特效药物主要是丹曲林(dantrolene),它能抑制钙离子从肌浆网中释放,从而使肌肉松弛。首次 $3mg/kg$,$5\sim10min$ 后可重复 1 次。这是目前唯一特异性治疗恶性高热的药物。但由于该药价格昂贵且贮存有效期短,常规备用较少,紧急使用时可能存在调用困难。因此一旦出现恶性高热的征象,首要的是进行对症治疗,包括①立即停止吸入麻醉及手术,更换麻醉机(未使用过吸入麻醉药的空白麻醉机为最佳),纯氧过度通气。②积极迅速降低体温,包括体表用冰袋、冰帽,置胃管注入冰盐水,静脉输注冰生理盐水等。③积极维持循环稳定,包括维持血压和纠正心律失常。④强化利尿,减少肌红蛋白对肾脏的损伤,保持尿量在 $60\sim100mL/h$ 以上。⑤纠正酸中毒和电解质紊乱等。

(5)预防:对于有家族史和易患人群需要重视并避免使用吸入麻醉和琥珀胆碱等,可选用

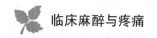

丙泊酚等静脉麻醉。恶性高热较为罕见,目前全国尚未建立易患人群的筛查,因此需要警惕。

第四节　吸入全身麻醉与静脉全身麻醉

20 世纪四五十年代以静脉点滴普鲁卡因为代表的静脉全身麻醉成为吸入全麻之外的重要麻醉方法。虽然在我国使用时间较长,但由于临床效果不稳定,调控不易,副作用大等缺点一直未被广泛采用。其主要的原因不仅在于适用于静脉全麻的药物选择面较窄,而且给药方法亦无历史性突破。直至 20 世纪 80 年代以丙泊酚和瑞芬太尼为代表的新型静脉麻醉药的出现以及静脉靶控输注技术的推广使得全凭静脉麻醉得以突飞猛进的发展,给麻醉医师提供了新的全麻方法的选择。

无论是静脉全麻抑或是吸入全麻,由于在药物代谢和药效动力学上均有众多不同,在不同手术以及麻醉不同时期 2 种方法依然存在一定的差异。研究表明虽然吸入麻醉药如七氟烷和异氟烷等也能进行快速诱导,但较丙泊酚静脉诱导的时间长且出现咳嗽的比例较高;而静脉诱导出现呼吸抑制和血流动力学不稳定的比例较高。在麻醉维持时,吸入和静脉麻醉差异性不大,但在恢复时,静脉麻醉出现术后恶心呕吐和躁动的比例小于吸入麻醉,定向力的恢复也快于吸入全麻。对于 2 者在医疗费用上的差异,有研究认为静脉的费用要高于吸入,但也有人认为医疗费用的考虑应该是全面的,而不仅限于药物本身的花费。从患者整体医疗的预后和恢复来考虑并不能单纯说明某一种麻醉方法的花费孰高孰低。表 3－3 总结了吸入全麻和静脉全麻的优缺点。因此,面临麻醉方法的选择时,争论 2 者孰优孰劣似乎意义不大。根据临床患者的特点,选择适合患者最佳的麻醉方法才是麻醉医师的首要任务。

表 3－3　吸入全麻和静脉全麻的比较

吸入全麻		静脉全麻	
优点	缺点	优点	缺点
1. 可以采用吸入诱导,如七氟烷、地氟烷等起效快。 2. 通过调节浓度和新鲜气流量可以快速达到需要的麻醉浓度,平稳迅速。 3. 麻醉深度易于调控。 4. 通过增大新鲜气流量可将药物迅速排出,苏醒迅速平稳,苏醒时间可预测。 5. 麻醉药物作用全面,对循环和呼吸影响较小,尤其最新的吸入麻醉药物如异氟烷、七氟烷、地氟烷,麻醉作用强,恢复迅速,无明显呼吸循环抑制。 6. 副作用少,尤其新的麻醉药对肝肾功能没有明显的影响。 7. 对无法静脉给药的患者适合吸入。	1. 污染工作环境,医务人员长期吸入可能会导致不孕、流产、畸胎的风险。 2. 必须要有蒸发器和麻醉呼吸机,投资较大。 3. 对肺部有疾患者慎用。 4. 术后躁动和谵妄发生率偏高。	1. 是最常见的诱导方式。 2. 麻醉深度易于调控。 3. 苏醒迅速平稳、苏醒时间可预测、苏醒期很少恶心呕吐。 4. 无环境污染。	1. 全凭静脉麻醉或靶控输注麻醉的药物价格昂贵,特别是长时间手术的麻醉。 2. 诱导期血压易波动,对呼吸抑制作用强。 3. 给药后麻醉药必须在体内经过完整的药物代谢过程,药物代谢模型有待完善。 4. 目前静脉靶控输注技术有待进一步普及。

第四章　静脉全身麻醉

第一节　静脉麻醉方法

　　静脉麻醉方法通常按给药方式分类，或按药物的具体应用方法分类，如：硫喷妥钠静脉麻醉、丙泊酚静脉麻醉、氯胺酮静脉麻醉等。前2者通常仅用于一些短小手术或内镜检查治疗等的麻醉；后者更适用于小儿麻醉。本章重点讨论静脉麻醉的给药方式。

　　理想的静脉麻醉应该是起效快、维持平稳、恢复迅速和舒适。目标是达到预期和满意的药物作用和时间过程。这不但取决于有理想的速效和超短效的静脉麻醉药和麻醉性镇痛药，为精确控制麻醉状态和满意的恢复特性提供可能；也取决于有理想的麻醉药给药方式。

　　静脉麻醉的给药方式包括单次给药、间断给药和连续给药，后者又包括人工设置和计算机设置给药速度。

　　单次静脉麻醉用药只能完成一些短小手术；间断给药是早年的常用静脉麻醉方法，缺点是血药浓度上下波动，注药后瞬间产生血药的峰值浓度，然后持续下降直至下一次注药，造成麻醉忽深忽浅。通常也局限于短小手术的麻醉。

　　根据药代动力学的原理，持续给药一般经过4～5个该药的半衰期可以达到一个稳态血药浓度。问题是如何达到和控制血药浓度在一个满意的治疗（麻醉）水平。通常麻醉医师参照教科书上的给药剂量（按公斤体重计算）和给药速率（按分钟或小时计算），通过认真观察患者对手术刺激的临床反应，调整催眠药和镇痛药的剂量和速率，达到迅速、安全、满意的麻醉诱导和苏醒，血流动力学控制平稳和无术中知晓的临床目标。

　　TCI系统可以帮助麻醉医师计算出达到满意和预期的血药浓度的所需给药剂量和时间过程。它根据药物的群体药代学模型和药效参数编制程序，模拟药物在体内的分布与消除过程。麻醉医师可以按需要设置靶浓度，TCI系统能自动控制输注速率使血药（或效应室）浓度迅速达到并维持设置的靶浓度。麻醉医师还可以根据临床需要随时调节靶浓度。用TCI系统实施静脉麻醉，如同在麻醉蒸发器上选定吸入麻醉药浓度一样，只需选定患者所需的麻醉药浓度，因此被称为"静脉蒸发器"（intravenous vaporizer），使静脉麻醉的控制变得简便易行。

　　TCI系统并不能满足个体间的药代动力学的差异。在不同的群体之间药代动力学参数也有较大差异，药效学上的差异可能比药代动力学更明显。然而临床实践中并无必要追求绝对精确的血药浓度。TCI系统误差在±10％，精确度在±30％，可以满足临床需要。

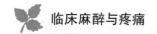
第二节　麻醉诱导

一、静脉麻醉诱导的剂量与方法

常规的静脉麻醉诱导包括三类药物：静脉麻醉药（镇静催眠药）、麻醉性镇痛药（阿片类药）和肌肉松弛药。本节重点介绍镇静催眠药和阿片类药在静脉麻醉中的使用方法。

麻醉诱导有两个主要目的，一是让患者平稳入睡，进入麻醉状态；所谓平稳主要是预防或避免麻醉药对循环系统功能的抑制。二是减轻麻醉诱导时气管内插管的全身应激反应。因此通常是镇静催眠药和阿片类药联合应用，发挥二者协同和扬长避短的效应。

静脉麻醉诱导剂量（或称负荷剂量）通常是遵照教科书和药物说明书的指导剂量按公斤体重计算的。临床应用中静脉麻醉诱导的剂量因人而异，个体差异很大。如静脉麻醉药丙泊酚，通常麻醉诱导剂量为 2mg/kg，一般患者使用 1mg/kg 即可以入睡。依托咪酯的通常麻醉诱导剂量 0.3mg/kg，半量也同样可以达到使患者入睡的目的，剩下的半量可以在气管插管时视患者的全身情况和对麻醉药的反应酌情给之。这样就可以满足麻醉诱导的两个目的：平稳入睡和减轻气管插管的全身反应。静脉麻醉使用 2 种或多种药物麻醉诱导时，即联合诱导，如丙泊酚联合使用咪达唑仑，各药的剂量应相应减少。

阿片类药物在麻醉诱导中的作用主要是削弱气管插管引起的伤害性刺激，同时也与镇静催眠药发挥协同麻醉作用。因此具体使用剂量个体差异更大。常用于麻醉诱导的阿片类药，芬太尼和苏芬太尼，二者的效价比为 10∶1。芬太尼常用剂量 2～4μg/kg，苏芬太尼常用剂量为 0.2～0.4μg/kg。临床研究证实，在减轻气管插管引起的心血管不良反应方面，等效剂量的不同阿片类药之间没有大的差别；此外，根据各诱导药物的达峰时间合理安排给药顺序，使各诱导药物同时在气管插管时达到各自的最大效应的方法，比选择阿片类药的何种剂量更为重要。

瑞芬太尼是芬太尼类中唯一对循环功能影响较大的阿片类药，呈剂量依赖性地降低心率、血压和心排血量。瑞芬太尼起效快，达峰时间仅 1min，为避免瑞芬太尼的循环功能抑制作用，可在给予肌肉松弛药之后再给药。虽然瑞芬太尼与芬太尼的效价比是 1∶1。但是基于它的药效学特性，通常 1～2μg/kg，辅助丙泊酚静脉诱导麻醉即可获良好效果。

二、静脉麻醉诱导剂量的计算方法与药物浓度的设定

静脉麻醉诱导剂量可以按照药代动力学原理来计算，其计算公式为：

剂量(dose)＝C_T×$V_{peak\ effect}$

其中 C_T 是效应部位的靶浓度，具体由麻醉医师根据临床经验在一定范围内选定（表 4－1 和表 4－2）。$V_{peak\ effect}$ 为峰效应时的分布容积，其计算公式为：

$$V_{peak\ effect}=V_1\frac{C_{p,initial}}{C_{p,peak\ effect}}$$

V_1 为中央室分布容积；$C_{p,initial}$ 为初始血浆药物浓度；$C_{p,peak\ effect}$ 为峰效应时血浆药物浓度。

表4－1　TCI丙泊酚静脉麻醉诱导

ASA Ⅰ～Ⅱ级患者麻醉诱导
单纯丙泊酚诱导时血浆靶浓度一般设定为4～6μg/mL
复合用药诱导时丙泊酚血浆靶浓度可设定为3～3.5μg/mL
待患者意识丧失后丙泊酚血浆靶浓度降至2.5～3.5μg/mL
诱导过程中应适度补充血容量,根据血压变化适时调整丙泊酚靶浓度,必要时使用血管活性药物
ASA Ⅲ～Ⅳ级患者麻醉诱导
采用"分步TCI"的方法
降低初始血浆靶浓度(如1μg/mL)
每隔1～2min增加血浆靶浓度0.5～1.0μg/mL,直至患者意消失后行气管内插管
诱导过程要密切观察和维持血流动力学平稳

表4－2　芬太尼类药诱导和维持麻醉所需血药浓度(ng/mL)

	芬太尼	阿芬太尼	苏芬太尼	瑞芬太尼
诱导和气管插管 合用静脉麻醉药	3～5	250～400	1～3	4～8
维持				
术中麻醉维持	2～5	100～300	0.25～1	2～6
强烈伤害性刺激时	4～8	250～450	1～3	4～8
恢复满意通气	<1～2	<200	<0.2	<1～3

　　计算静脉诱导剂量公式中之所以选用 $V_{peak\ effect}$(峰效应时的分布容积),是因为从三室模型出发,如果选用 V_1(中央室分布容积),在药物达到效应室之前已发生再分布和排除,以致计算出的药物剂量偏低。图4－1显示单次注射芬太尼、阿芬太尼和苏芬太尼后,达峰效应时血浆药物浓度与初始血浆药物浓度的关系。前者分别为后者的17%、37%、20%。

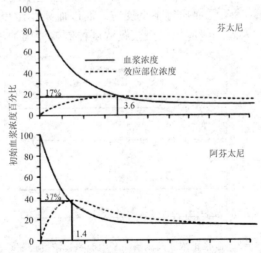

图4－1　单次注射芬太尼达峰效应时血浆药物浓度与最初血浆药物浓度的关系

　　单次注射芬太尼、阿芬太尼和苏芬太尼后,达峰效应时三药的血浆药物浓度分别为最初血浆药物浓度的17%、37%、20%。

由于在临床浓度范围内,这一比率是恒定的,因此根据上述公式很容易计算出 $V_{peak\ effect}$ (表4—3)。

表4—3　单次给药后药物的峰效应分布容积和达峰时间

药物	峰效应分布容积 $V_{peak\ effect}$(L)	达峰效应时间(min)
丙泊酚	37	2.2
依托咪酯	—	2.0
咪达唑仑	31	2.8
芬太尼	75	3.6
阿芬太尼	5.9	1.4
苏芬太尼	89	5.6
瑞芬太尼	17	1.6

根据表4—3看出,芬太尼的 $V_{peak\ effect}$ 是75L,假如要达到4.0ng/mL的芬太尼效应室浓度,根据公式计算出的芬太尼剂量＝4ng/mL×75L＝300μg,而达峰效应时间为3.6min;如果要达到3.5μg/mL的丙泊酚效应室浓度,计算出的丙泊酚剂量＝3.5μg/mL×37L＝130mg,达峰效应时间为2.2min。

上述是按照药代动力学原理,计算静脉麻醉诱导剂量的理论。实际上,采用TCI静脉麻醉诱导,操作十分简便。麻醉医师只要确定一个适宜患者个体的靶浓度。表4—1和表4—2虽然提供了丙泊酚和芬太尼类药物的麻醉诱导靶浓度的参考数据,但是实际应用时主要还是依靠麻醉医师的临床经验和患者的体质与病情来确定。TCI系统会自动显示达到目标血浆药物浓度或效应室药物浓度的所需剂量和时间。达到预定的诱导靶浓度后,自动维持这一浓度。并实时显示血浆药物浓度或效应室药物浓度、输注速率、给药时间和累计剂量等。

TCI麻醉诱导可分为血浆靶浓度控制和效应室靶浓度控制2种方法。以效应室靶浓度控制输注丙泊酚时,有一过性血药浓度的峰值明显高于效应室浓度设定值的"超射"现象(图4—2),容易引起外周血管扩张、低血压等不良反应。而以血浆靶浓度控制输注丙泊酚虽然麻醉起效缓慢,但诱导平稳,因此一般应用以血浆靶浓度控制输注丙泊酚的方法。

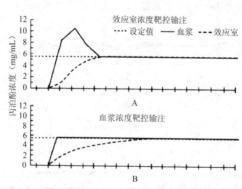

图4—2　血浆靶浓度控制输注和效应室靶浓度控制输注

图中实线为血药浓度曲线,虚线为效应室浓度曲线。以效应室靶浓度控制输注丙泊酚时,有一过性血药浓度的峰值明显高于效应室浓度设定值的"超射"现象,容易引起外周血管扩张、低血压等不良反应。而以血浆靶浓度控制输注丙泊酚虽然麻醉起效缓慢,但诱导平稳目前尚缺乏根据我国人群的药代动力学特点计算出的 TCI 药代动力学模型。来自国内多中心、大样本的临床研究,中国患者丙泊酚 TCI 麻醉诱导时意识消失点的丙泊酚血浆 C_{50} 和效应室 C_{50} 分别是 3.8μg/mL 和 2.2μg/mL(图 4-3),性别之间无差别;随年龄增长,意识消失时的丙泊酚浓度有所下降。依托咪酯 TCI 麻醉诱导时意识消失时的效应室浓度为(0.5±0.22)μg/mL。值得一提的是,分析结果发现中国人丙泊酚 TCI 意识消失时,血浆 C_{50} 和效应室 C_{50} 明显低于国外白种人相同实验条件下的结果(表 4-4)。50% 中国患者意识消失的 BIS值是 58,也明显低于白种人。在完全相同的实验条件和研究方法下,中国患者在较"浅"的血浆浓度和效应室浓度下达到了较"深"的麻醉状态(表 4-4)。本研究与 Kenny 研究组在界定意识消失的标准上是一致的,也就是说用 BIS 监测麻醉深度方面,中国人与白种人之间也存在差异。根据 BIS 的工作原理,这一推断是完全可能的。

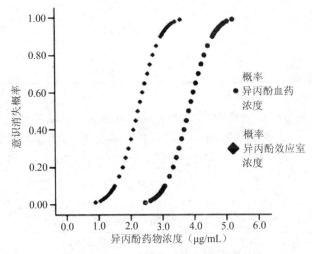

图 4-3　意识消失时丙泊酚的血浆和效应室浓度概率曲线

来自国内多中心、大样本的临床研究,中国患者丙泊酚 TCI 麻醉诱导,意识消失点的丙泊酚血浆 C_{50} 和效应室 C_{50} 分别是 3.8μg/mL 和 2.2μg/mL。性别之间无差别;随年龄增长,意识消失时的丙泊酚浓度有所下降

表 4-4　TCI 丙泊酚麻醉意识消失时中国人与白种人血浆和效应室 C_{50} 差异

		C_{50}	$C_{05} \sim C_{95}$
丙泊酚血浆浓度(μg/mL)	白种人(n=40)	5.2	(3.1~7.3)
	中国人(n=405)	3.8	(2.9~4.8)
丙泊酚效应室浓度(μg/mL)	白种人(n=40)	2.8	(1.5~4.1)
	中国人(n=405)	2.2	(1.3~3.2)
BIS	白种人(n=40)	70.9	(88.8~52.9)
	中国人(n=405)	58.0	(77.2~39.6)

三、静脉麻醉诱导技巧

联合诱导(co-induction)是2种或多种不同麻醉药物联合应用,以达到作用相加或协同的目的,从而可以减少麻醉药各自的用量,减轻可能产生的副作用。例如,巴比妥类药物硫喷妥钠与苯二氮䓬类药物咪达唑仑联合诱导可以产生明显的协同作用。因为二者共同作用于GABA受体。

应用联合诱导时,丙泊酚的剂量明显降低。咪达唑仑0.02mg/kg(此量仅相当于咪达唑仑产生意识消失ED_{50}的1/10)与丙泊酚联合诱导,较单纯用丙泊酚诱导明显减少意识消失时的丙泊酚用量,两药呈协同作用(表4-5)。

表4-5 咪达唑仑与丙泊酚联合诱导的协同作用

意识消失	丙泊酚诱导用量(mg/kg)		
	盐水	咪达唑仑	变化
ED_{50}	1.07	0.74	↓45%
ED_{90}	1.88	1.03	↓82%

咪达唑仑与丙泊酚联合诱导的协同作用随咪达唑仑剂量的增加而加强(表4-6)。表中以意识消失和BIS降至50作为观察指标。可以看出,随着咪达唑仑剂量的增加,丙泊酚诱导量呈剂量相关的递减。咪达唑仑不同剂量间(0.02mg/kg、0.04mg/kg和0.06mg/kg)存在显著性差异。

表4-6 不同剂量咪达唑仑与丙泊酚联合诱导

咪达唑仑剂量(mg/kg)	丙泊酚用量(mg/kg)			
	意识消失		BIS_{50}	
0	1.51±0.32		3.09±0.45	
0.02	0.65±0.17	↓58%	1.90±0.31	↓39%
0.04	0.53±0.12	↓65%	1.53±0.31	↓50%
0.06	0.29±0.12	↓81%	1.48±0.28	↓52%

静脉麻醉联合诱导,不仅是催眠药之间的联合应用,也常应用催眠药与阿片类药的联合。一方面催眠药与阿片类药联合应用,作用也明显相加或协同。例如,阿芬太尼0.02mg/kg与丙泊酚联合诱导,两药作用相加,丙泊酚用量减少(表4-7)。如果咪达唑仑(0.02mg/kg)、阿芬太尼(0.02mg/kg)与丙泊酚三药联合诱导,可将丙泊酚诱导意识消失的用量平均减少86%。另一方面,麻醉诱导并非仅仅满足消除意识,通常要完成气管插管。而气管插管是非常强烈的伤害性刺激。消除意识的静脉麻醉药剂量不可能消除气管插管引起的强烈的伤害性刺激。麻醉诱导加用阿片类药可明显减轻气管插管引起的机体应激反应,避免不必要的加大麻醉催眠药剂量,提高安全性,减少副反应。

表4-7　阿芬太尼与丙泊酚联合诱导的相加作用

意识消失	丙泊酚诱导用量(mg/kg)		
	盐水	阿芬太尼	变化
ED_{50}	1.10	0.92	↓20%
ED_{90}	1.62	1.24	↓30%

表4-2已列举了几种常用芬太尼类药麻醉诱导所需的血药浓度。表4-8是中国患者丙泊酚麻醉诱导意识消失后,对痛刺激(对尺神经的强直电刺激,相当于切皮的痛刺激)无反应的瑞芬太尼 TCI 血药浓度和效应室浓度的 C_{95},分别是 6.0ng/mL 和 5.9ng/mL。没有性别与年龄之间的差别。

表4-8　对痛刺激无反应时瑞芬太尼的血浆和效应室浓度

	C_{50}	C_{95}
血浆浓度(ng/mL)	4.1(4.0~4.2)	6.0(5.8~6.2)
效应室浓度(ng/mL)	3.3(3.3~3.4)	5.9(5.8~6.0)

在抑制气管插管心血管反应上,等效剂量的不同阿片类药之间没有大的差别,如芬太尼与苏芬太尼之间。而麻醉诱导药物的合理给药顺序,使各诱导药物在气管插管时同时达到各自最大效应(达峰),比选择何种阿片类药和何种剂量更为重要。咪达唑仑、丙泊酚、依托咪酯、芬太尼、苏芬太尼、瑞芬太尼的达峰效应时间表4-3已列出。例如,芬太尼达峰效应时间 3.6min,而苏芬太尼达峰效应时间为 5.6min,应该如何安排合理的给药时间和顺序不言而喻。

分次和分步麻醉诱导。除了给药顺序上让诱导药物尽可能同时达到峰浓度,麻醉诱导药分次小剂量给药也很关键。例如,通常将丙泊酚的诱导用量分两次给药,第一步达到患者入睡即可(1mg/kg),剩余的剂量可以在气管插管之前再酌情给予。目的是避免一次性大剂量丙泊酚过度抑制循环功能,使麻醉诱导和气管插管期间血流动力学平稳。芬太尼类药需缓慢静注,以免引起呛咳反应。表4-1对 ASAⅢ~Ⅳ级患者麻醉诱导采用"分步 TCI"的方法。降低初始血浆靶浓度(1~1.5μg/mL),每隔 1~2min 增加血浆靶浓度 0.5~1.0μg/mL,直至患者意识消失后行气管内插管。维持诱导过程血流动力学平稳。

第三节　麻醉维持

一、静脉麻醉维持期间给药速率和计算方法

理论上静脉麻醉维持给药速率应等于药物从体内的总清除率(Cls)乘以血浆浓度。为了维持一个稳定的靶浓度(C_T),给药速率应与药物从体内排除的速率相等:

静脉麻醉维持的给药速率 $= C_T \times Cls$

此计算公式浅显易懂,但它不适用于多室模型的静脉麻醉药长时间持续输注时的药代动力学特征。药物的吸收和消除在以血液为代表的中央室,而药物的分布在 1 个或多个假定的

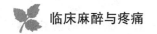

周边室,消除和分布是同时进行的,且随着给药时间的延长,药物从中央室分布到周边室的量逐渐减少,其给药量也应随之减少,即以指数衰减形式输注给药:

$$维持给药速率=C_T×V_1×(k_{10}+k_{12}e^{-k21t}+k_{13}e^{-k31t})$$

临床医师显然不会用此公式去计算给药速度。通常维持静脉麻醉的方法是参考已知的维持麻醉的给药速率,麻醉医师根据经验和观察患者的生理指标进行调节。例如,丙泊酚麻醉维持给药的速率一般为$6\sim12mg/(kg \cdot h)$。具体到个别患者的麻醉维持,什么速率合适,需要麻醉医师来判断和决定。当然也有客观的参考标准,推荐使用的是神经电生理方法监测麻醉深度。例如,用脑电双频谱指数(BIS)监测,麻醉中调节静脉给药速率,维持BIS在$40\sim60$。另一方面,参考来自文献的临床实验数据。例如,使群体患者意识消失的丙泊酚输注速率为$6.6mg/(kg \cdot h)$,也即$110\mu g/(kg \cdot min)$。丙泊酚输注速率与患者记忆功能的关系可以参考表$4-11$。当丙泊酚输注速率达到$67\mu g/(kg \cdot min)$时,80%的患者失去记忆。

麻醉中阿片类药持续输注的问题比较特殊。适用于持续输注的阿片类药应该是速效、短效药;长时间输注停药后药物浓度能迅速下降,达到不抑制患者自主呼吸的水平。常用的阿片类药中芬太尼最不适合持续输注。从图$4-7$可以看出芬太尼持续输注100min后的半衰期(时—量相关半衰期)已超出其输注时间的本身,很难控制。但是也有依据前述的维持给药速率的计算公式计算芬太尼给药模式的方法:

$$维持给药速率=C_T×V_1×(k_{10}+k_{12}e^{-k21t}+k_{13}e^{-k31t})$$

例如,维持$1.5ng/mL$芬太尼血药浓度,给药速率可按下列步骤:最初15min速率为$4.5\mu g/(kg \cdot h)$;$15\sim30min$速率为$3.6\mu g/(kg \cdot h)$;$30\sim60min$速率为$2.7\mu g/(kg \cdot h)$;$60\sim120min$速率为$2.1\mu g/(kg \cdot h)$。尽管此模式可提供较精确的血药浓度,但显然临床应用并不方便。

苏芬太尼的时—量相关半衰期特点表明它比较适合用于持续输注。图$4-7$显示苏芬太尼持续输注$3\sim4h$,停止输注后血药浓度下降50%的时间$25\sim30min$。苏芬太尼对心血管系统几乎没有影响,在心血管手术麻醉时可以用到很大的剂量,而安全性却非常好。唯一担心的是阿片类药的呼吸抑制作用。一般手术麻醉维持,苏芬太尼的输注速率为$0.25\sim1.0\mu g/(kg \cdot h)$。相当于60kg的成人,每小时输注$15\sim60\mu g$。特别要提醒,如果患者准备术后即刻拔出气管导管,苏芬太尼持续输注的速率必须小于$1.0\mu g/(kg \cdot h)$。而且在手术结束前30min停止输注苏芬太尼。如果间断给予苏芬太尼,剂量为$2.5\sim10\mu g$。

苏芬太尼的药代动力学特性表明它适用于TCI方法维持麻醉。苏芬太尼TCI配合静脉麻醉药用于麻醉诱导时,防止气管内插管引起的心血管反应的半数有效血浆浓度(C_{50})为$1.08ng/mL(0.73\sim2.55ng/mL)$。推荐的用法是麻醉诱导时将苏芬太尼TCI血浆靶浓度设置为$2.0ng/mL$,待效应室浓度上升达到$0.5ng/mL$时,可以满足气管插管所需的深度。术中维持TCI血浆靶浓度为$0.25\sim3.0ng/mL$(见表$4-2$)。文献报道,术中血浆苏芬太尼浓度低于$0.5ng/mL$,会导致其他补救措施增加。同理,也需要手术结束前30min停止输注苏芬太尼。

瑞芬太尼的速效和超短效的优越特性使其特别适合静脉麻醉维持期长时间持续输注。由于其停药后恢复时间($3\sim6min$)几乎不受持续输入时间的影响,因此无论用恒速方法输注还是TCI方法输注,均能良好控制。持续输注的常用速率在$0.1\sim1.0\mu g/(kg \cdot min)$,剂量范围很宽,由麻醉医师根据手术刺激程度的大小和患者反应程度的强弱来调节。由于起效快,加深或减浅麻醉十分迅速,安全性也得以提高。临床麻醉维持常用的瑞芬太尼输注速率为

0.2～0.4μg/(kg·min)。瑞芬太尼 TCI 方法给药时,术中维持血浆靶浓度为 2.0～8.0ng/mL(见表 4－2)。

TCI 是将药代动力学理论用于临床麻醉实践的典范。与持续输注方法不同,TCI 自动计算出达到设置的血药浓度所需的给药速率,并使麻醉从诱导到维持成为一个连续的过程。目前临床上常用的静脉麻醉药物的 TCI 药代动力学模型见表 4－9。

表 4－9　常用的麻醉药物和药代动力学模型

麻醉药	药代动力学模型
丙泊酚	Marsh 模型
依托咪酯	Arden 模型
苏芬太尼	Gepts 模型
瑞芬太尼	Minto 模型

TCI 通常以血浆药物浓度为指标,而效应部位(室)药物浓度并不等于血浆药物浓度,常常有一个滞后现象。图 4－4 以脑电边界频率作为效应部位药物作用的指标,可以看出效应部位的反应曲线明显滞后于血浆药物浓度变化曲线。由于效应部位的药物浓度无法测定,因此药理上用和的概念来反映药物在中央室和效应室之间平衡的速度。

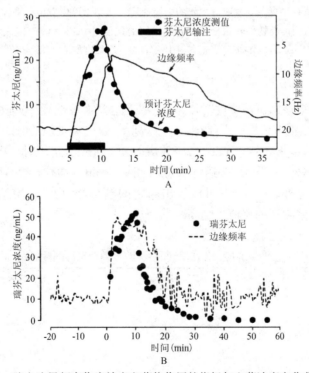

图 4－4　脑电边界频率作为效应室药物作用的指标与血药浓度变化曲线比较

A. 以脑电边界频率作为效应室芬太尼作用的指标,效应室的反应曲线明显滞后于芬太尼血浆浓度的变化;B. 以脑电边界频率作为效应室瑞芬太尼作用的指标,效应室的反应曲线几乎与瑞芬太尼血浆浓度的变化一致。说明瑞芬太尼起效十分迅速

k_{e0}本应是药物从效应室转运至体外的一级速率常数,而目前通常用来表示药物从效应室转运至中央室的速率常数,即反映药物在中央室和效应室之间的平衡速度。从图4-5可以看出,似乎称为更为确切。k为一级速率常数,表示单位时间内药物的转运量与现有量之间的比值。例如$k=0.1/h$,表示剩余药量中每小时有10%被转运表示效应室;0表示体外。效应室与中央室的滞后程度取决于k_{e0}。药物的越大,效应室与中央室平衡的时间越短。例如丙泊酚k_{e0}为0.239/min,是芬太尼k_{e0}0.105/min的2倍,丙泊酚效应室的达峰时间仅需芬太尼的一半。

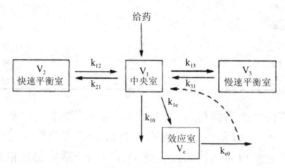

图4-5 三室模型中的k_{e0}概念

k_{e0}本应是药物从效应室转运至体外的一级速率常数。而目前通常用来表示药物从效应室转运至中央室的速率常数,即反映药物在中央室和效应室之间的平衡速度。从图中可以看出似乎称为k_{e1}更为确切。k为一级速率常数,表示单位时间内药物的转运量与现有量之间的比值,例如$k=0.1/h$,表示剩余药量中每小时有10%被转运;e表示效应室;0表示体外。效应室与中央室的滞后程度取决于k_{e0}。药物的k_{e0}越大,效应室与中央室平衡的时间越短

$t_{1/2}k_{e0}$是维持一个稳态血药浓度时,效应室浓度达到血浆浓度50%时所需的时间。可用$0.693/k_{e0}$来计算。原则上药物的k_{e0}越大,$t_{1/2}k_{e0}$越小,效应室平衡的时间越快(表4-10)。例如阿芬太尼k_{e0}较大,$t_{1/2}k_{e0}$不到1min,达峰效应时间1.4min,达峰时单次剂量的阿芬太尼约60%再分布和排出体外;而芬太尼,达峰效应时间要4min,达峰时80%以上的药物(单次注射)已再分布和排出体外。图4-6可以看出药物的越小,药物效应室达到峰效应的时间越短,效应室浓度占血浆浓度的比值也越高。

表4-10 静脉麻醉药单次给药后$t_{1/2}k_{e0}$和效应室达到峰效应的时间

	$t_{1/2}k_{e0}$(min)	效应室达到峰效应的时间(min)
阿芬太尼	0.9	1.4
瑞芬太尼	1.3	1.6
依托咪酯	1.5	2.0
丙泊酚	2.4	2.2
苏芬太尼	3.0	5.6
咪达唑仑	4.0	2.8
芬太尼	4.7	3.6

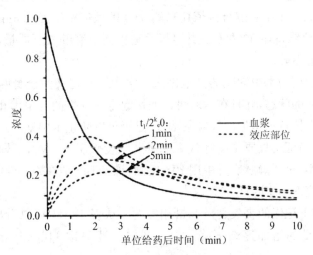

图 4—6　$t_{1/2}k_{e0}$ 对效应室浓度的影响

$t_{1/2}k_{e0}$ 是维持一个稳态血药浓度时,效应室浓度达到血浆浓度 50% 时所需的时间。可用 $0.693/k_{e0}$ 来计算。原则上药物的 k_{e0} 越大,$t_{1/2}k_{e0}$ 越小,药物效应室达到峰效应的时间越短,效应室浓度占血浆浓度的比值也越高

TCI 系统显示的血浆和效应室的靶浓度是根据药代动力学推算出来的,前提是假设患者血浆药物浓度为零,实际浓度并不知道。系统一旦中断工作,可能会有两种情况:一是操作者人为将注射泵停下来,如注射器内药液走空,需要更换,此时 TCI 系统会将停泵时间记录下来,并继续按药代动力学原理进行计算;一旦注射泵重新工作,可以自动调整泵速,恢复原靶浓度。二是退出系统,如发生故障;TCI 重新工作时,不会考虑体内现存药量,仍将机体血浆浓度视为零,如此推算出来的靶浓度将与实际情况误差很大。

二、静脉麻醉维持期间药物浓度的调控

利用 TCI 的预期血药浓度确定静脉麻醉药在不同临床目标点(意识消失、对痛刺激反应消失等)的半数有效浓度(C_{50}),为静脉麻醉维持期间靶浓度的调节提供了方便(见表 4—1,表 4—2,表 4—4,表 4—8)。然而镇静催眠药与镇痛药的相互作用,使靶浓度的调节变得复杂。在全凭静脉麻醉维持中,选择高浓度镇静催眠药与低浓度镇痛药组合还是相反,见解不一。英国权威 TCI 专家提出,一个好的 TCI 管理,镇静催眠药应该缓慢诱导达到意识消失,记录意识消失时镇静催眠药的效应室浓度,麻醉维持时只要略高于这个镇静水平的效应室浓度即可。体现了个体化诱导和维持的方法。意识消失时和苏醒时的效应室浓度基本是同一水平,因此停药后也可根据意识消失时的效应室浓度大致判断苏醒所需的时间。表 4—4 列出了 TCI 丙泊酚麻醉意识消失时,效应室 C_{50} 和 C_{95} 分别为 $2.2\mu g/mL$ 和 $3.2\mu g/mL$。临床研究证实麻醉维持时镇静药的浓度不宜过高,其他问题可用麻醉性镇痛药来解决。例如,依托咪酯 TCI 麻醉,意识消失时的效应室浓度为 $0.5\mu g/mL\pm0.22\mu g/mL$。由于依托咪酯没有镇痛作

用,与瑞芬太尼联合实施静脉麻醉时,需要持续输注较大剂量的瑞芬太尼,达到 $0.3\sim0.4\mu g/(kg\cdot min)$,甚至更高。术中麻醉维持依托咪酯 TCI 的效应室浓度 $0.3\mu g/mL$ 就可以达到满意的麻醉深度,BIS 值维持在 50 左右。并且极大地提高了麻醉恢复质量,明显减少麻醉恢复期的躁动和术后恶心呕吐。

全凭静脉麻醉被列为术中知晓的高危因素。术中知晓定义为全身麻醉下的患者在手术过程中出现了有意识的状态,并且在术后可以回忆起术中发生的与手术相关联的事件。麻醉深度维持在略高于个体意识消失的效应室浓度,是否可以防止术中知晓还缺乏循证医学的依据。不像吸入麻醉,已证实只要维持呼气末麻醉药浓度大于 0.7MAC,即可有效预防术中知晓的发生。业已证实,全凭静脉麻醉中用 BIS 监测,维持 BIS 值在 $40\sim60$,可以将发生术中知晓的高危人群的知晓发生率降低 80% 以上。

一般来说,麻醉下记忆的丧失是呈剂量相关的。从表 4-11 可以看出,患者术中的记忆功能随着麻醉药剂量的增加逐渐下降。丙泊酚输注速率达 $110\mu g/(kg\cdot min)$,患者意识消失。

表 4-11 丙泊酚镇静与记忆功能

丙泊酚剂量	外显记忆保存
$8\mu g/(kg\cdot min)$	88%
$17\mu g/(kg\cdot min)$	86%
$33\mu g/(kg\cdot min)$	65%
$67\mu g/(kg\cdot min)$	18%

手术的伤害性刺激程度在手术中并非是一成不变的。不同程度的伤害性刺激,如气管插管、切皮等,所需的血浆靶浓度也不同。术中伤害性刺激的变化、患者的反应性变化,都要麻醉医师随时观察,及时调整靶浓度。提前预防性地改变靶浓度来对抗伤害性刺激,比伤害性刺激导致机体出现反应后才处理要平稳得多,对机体的干扰和影响也小得多。

手术中阿片类药采用持续输注或 TCI 输注给药较间断给药有很多益处:①减少总用药量。②血流动力学稳定。③减少副作用。④减少追加。⑤意识恢复迅速。但是适用于 TCI 输注的阿片类药应该在血与效应室之间的转运非常迅速,并且停药后药物浓度迅速下降,达到患者清醒和不抑制呼吸的水平。

瑞芬太尼被认为是阿片类药药理学上的新发展。瑞芬太尼有独特的代谢机制—被非特异性的水解酶持续水解,因此其恢复几乎不受持续输入时间的影响。图 4-7 显示,持续输注瑞芬太尼无论是 1h 还是 10h,停药后其恢复时间不变,均是 $3\sim6min$,较其他阿片类药有质的差别。

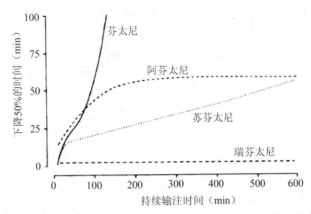

图4-7　芬太尼类药持续长时间输注后半衰期的变化(时-量相关半衰期)

　　TCI是药代动力学的产物,解决的是持续输注时维持特定药物浓度的输注速率问题。C_{50}是药效学的产物,解决的是针对术中不同的刺激,选择不同需要的药物浓度问题。二者完美结合产生药代-药效模式。解决了药物浓度和效应的时间过程,即麻醉维持过程。

　　静脉麻醉的发展仅提供了准确的给药指标,尚缺乏患者的反馈指标。也就是说,这些给药指标的确立取决于麻醉医师的经验和判断,是否适合每个具体患者还需要监测麻醉深度和观察患者的反馈指标。此外,TCI系统可以维持预设的靶浓度,但并不能自动适应外科手术刺激或其他因素引起的麻醉期间的生理波动。解决的方法是将TCI设计成一个闭环控制给药系统(closed-loop drug delivery systems)。然而作为闭环控制的反馈指标-麻醉深度监测,目前还是临床研究的难题。因此,静脉麻醉的闭环控制给药系统还未成熟。

　　TCI虽然在一定程度上解决了静脉麻醉无法连续监测血药浓度变化的弱点。但是毕竟提供的是计算出来的预期血药浓度,并非实测浓度。近年采用质谱仪分析呼出气体中丙泊酚浓度(ET-propofol)的研究取得重要进展。呼气末气体中丙泊酚浓度与血浆中实测丙泊酚浓度直线相关性非常好。有望不久成为床旁监测指标。真正解决静脉麻醉中连续、实时监测血药浓度变化的难题。

第四节　麻醉恢复

一、药物的药代动力学特性对麻醉恢复的影响

　　药物浓度在体内下降的快慢主要取决于药物消除半衰期的长短。理论上,单次给药后,经过4~5个半衰期,体内的药物基本排除(表4-12)。但是较长时间持续输注后的半衰期就完全不一样,因此又提出时-量相关半衰期(context-sensitive half time)的概念。时-量相关半衰期是指维持恒定血药浓度一定时间后停止输注,中央室的药物浓度下降50%所需的时间。其意义在于它不同于药物消除半衰期($t_{1/2}\beta$)。研究表明,某些具有较长的$t_{1/2}\beta$的药物可以具有较短的时-量相关半衰期。例如,苏芬太尼的$t_{1/2}\beta$比阿芬太尼要长,但如持续输注8h,停止输注后,苏

芬太尼较阿芬太尼恢复要快,即时—量相关半衰期要短(图4—7),反之亦然。

表4—12　药物消除半衰期

半衰期数量	药物剩余(%)	药物排除(%)
0	100	0
1	50	50
2	25	75
3	12.5	87.5
4	6.25	93.75
5	3.13	96.87

　　常用的静脉麻醉药的时—量相关半衰期随输注时间的延长而变化(图4—8)。芬太尼和硫喷妥钠明显不适于长时间输注,也不适于用 TCI 方式给药。因为 TCI 系统提高靶浓度比较好实现,计算机根据药代动力学模型,计算出给药速率,很快可以达到预期设置的靶浓度。然而用 TCI 系统降低靶浓度,计算机所能做的工作就是停泵,然后完全依赖该药在体内的重新分布与代谢。根据药代动力学参数,计算出何时下降到麻醉医师设置的靶浓度,再重新开启注射泵维持该靶浓度。这方面,TCI 不如吸入麻醉可以人工干预,通过加快药物从呼吸道的排除来降低吸入麻醉药的浓度。因此速效和超短效的新型静脉麻醉药推动了静脉麻醉的发展。瑞芬太尼是一个典型的代表,瑞芬太尼长时间持续输注,其时—量相关半衰期始终不变(图4—7)。

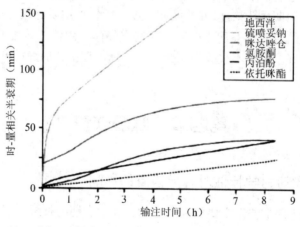

图4—8　常用静脉麻醉药时—量相关半衰期

　　曲线从上向下依次为安定、硫喷妥钠、咪达唑仑、氯胺酮、丙泊酚、依托咪酯。

　　药物持续输入停止后,药物浓度的下降比单次负荷剂量给药后的下降要慢。这与输入时间的长短有关。输入时间越长,停止输入后药物在血浆和效应室衰减得就越慢。这一现象的

128

发生是因为随着输入时间的延长,周边室里的药物已渐渐地充满,导致周边室和中央室浓度梯度减少,停药后药物由中央室向周边室分布减慢,当中央室的药物浓度小于周边室的药物浓度时,药物将反向流动。输入时间更长的话,周边室和中央室最终达到平衡,此时继续输入将不会再增加停止输入后药物浓度的衰减变慢的情况。

根据麻醉药的时一量相关半衰期,选择有优越的药代动力学特点的丙泊酚(图4-9)、依托咪酯、瑞芬太尼等麻醉药维持麻醉,长时间持续输注停药后恢复十分迅速。

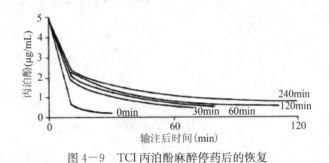

图4-9　TCI丙泊酚麻醉停药后的恢复

二、根据药代动力学和药效学模型预测麻醉药物的恢复时间

TCI系统根据药代动力学模型在停药后可以继续计算随着时间的推移药物浓度的下降,并显示逐渐降低的血浆和效应室浓度。停药后可根据不同临床目标点的血浆和效应室浓度判断恢复所需的时间。

意识消失时和苏醒时的丙泊酚效应室浓度基本是同一水平,因此停药后可根据意识消失时的效应室浓度判断苏醒所需的时间。只要在TCI系统中记录或输入患者个体丙泊酚麻醉诱导入睡(意识消失)时的血浆和效应室浓度,TCI系统可以推算出停药后达到清醒所需的时间。

同理,利用药代动力学和药效学模型,可以推算出阿片类药物从麻醉状态降至苏醒状态可以拔除气管导管的时间,即恢复满意自主呼吸的时间。例如从表4-2可以看出,苏芬太尼在麻醉恢复期达到满意通气水平的血药浓度为0.2ng/mL;如果麻醉维持2～3h,从图4-7苏芬太尼恢复曲线上可以看出,持续输入苏芬太尼2～3h,停药后苏芬太尼血浆药物浓度下降50%大约需要25min。也就是说如果在手术后期将血浆苏芬太尼浓度维持在0.4ng/mL,停药后30min将降至0.2ng/mL以下,达到了恢复满意通气的水平,可以拔除气管内导管。苏芬太尼时一量相关半衰期不如瑞芬太尼优越,但是若了解苏芬太尼的药代动力学和药效学特性,在麻醉维持和恢复时仍然可以控制的得心应手。通常适用于3～4h的手术,在手术结束前30～40min停止苏芬太尼TCI输注,手术结束时麻醉恢复迅速平稳。

表4-2列出阿片类药维持满意通气的血药浓度可供临床麻醉时参考。产生呼吸抑制的瑞芬太尼血药浓度和效应室浓度都低于疼痛反应消失时的浓度。国内研究结果证明,瑞芬太尼产生呼吸抑制时的TCI血浆和效应室半数有效浓度(C_{50})分别为3.1ng/mL和2.1ng/mL。苏芬太尼产生呼吸抑制时的TCI血浆半数有效浓度(C_{50})为0.14ng/mL。

静脉麻醉的特点是无需经气道给药和无污染。与吸入麻醉相比,静脉麻醉诱导更便捷、舒适,苏醒更迅速和平稳。静脉麻醉的发展得益于三方面重要进展:速效和超短效的静脉麻醉药、对药代动力学和药效学原理的重新认识、以及新的静脉麻醉给药技术(如 TCI)。这些进展解决了静脉麻醉存在的某些局限性,如可控性不如吸入麻醉药、依体重计算用药不科学以及无法连续监测血药浓度变化,使静脉麻醉进入一个新时代。但是这些新技术仍然尚未解决静脉麻醉药个体差异较大的问题,必须加强麻醉深度的监测。也就是说,静脉麻醉的发展仅为我们提供了准确的给药指标,但缺乏患者的反馈指标,是否适合每个具体患者还需要观察和监测患者的麻醉深度。因此,静脉麻醉的闭环控制给药系统(dosed-loop drug delivery systems)的发展成为今后的方向。

第五章　局部麻醉与神经阻滞

第一节　概述

局部麻醉也称部位麻醉(regional anesthesia)，是指在患者神志清醒状态下，局麻药应用于身体局部，使机体某一部分的感觉神经传导功能暂时被阻断，运动神经传导保持完好或同时有程度不等的被阻滞状态。这种阻滞应完全可逆，不产生明显的组织损害。局部麻醉优点在于简便易行、安全性大、患者清醒、并发症少和对患者生理功能影响小。

成功地完成一项局部麻醉，要求麻醉医师掌握局部解剖结构及局麻药药理学知识，并能熟练进行各项局麻操作；另一方面，麻醉医师应加强与患者的沟通，在麻醉前给患者介绍此类麻醉的优缺点、选用的原因及操作步骤，使患者有充分思想准备，从而能够更好配合。

一、局部麻醉分类

常见的局部麻醉有表面麻醉(topical anesthesia)、局部浸润麻醉(infiltration anesthesia)、区域阻滞(field block)、神经阻滞(nerve blockade)4 类。后者又可分为神经干阻滞、硬膜外阻滞及脊麻。静脉局部麻醉(intravenous regional anesthesia)是局部麻醉另一种形式。整形科医师在吸脂术中应用的肿胀麻醉(tumescent anesthesia)实际上也是一种局部麻醉技术。

二、局部麻醉的特征

与全身麻醉相比，局部麻醉在某些方面具有其独特的优越性。首先，局部麻醉对神志没有影响；其次，局部麻醉还可起到一定程度的术后镇痛的作用；此外，局部麻醉还有操作简便、安全、并发症少、对患者生理功能影响小、可阻断各种不良神经反应、减轻手术创伤所致的应激反应及恢复快等优点。

但是临床上局部麻醉与全身麻醉往往相互补充，我们不能把这两种麻醉方式完全隔离开来，而应该视之为针对不同患者所采取的具有个性化麻醉方案的一部分。如对于小儿、精神病或神志不清患者，不宜单独使用局部麻醉完成手术，必须辅以基础麻醉或全麻；而局部麻醉也可作为全身麻醉的辅助手段，增强麻醉效果，减少全麻药用量。

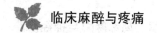

三、术前用药及监测

(一)术前用药

局部麻醉前用药主要包括镇静催眠药、镇痛药、抗组胺药及抗胆碱能药等。其主要目的在于消除患者紧张情绪;减轻操作时的不适感,尤其在置入穿刺针、寻找异感或使用神经刺激仪时;镇静催眠使患者遗忘掉围手术期经历;提高局麻药惊厥阈值。

常规镇静剂量的苯二氮䓬类药物及巴比妥类药物并不能达到提高惊厥阈的效果,只有当其剂量足以使神志丧失时方能达到此目的,但此时常出现呼吸、循环抑制,并可能掩盖局麻药试验剂量反应及局麻药(如丁哌卡因)心脏毒性的早期症状。

(二)监测

局部麻醉下患者需要与全麻相同的监测手段,诸如 ECG、无创血压计及脉搏氧饱和度仪,更重要的是注意观察潜在局麻药中毒症状。麻醉医师在用药后应经常与患者交谈以判断患者精神状态,并始终保持高度警觉。同时也应监测阻滞范围,尤其是椎管内注射神经毁损性药物时。

四、设备

局部麻醉需要准备好穿刺用品及抢救用品。穿刺用品主要包括消毒液、敷料、穿刺针、注射器、局麻药液、神经刺激仪及连接穿刺针与注射器的无菌连接导管。若需连续阻滞,尚需准备专用穿刺针及其相配的留置导管。抢救用品包括简易呼吸器、面罩、吸引器、通气道、气管导管、喉镜及抢救药品。

(一)穿刺针(图 5-1)

穿刺针长度与阻滞部位深度有关,穿刺针粗细则与穿刺时疼痛和组织损伤等有关。为减轻穿刺时疼痛,尽量选用细的穿刺针,同时短斜面穿刺针较长斜面穿刺针损伤神经概率小。尚有一种绝缘鞘穿刺针在神经刺激仪定位时使用。

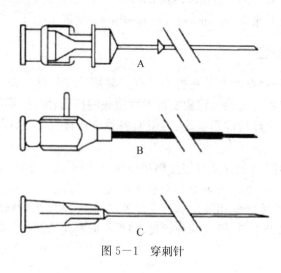

图 5-1 穿刺针

（二）神经刺激仪

1.机制　神经刺激仪是利用电刺激器产生脉冲电流传送至穿刺针,当穿刺针接近混合神经时,就会引起混合神经去极化,而其中运动神经较易去极化出现所支配肌肉颤搐,这样就可以通过肌颤搐反应来定位,不必通过穿刺针接触神经产生异感来判断。

2.组成　包括电刺激器、穿刺针、电极及连接导线(图5-2)。

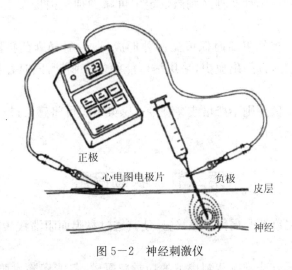

图5-2　神经刺激仪

（1）电刺激器:电刺激器要求电压安全、电流稳定、性能可靠。理想的电刺激器采用直流电,输出电流在0.1~10.0mA,能随意调节并能精确显示数值,频率为0.5~1Hz。

（2）两个电极:负极通常由鳄鱼夹连接穿刺针,使用前需消毒;正极可与心电图电极片连接,黏贴于肩或臀部。

（3）穿刺针最好选用带绝缘鞘穿刺针,以增强神经定位的准确性。一般穿刺针亦可应用。

3.定位方法　神经刺激仪用于神经定位时和常规神经阻滞一样需摆放体位、定位、消毒铺巾,进针后接刺激器。开始以1mA电流以确定是否接近神经。1mA电流可使距离1cm范围内的运动神经去极化,然后调节穿刺针方向、深度及刺激器电流,直至以最小电流(0.3~0.5mA)产生最大肌颤搐反应,说明穿刺针已接近神经。此时停针,回抽注射器无血和液体后注入2mL局麻药,若肌颤搐反应减弱或消失,即得到进一步证实。如果注药时伴有剧烈疼痛提示有可能为神经内注射,此时应退针并调整方向。

4.适用范围　神经刺激器多用于混合神经干定位,除可用于一般患者外,更适用于那些不能合作及反应迟钝的患者。但操作者仍需掌握局部解剖及操作技巧,以确定穿刺部位及穿刺方向,只有在穿刺针接近神经时神经刺激仪才能帮助定位。

五、局部麻醉并发症

每一种局部麻醉方法因其解剖结构不同,而相应有特殊并发症。下面主要介绍使用穿刺针穿刺及注射局麻药而引起的具有共性的问题。

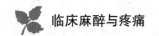

（一）局部麻醉药的不良反应

主要涉及局麻药过敏、组织及神经毒性、心脏及中枢神经系统毒性反应。

（二）穿刺引起的并发症

1. 神经损伤　在进行穿刺时可直接损伤神经，尤其伴异感时。Slender（1979 年）及Winchell（1985）报道经腋路臂丛阻滞时神经损伤发生率分别为 2%和 0.36%，而有异感时发生率更高。使用短斜面穿刺针及神经刺激仪定位可减少神经损伤发生率。穿刺时还应避免神经束或神经鞘内注射。

2. 血肿形成　周围神经阻滞时偶可见血肿形成，血肿对局麻药扩散及穿刺定位均有影响。因而在穿刺操作前应询问出血史，采用尽可能细的穿刺针，同时在靠近血管丰富部位操作时应细心。

3. 感染　操作时无菌原则不严格或穿刺经过感染组织可将感染进一步扩散，因此有局部感染应视为局部麻醉禁忌证。

第二节　表面麻醉

将渗透作用强的局麻药与局部黏膜接触，使其透过黏膜而阻滞浅表神经末梢所产生的无痛状态，称为表面麻醉。

表面麻醉使用的局麻药难以达到皮下的痛觉感受器，仅能解除黏膜产生的不适，因此表面麻醉只能在刺激来源于上皮组织时才有效果。黏膜细胞的指状突起与邻近细胞交错形成功能性表面，局麻药容易经黏膜吸收；皮肤细胞排列较密，外层角化，吸收缓慢而且吸收量少，故表面麻醉通常只能在黏膜上进行。但一种复合表面麻醉配方恩纳软膏（eutectic mixture of local anesthetics，EMLA）为 5%利多卡因和 5%丙胺卡因盐基混合剂，皮肤穿透力较强，可用于皮肤表面，可以减轻经皮肤静脉穿刺和置管的疼痛，也可用于植皮，但镇痛完善需45～60min。

一、表面麻醉药

目前应用于表面麻醉的局麻药分两类：羟基化合物和胺类。

临床上应用的羟基化合物类表面麻醉药是芳香族和酯类环族醇，如苯甲醇、苯酚、间苯二酚和薄荷醇等，制成洗剂、含漱液、乳剂、软膏和铵剂，与其他药物伍用于皮肤病、口腔、肛管等治疗，与本章表面麻醉用于手术、检查和治疗性操作镇痛的目的并不一致。

本节讨论的胺类表面麻醉药分为酯类和酰胺类。酯类中有可卡因、盐酸己卡因（cyclaine）、苯佐卡因（benzocaine）、对氨基苯甲酸酯（butamben）和高水溶性的丁卡因（tetracaine）。酰胺类包括地布卡因（dibucaine）和利多卡因（lidocaine），另外尚有既不含酯亦不含酰胺的达克罗宁（dyclonine）和盐酸普莫卡因（pramoxine）。达克罗宁为安全的可溶性表面麻醉药，刺激性很强，注射后可引起组织坏死，只能做表面麻醉用。

混合制剂 TAC（tetracaine，adrenaline，cocaine）可通过划伤的皮肤而发挥作用，由 0.5%

丁卡因,10％～11.8％可卡因,加入含 1：200 000 肾上腺素组成。在美国广泛用于儿童皮肤划伤须缝合时的表面麻醉,成人最大使用安全剂量为 3～4mL/kg,儿童为 0.05mL/kg。TAC 不能透过完整皮肤,但能迅速被黏膜所吸收而出现毒性反应。为避免毒性反应及成瘾性,研究不含可卡因的替代表面麻醉剂,发现丁卡因－去氧肾上腺素的制剂与 TAC 一样可有效用于皮肤划伤。

表面麻醉用的局麻药较多,但常见表面麻醉药主要有以下几种(表 5－1):

表 5－1　常见的表面麻醉药

局麻药	浓度	剂型	使用部位
利多卡因	2％～4％	溶液	口咽、鼻、气管及支气管
	2％	凝胶	尿道
	2.5％～5％	软膏	皮肤、黏膜、直肠
	10％	栓剂	直肠
	10％	气雾剂	牙龈黏膜
丁卡因	0.5％	软膏	鼻、气管、支气管
	0.25％～1％	溶液	眼
	0.25％	溶液	
EMLA	2.5％	乳剂	皮肤
TAC	0.5％丁卡因,11.8％可卡因及 1：200000 肾上腺素	溶液	皮肤

二、操作方法

(一)眼科手术

角膜的末梢神经接近表面,结合膜囊可存局麻药 1 滴,为理想的给药途径。具体方法为患者平卧,滴入 0.25％丁卡因 2 滴,嘱患者闭眼,每 2min 重复滴药 1 次,3～5 次即可。麻醉作用持续 30min,可重复应用。

(二)鼻腔手术

鼻腔感觉神经来自三叉神经的眼支,它分出鼻睫状神经支配鼻中隔前 1/3;筛前神经到鼻侧壁;蝶腭神经节分出后鼻神经和鼻腭神经到鼻腔后 1/3 的黏膜。筛前神经及鼻神经进入鼻腔后部位于黏膜之下,可被表面麻醉所阻滞。

方法:用小块棉布先浸入 1：1 000 肾上腺素中,挤干后再浸入 2％～4％利多卡因或 0.5％～1％丁卡因中,挤去多余局麻药,然后将棉片填贴于鼻甲与鼻中隔之间约 3min。在上鼻甲前庭与鼻中隔之间再填贴第二块局麻药棉片,待 10min 后取出,即可行鼻息肉摘除、鼻甲及鼻中隔手术。

(三)咽喉、气管及支气管表面麻醉

声襞上方的喉部黏膜、喉后方黏膜及会厌下部的黏膜最易诱发强烈的咳嗽反射。喉上神

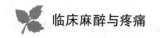

经侧支穿过甲状舌骨膜,先进入梨状隐窝外侧壁,最后分布于梨状隐窝前壁内侧黏膜上,故梨状隐窝处施用表面麻醉即可使喉反射迟钝。

软腭、腭扁桃体及舌后部易引起呕吐反射,此处可以使用喷雾表面麻醉,但应控制局麻药用量,还应告诫患者不要吞下局麻药,以免吸收后发生毒性反应。咽喉及声带处手术,施行喉上神经内侧支阻滞的方法是:用弯喉钳夹浸入局麻药的棉片,慢慢伸入喉侧壁,将棉片按入扁桃体后梨状隐窝的侧壁及前壁1min,恶心反射即可减轻,可行食管镜或胃镜检查。

咽喉及气管内喷雾法是施行气管镜、支气管镜检查,或施行气管及支气管插管术的表面麻醉方法。先令患者张口,对咽部喷雾3～4下,2～3min后患者咽部出现麻木感,将患者舌体拉出,向咽喉部黏膜喷雾3～4下,间隔2～3min,重复2～3次。最后用喉镜显露声门,于患者吸气时对准声门喷雾,每次3～4下,间隔3～4min,重复2～3次,即可行气管镜检或插管。

另一简单方法是在患者平卧头后仰时,在环状软骨与甲状软骨间的环甲膜做标记。用22G 3.5cm针垂直刺入环甲膜,注入2‰利多卡因2～3mL或0.5‰丁卡因2～4mL。穿刺及注射局麻药时嘱患者屏气、不咳嗽、吞咽或讲话,注射完毕鼓励患者咳嗽,使药液分布均匀。2～5min后,气管上部、咽及喉下部便出现局麻作用。

(四)注意事项

1.浸渍局麻药的棉片填敷于黏膜表面之前,应先挤去多余的药液,以防吸收过多产生毒性反应。填敷棉片应在头灯或喉镜下进行,以利于正确放置。

2.不同部位的黏膜吸收局麻药的速度不同。一般说来在大片黏膜上应用高浓度及大剂量局麻药易出现毒性反应,重者足以致命。根据 Adriani 及 Campbell 的研究,黏膜吸收局麻药的速度与静脉注射相等,尤以气管及支气管喷雾法局麻药吸收最快,故应严格控制剂量,否则大量局麻药吸收后可抑制心肌,患者迅速虚脱,因此事先应备妥复苏用具及药品。

3.表面麻醉前可注射阿托品,使黏膜干燥,避免唾液或分泌物妨碍局麻药与黏膜的接触。

4.涂抹于气管导管外壁的局麻药软膏最好用水溶性的,应注意其麻醉起效时间至少需1min,所以不能期望气管导管一经插入便能防止呛咳,于清醒插管前,仍需先行咽、喉及气管黏膜的喷雾表面麻醉。

第三节 局部浸润麻醉

沿手术切口线分层注射局麻药,阻滞组织中的神经末梢,称为局部浸润麻醉。

一、常用局麻药

根据手术时间长短,选择应用于局部浸润麻醉的局麻药,可采用短时效(普鲁卡因或氯普鲁卡因)、中等时效(利多卡因、甲哌卡因或丙胺卡因)或长时效局麻药(丁哌卡因或依替卡因)。表5-2简介了各时效局麻药使用的浓度、最大剂量和作用持续时间。

表5-2 局部浸润麻醉常用局麻药

	普通溶液			含肾上腺素溶液	
	浓度(%)	最大剂量(mg)	作用时效(min)	最大剂量(mg)	作用时效(min)
短时效:					
普鲁卡因	1.0～2.0	500	20～30	600	30～45
氯普鲁卡因	1.0～2.0	800	15～30	1000	30
中时效:					
利多卡因	0.5～1.0	300	30～60	500	120
甲哌卡因	0.5～1.0	300	45～90	500	120
丙胺卡因	0.5～1.0	350	30～90	550	120
长时效:					
丁哌卡因	0.25～0.5	175	120～240	225	180～240
罗哌卡因	0.2～0.5	200	120～240	250	180～240
依替卡因	0.5～1.0	300	120～180	400	180～410

二、操作方法

取24～25G皮内注射针,针头斜面紧贴皮肤,进入皮内以后推注局麻药液,造成白色的橘皮样皮丘,然后取22G长10cm穿刺针经皮丘刺入,分层注药;若需浸润远方组织,穿刺针应由上次已浸润过的部位刺入,以减轻穿刺疼痛。注射局麻药液时应加压,使其在组织内形成张力性浸润,与神经末梢广泛接触,以增强麻醉效果(图5-3)。

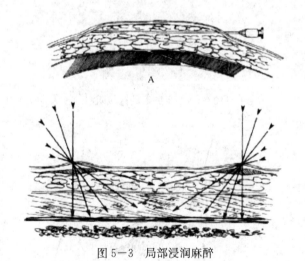

图5-3 局部浸润麻醉

三、注意事项

1.注入局麻药要深入至下层组织,逐层浸润,膜面、肌膜下和骨膜等处神经末梢分布最多,且常有粗大神经通过,局麻药液量应加大,必要时可提高浓度。肌纤维痛觉神经末梢少,

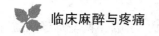

只要少量局麻药便可产生一定的肌肉松弛作用。

2.穿刺针进针应缓慢,改变穿刺针方向时,应先退针至皮下,避免针干弯曲或折断。

3.每次注药前应抽吸,以防局麻药液注入血管内。局麻药液注毕后需等待 4～5min,使局麻药作用完善,不应随即切开组织致使药液外溢而影响效果。

4.每次注药量不要超过极量,以防局麻药毒性反应。

5.感染及癌肿部位不宜用局部浸润麻醉。

第四节　区域阻滞

围绕手术区,在其四周和底部注射局麻药,以阻滞进入手术区的神经干和神经末梢,称为区域阻滞麻醉。可通过环绕被切除的组织(如小囊肿、肿块活组织等)做包围注射,或在悬雍垂等组织(舌、阴茎或有蒂的肿瘤)环绕其基底部注射。区域阻滞的操作要点与局部浸润法相同。主要优点在于能避免穿刺病理组织,适用于门诊小手术,也适于健康情况差的虚弱患者或高龄患者(图 5-4,图 5-5)。

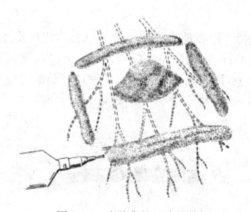

图 5-4　小肿瘤的区域阻滞

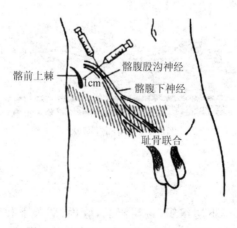

图 5-5　髂腹股沟及髂腹下神经阻滞

第五节　静脉局部麻醉

肢体近端上止血带,由远端静脉注入局麻药以阻滞止血带以下部位肢体的麻醉方法称静脉局部麻醉。静脉局部麻醉首次由 August Bier 于 1908 年介绍,故又称 Bier 阻滞,主要应用于成人四肢手术。

一、作用机制

肢体的周围神经均有伴行血管提供营养。若以一定容量局麻药充盈与神经伴行的静脉血管,局麻药可透过血管而扩散至伴行神经发挥作用。在肢体远端缚止血带以阻断静脉回流,然后通过远端建立的静脉通道注入一定容量局麻药以充盈肢体静脉系统即可发挥作用。通过这种方法局麻药主要作用于周围小神经及神经末梢,而对神经干的阻滞作用较小。

二、适应证

适用于能安全放置止血带的远端肢体手术。受止血带安全时限的限制,手术时间一般在 1~2h 内为宜,如神经探查、清创及异物清除等。如果合并有严重的肢体缺血性血管疾患则不宜选用此法。下肢主要用于足及小腿手术,采用小腿止血带,应放置于腓骨颈以下,避免压迫腓浅神经。

三、操作方法

1.在肢体近端缚两套止血带。

2.肢体远端静脉穿刺置管。据 Sorbie 统计,选择静脉部位与麻醉失败率之间关系为肘前＞前臂中部、小腿＞手、腕、足。

3.抬高肢体 2~3min,用弹力绷带自肢体远端紧绕至近端以驱除肢体血液(图5-6)。

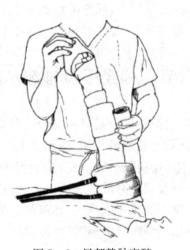

图5-6　局部静脉麻醉

4.先将肢体近端止血带充气至压力超过该侧肢体收缩压100mmHg,然后放平肢体,解除弹力绷带。充气后严密观察压力表,谨防漏气使局麻药进入全身循环而导致局麻药中毒反应。

5.经已建立的静脉通道注入稀释局麻药,缓慢注射(90s以上)以减轻注射时疼痛,一般在3~10min后产生麻醉作用。

6.多数患者在止血带充气30~45min后出现止血带部位疼痛,此时可将远端止血带(所缚皮肤已被麻醉)充气至压力达前述标准,然后将近端止血带(所缚皮肤未被麻醉)放松。无论在何情况下,注药后20min内不可放松止血带。整个止血带充气时间不宜超过1~1.5h。

若手术在60~90min内尚未完成,而麻醉已消退,此时须暂时放松止血带。最好采用间歇放气,以提高安全性。恢复肢体循环1min后,再次充气并注射1/2首次量的局麻药。

四、局麻药的选用与剂量

利多卡因为最常用的局麻药,为避免药物达到极量又能使静脉系统充盈,可采用大容量稀释的局麻药。以70kg患者为例,上肢手术可用0.5%利多卡因60mL,下肢手术可用0.25%利多卡因60~80mL,一般总剂量不要超过3mg/kg。丙胺卡因和丁哌卡因也成功用于静脉局部麻醉。0.25%丁哌卡因用于Bier阻滞,松止血带后常可维持一定程度镇痛,但有报道因心脏毒性而致死亡的病例。丙胺卡因结构与利多卡因相似,且入血后易分解,故其0.5%溶液亦为合理的选择。氯普鲁卡因效果亦好,且松止血带后氯普鲁卡因可被迅速水解而失活,但约10%患者可出现静脉炎。

五、并发症

静脉局部麻醉主要并发症是放松止血带后或漏气致大量局麻药进入全身循环所产生的毒性反应。所以应注意:①在操作前仔细检查止血带及充气装置,并校准压力计。②充气时压力至少超过该侧收缩压100mmHg以上,并严密监测压力计。③注药后20min以内不应放松止血带。放止血带时最好采取间歇放气法,并观察患者神志状态。

第六节 神经干及神经丛阻滞

神经干阻滞也称传导阻滞或传导麻醉,是将局麻药注射至神经干(丛)旁,暂时阻滞神经的传导功能,使该神经分布的区域产生麻醉作用,达到手术无痛的方法。神经阻滞是较普遍采用的麻醉方法之一,只要手术部位局限于某一或某些神经干(丛)所支配范围并且阻滞时间能满足手术需要者即可适用。神经阻滞麻醉的适应证主要取决于手术范围、手术时间、患者的精神状态及合作程度。神经阻滞既可单独应用,亦可与其他麻醉方法如基础麻醉、全身麻醉等复合应用。穿刺部位有感染、肿瘤、严重畸形以及对局麻药过敏者应作为神经阻滞的绝对禁忌证。

神经阻滞过程中的注意事项如下：

（1）神经阻滞多为盲探性操作，要求患者能及时说出穿刺针触及神经干的异感并能辨别异感放射的部位。也可使用神经刺激器准确定位。

（2）神经阻滞的成功有赖于穿刺入路的正确定位，正确利用和熟悉身体的定位标志。

（3）某些神经阻滞可以有不同的入路和方法，一般宜采用简便、安全和易于成功的方法。但遇到穿刺点附近有感染、肿块畸形或患者改变体位有困难等原因时则需变换入路。

（4）施行神经阻滞时，神经干旁常伴行血管，穿刺针经过的组织附近可能有体腔（如胸膜腔等）或脏器，穿刺损伤可以引起并发症或后遗症。操作力求准确、慎重及轻巧。

关于局麻药物的选择，见表5－3、表5－4。

表5－3　粗大神经干阻滞时局麻药的选择

含1：200 000肾上腺素溶液的局麻药物	常用浓度（%）	常用体积（mL）	最大剂量（mg）	平均起效时间（min）	平均持续时间（min）
利多卡因	1～2	30～50	500	10～20	120～240
甲哌卡因	1～1.5	30～50	500	10～20	180～300
丙胺卡因	1～2	30～50	600	10～20	180～300
丁哌卡因	0.25～0.5	30～50	225	20～30	360～720
罗哌卡因	0.2～0.5	30～50	250	20～30	360～720
左旋丁哌卡因	0.25～0.5	30～50	225	20～30	360～720

表5－4　细小神经干阻滞时局麻药的选择

药物	常用浓度（%）	常用体积（mL）	剂量（mg）	普通溶液 平均持续时间（min）	含肾上腺素溶液 平均持续时间（min）
普鲁卡因	2	5～20	100～400	15～30	30～60
氯普鲁卡因	2	5～20	100～400	15～30	30～60
利多卡因	1	5～20	50～200	60～120	120～180
甲哌卡因	1	5～20	50～200	60～120	120～180
丙胺卡因	1	5～20	50～200	60～120	120～180
丁哌卡因	0.25～0.5	5～20	12.5～100	180～360	240～420
罗哌卡因	0.2～0.5	5～20	10～100	180～360	240～420

一、颈丛阻滞技术

颈神经丛由颈$_{1\sim4}$（C$_{1\sim4}$）脊神经前支组成。第1颈神经主要是运动神经，支配枕骨下角区肌肉，后3对颈神经均为感觉神经，出椎间孔后，从后面横过椎动脉及椎静脉，向外延伸，到达横突尖端时分为升支及降支，这些分支与上下相邻的颈神经分支在胸锁乳突肌之后连接成网状,称为颈神经丛(图5-7)。

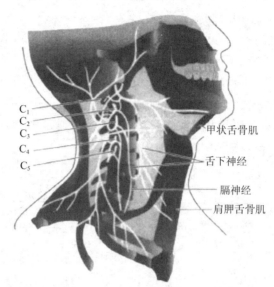

图中标注:
C₁ C₂ C₃ C₄ C₅
甲状舌骨肌
舌下神经
膈神经
肩胛舌骨肌

图5-7　颈神经丛

每1条神经出椎间孔后,越过椎动、静脉在各横突间连结成束至横突尖端。横突尖端距皮肤1.3～3.2cm,靠下方的颈椎横突较浅,以第6颈椎横突尖端最易触及。颈神经丛分为深丛及浅丛,还形成颈袢,与 C_5 部分神经纤维形成膈神经。颈深神经丛主要支配颈前及颈侧面的深层组织,亦有分支通过舌下神经到舌骨下肌群。颈浅神经丛在胸锁乳突肌后缘中点形成放射状分布,向前即颈前神经,向下为锁骨上神经,向后上为耳大神经,向后为枕小神经,分布于颌下、锁骨、整个颈部及枕部区域的皮肤浅组织,呈披肩状。

(一)颈丛阻滞的适应证、禁忌证和并发症

1.颈丛神经阻滞的适应证　适用于颈部一切手术,如甲状腺大部切除术或颈动脉内膜剥脱术。对于难以保持上呼吸道通畅者应禁用颈丛阻滞麻醉。双侧颈深丛阻滞时,有可能阻滞双侧膈神经或喉返神经而引起呼吸抑制,尤以年迈体弱者为甚,因此双侧颈深丛阻滞应慎用或禁用。

2.颈丛神经阻滞并发症

(1)药液误入硬膜外间隙或蛛网膜下隙:可引起高位硬膜外阻滞,而更严重的并发症是药液误入蛛网膜下隙引起全脊麻。穿刺针误入椎管的原因之一是进针过深,二是进针方向偏内向后,多由于注射过程中针头固定欠佳而逐渐推进所致。预防措施在于使用短针(或5、7号头皮针),进针切勿过深,注药2～3mL后观察无全脊椎麻醉反应,然后再注入余药。

(2)局麻药毒性反应:主要是穿刺针误入颈动脉或椎动脉而未及时发现所致。因此注药前应抽吸,证实针尖深度应在横突部位。由于颈部血管丰富,药物吸收迅速,也会导致中毒。故穿刺针切勿过深,注速切勿太快,药物不可过量。在应用两种局麻药的混合液时,两种局麻药各自的毒性有相加作用或协同作用,特别要警惕丁哌卡因的心脏毒性,严格控制药量。

(3)膈神经麻痹：膈神经主要由第4颈神经组成，同时接受第3、5颈神经的小分支。颈深丛阻滞常易累及膈神经，可出现呼吸困难及胸闷，此时立即吸氧多可缓解。双侧膈神经麻痹时呼吸困难症状严重，必要时应进行人工辅助呼吸，故应避免双侧颈深丛阻滞。

(4)喉返神经阻滞：主要是针刺过深，注药压力太大使迷走神经阻滞。患者声音嘶哑或失音，甚至出现呼吸困难。单侧喉返神经阻滞者症状在0.5～1h内多可缓解。

(5)霍纳综合征(Horner's syndrome)：系颈交感神经节被阻滞所致，表现为患侧眼裂变小、瞳孔缩小、眼结膜充血、鼻塞、面微红及无汗等。短期内可自行缓解。

(6)椎动脉损伤引起出血、血肿。

(二)颈丛阻滞的操作技术

1.颈浅神经丛阻滞　颈浅神经丛阻滞可用于锁骨上颈部表浅手术；而颈部较深手术，如甲状腺手术、颈动脉内膜剥脱术等，尚需行颈深神经丛阻滞。但由于颈部尚有后4对颅神经支配，故单纯行颈神经丛阻滞效果不完善，可用辅助药物以减轻疼痛。

(1)定位：于第4颈椎横突处做标记，或采取颈外静脉与胸锁乳突肌后缘交点，常规消毒后在标记处做皮丘(图5-8)。

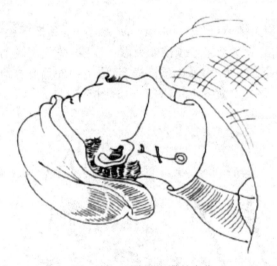

图5-8　颈浅丛阻滞的定位

(2)操作：患者去枕仰卧，头偏向对侧。常规消毒皮肤，操作者戴无菌手套，用22G针(5～6cm)由胸锁乳突肌后缘中点垂直刺入皮肤，若胸锁乳突肌触不清楚，可先嘱患者抬头使胸锁乳突肌细紧，则可见其后缘。缓慢进针遇一刺破纸张样的落空感后表示针头已穿透颈阔肌，将局麻药注射到颈阔肌下。也可在颈阔肌表面(胸锁乳突肌浅表)再向乳突、锁骨和颈前方向作浸润注射，以分别阻滞枕小、耳大、颈前和锁骨上神经，一般用2%利多卡因5mL加0.5%丁哌卡因或0.3%丁卡因5mL及0.1%肾上腺素0.1mL(甲亢患者禁用)，于两侧各注5mL即可。亦可用较低浓度药物或其他配方，视手术情况而定(图5-9)。

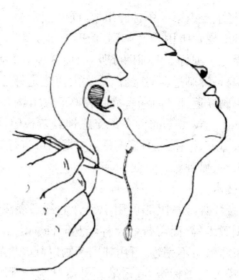

图 5—9　颈浅丛阻滞的操作方法

2.颈深丛神经阻滞

(1)定位:第 6 颈椎横突结节(又称 chassaignac 结节)是颈椎横突中最突出者,位于环状软骨水平,可以扪及。由乳突尖至第 6 颈椎横突做一连线,在此连线上乳突下约 1.5cm 为第 2 颈椎横突,第 2 颈椎横下约 3cm 为第 4 颈椎横突,位于颈外静脉与胸锁乳突肌后缘交叉点附近,第 3 颈椎横突位于颈 2、4 横突之间(图 5—10,图 5—11)。

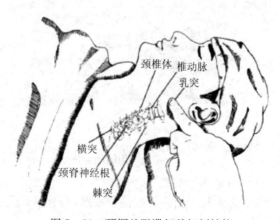

图 5—10　颈深丛阻滞相关解剖结构

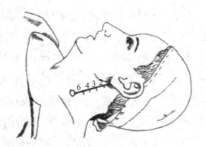

图 5—11　颈深丛阻滞的定位

(2)操作:患者去枕仰卧,头偏向对侧,双上肢紧贴身体两侧,在乳突尖的下方约 1.5cm,并在胸锁乳突肌后缘处,即相当于第 2 颈椎横突的位置做一标记。并于胸锁乳突肌后缘中点,相当于颈₄横突尖的位置再做一标记,两者之间的中点即为颈₃横突尖。每两标记之间相距 2～3cm。在以上三点用局麻药做皮丘,麻醉者站在患者的头侧,左手示、中、无名指触得颈₂‚₃‚₄横突尖,以长 4～5cm 的 22G 穿刺针自各皮丘处呈垂直方向稍向足倾斜刺入直达颈₂‚₃‚₄横突面,即相当于手指触得的位置。若患者有异感,则更为确切。若异感出现在头后方,即表示刺到颈₂‚₃脊神经;当出现在颈下方或肩部,则为刺到颈₄神经。穿刺针的位置必须确实在横突处方可注药。注药前必须先回吸确定无血和脑脊液后,每处注射局麻药混合液2～3mL,最多 5mL(2％利多卡因 5mL 加 0.5％丁哌卡因或 0.3％丁卡因 5mL)。若手术范围在颈中部,颈₂横突处可不注药。此外,改良颈丛神经阻滞技术已为临床广泛应用,即以第 4 颈椎横突作穿刺点,穿刺针抵达第 4 颈椎横突后一次性注入局麻药 10～15mL(注射前最好找到异感)。药物扩散依赖椎旁间隙,可阻滞整个颈丛,满足颈部手术需要(图 5—12)。有经验的麻醉医师可慎用双侧颈深丛神经阻滞,注意在一侧颈深阻滞后观察 15～30min,如无呼吸抑制再行对侧颈深阻滞,否则应放弃对侧颈深阻滞。

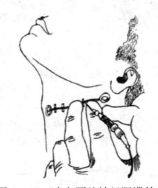

图 5—12　改良颈丛神经阻滞技术

二、臂丛阻滞技术

(一)解剖

1.臂丛神经组成(图 5—13)　臂神经丛由 $C_{5\sim8}$ 及 T_1 脊神经前支组成,有时亦接受 C_4 及

T_2 脊神经前支发出的小分支,主要支配整个手、臂运动和绝大部分手、臂感觉。组成臂丛的脊神经出椎间孔后在锁骨上部,前、中斜角肌的肌间沟分为上、中、下干。上干由 $C_{5\sim6}$ 前支,中干由 C_7 前支,下干由 C_8 和 $T_{1,2}$ 脊神经前支构成。三支神经干从前中斜角肌间隙下缘穿出,伴随锁骨下动脉向前、向外、向下方延伸,至锁骨后第 1 肋骨中外缘每个神经干分为前、后两股,通过第 1 肋和锁骨中点,经腋窝顶进入腋窝。在腋窝各股神经重新组合成束,三个后股在腋动脉后方合成后束,延续为腋神经及桡神经;上干和中干的前股在腋动脉的外侧合成外侧束,延续为肌皮神经和正中神经外侧根;下干的前股延伸为内侧束,延续为尺神经、前臂内侧皮神经、臂内侧皮神经和正中神经内侧根(图 5—14,图 5—15)。

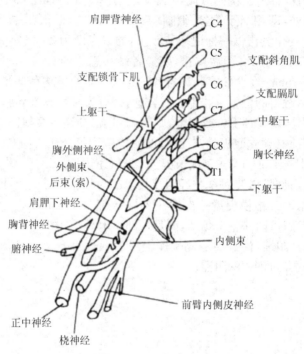

图 5—13 臂丛神经

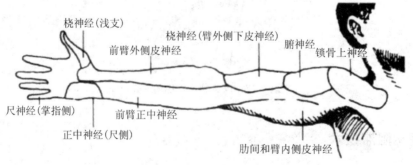

图 5—14 臂丛神经分支在皮肤上的分布(前面)

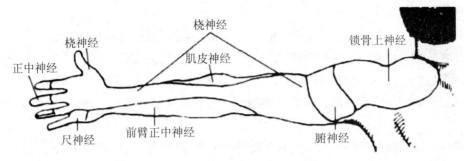

图 5-15 臂丛神经分支在皮肤上的分布(后面)

2.臂丛神经与周围组织的关系 臂丛神经按其所在的位置分为锁骨上、下两部分。

(1)锁骨上部:主要包括臂丛的根和干。

①臂丛各神经根分别从相应椎间孔穿出走向外侧,其中 $C_{5\sim7}$ 前支沿相应横突的脊神经沟走行,通过椎动脉的后方,然后臂丛各根在锁骨下动脉第二段上方通过前、中斜角肌间隙,再穿出间隙前后组成三干。

②臂丛三干在颈外侧的下部,与锁骨下动脉一起从上方越过第1肋的上面,其中上、中干行走于锁骨下动脉的上方,下干行走于动脉的后方。臂丛三干经过前中斜角肌间隙和锁骨下血管一起被椎前筋膜包绕,故称为锁骨下血管周围鞘,而鞘与血管之间则称为锁骨下血管旁间隙。臂丛干在颈外侧区走行时,表面仅被皮肤、颈阔肌和深筋膜覆盖,有肩胛舌骨肌下腹、颈外静脉、颈横动脉和肩胛上神经等经过,此处臂丛比较表浅,瘦弱者可在体表触及。臂丛三干至第1肋外侧缘时分为六股,经锁骨后进入腋窝,移行为锁骨下部。

(2)臂丛锁骨下部:臂丛三束随腋动脉行于腋窝,在腋窝上部,外侧束与后束位于腋动脉第一段的外侧,内侧束在动脉后方。到胸小肌深面时,外侧束、内侧束与后束分别位于第二段的外、内侧面和后面。三束及腋动脉位于腋鞘中,腋鞘与锁骨下血管周围鞘连续,腋鞘内的血管旁间隙与锁骨下血管旁间隙相连通。

(3)臂丛鞘:解剖上臂丛神经及颈丛神经从颈椎至腋窝远端一直被椎前筋膜及其延续的筋膜所围绕,臂丛神经实际上处于此连续相通的筋膜间隙中,故从腋鞘注入药液,只要量足够便可一直扩散至颈神经丛。

(二)臂丛阻滞的适应证、禁忌证和并发症

1.臂丛阻滞方法 常用的臂神经丛阻滞方法有肌间沟阻滞法、腋路阻滞法、锁骨上阻滞法、锁骨下阻滞法和喙突下阻滞法。

2.适应证 臂神经丛阻滞适用于上肢及肩关节手术或上肢关节复位术。

3.药物 1%~1.5%利多卡因加用1:200 000肾上腺素可提供3~4h麻醉,若手术时间长,罗哌卡因(0.3%~0.5%)或丁哌卡因(0.25%~0.5%)可提供8~12h麻醉。臂丛阻滞药物不必用太高浓度,而较大容量(40~50mL)便于药物鞘内扩散,30~50mL的1%~2%利多卡因或0.25%~0.5%丁哌卡因是成人的常用剂量。

4.臂丛神经阻滞常见并发症

(1)气胸:多发生在锁骨上或锁骨下阻滞法,由于穿刺方向不正确且刺入过深,或者穿刺过程中患者咳嗽,使肺过度膨胀,胸膜及肺尖均被刺破,使肺内气体漏到胸膜腔。此类气胸发展缓慢,有时数小时之后患者才出现症状。当有气胸时,除双肺听诊及叩诊检查外,做 X 线胸部透视或摄片有助于明确诊断。根据气胸的严重程度及发展情况不同,可行胸腔抽气或胸腔闭式引流。

(2)出血及血肿:各径路穿刺时均有可能分别刺破颈内、外静脉、锁骨下动脉、腋动脉或腋静脉引起出血。如穿刺时回抽有血液,应拔出穿刺针,局部压迫止血,避免继续出血或血肿形成。然后再改变方向重新穿刺。锁骨上或肌间沟径路若引起血肿,还可引起颈部压迫症状。

(3)局麻药毒性反应:多因局麻药用量过大或误入血管所致。

(4)膈神经麻痹:发生于肌间沟法和锁骨上法,可出现胸闷、气短、通气量减少,必要时予吸氧或辅助呼吸。

(5)声音嘶哑:因喉返神经阻滞所致,可发生于肌间沟法及锁骨上法阻滞,注药时压力不要过大,药量不宜过多,有助于避免此种并发症。

(6)高位硬膜外阻滞或全脊麻:肌间沟法进针过深,穿刺针从椎间孔进入硬膜外间隙或蛛网膜下隙,使局麻药注入硬膜外或蛛网膜下隙所致。故穿刺针方向应指向颈椎横突而不是椎体方向。注药时应回抽有无脑脊液,一旦出现,应按硬膜外腔阻滞麻醉中发生全脊髓麻醉意外处理。

(7)霍纳综合征:多见于肌间沟法阻滞,为星状神经节阻滞所致,不需处理。可自行恢复。

(三)各种臂丛神经阻滞技术的操作

1.肌间沟阻滞法　肌间沟阻滞法是最常用的臂丛阻滞方法之一。操作较易于掌握,定位也较容易,出现并发症的机会较少,对肥胖或不合作的小儿较为适用,小容量局麻药即可阻滞上臂肩部及桡侧。缺点:肌间沟阻滞法对肩部、上臂及桡侧阻滞效果较好,而对前臂和尺侧阻滞效果稍差,阻滞起效时间也延迟,有时需增加药液容量才被阻滞。

(1)体位和定位(图 5-16):去枕仰卧位,头偏向对侧,手臂贴体旁,手尽量下垂,显露患侧颈部。嘱患者抬头,先在环状软骨(颈$_6$)水平找到胸锁乳突肌后缘,由此向外可触摸到一条小肌腹即为前斜角肌,再往外侧滑动即可触到一凹陷处,其外侧为中斜角肌,此凹陷即为肌间沟(图 5-16)。臂神经丛即由此沟下半部经过,前斜角肌位于臂丛的前内方,中斜角肌位于臂丛的后外方。斜角肌间隙上窄下宽,沿该间隙向下方逐渐触摸,于锁骨上约 1cm 可触及一细柔横向走行的肌肉,即肩胛舌骨肌,该肌与前、中斜角肌共同构成 1 个三角形,该三角形靠近底边(肩胛舌骨肌)处即为穿刺点。在该点用力向脊柱方向重压,患者可诉手臂麻木、酸胀或有异感。若患者肥胖或肌肉欠发达,肩胛舌骨肌触不清,即以锁骨上 2cm 处的肌间沟为穿刺点。

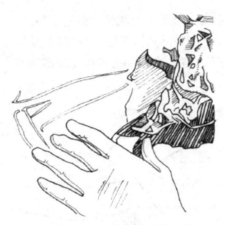

图 5－16　肌间沟阻滞法的定位

（2）操作（图 5－17）：颈部皮肤常规消毒，右手持一 3～4cm 长 22G 穿刺针（或 7 号头皮针）垂直刺入皮肤，略向对侧足跟推进，直到出现异感或手指（手臂）肌肉抽动，如此方向穿刺无异感，以此穿刺针为轴扇形寻找异感，出现异感为此方法可靠的标志。可反复试探 2～3 次，以找到异感为好，若反复多次穿刺无法寻找到异感，可以触及横突（颈$_6$）为止。穿刺成功后，回抽无血液及脑脊液，成人一次注入局麻药液 20～25mL。注药时可用手指压迫穿刺点上部肌间沟，迫使药液向下扩散，则尺神经阻滞可较完善。

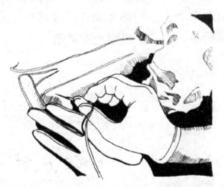

图 5－17　肌间沟臂丛阻滞的操作方法

（3）并发症及其防治：肌间沟阻滞法的主要并发症有：误入蛛网膜下腔引起全脊麻；高位硬膜外阻滞；局麻药毒性反应；损伤椎动脉；星状神经节、喉返神经和膈神经阻滞。为了预防全脊麻或血管内注药而引起全身毒性反应，注药前应回吸，每注入 5mL 局麻药亦应回吸一次。

2.腋路臂丛阻滞法　腋路阻滞法也是最常用的臂丛神经阻滞方法之一。其优点为：①臂丛神经分支均在血管神经鞘内，位置表浅，动脉搏动明显，故易于阻滞。②没有气胸、膈神经、迷走神经或喉返神经阻滞的危险。③无误入硬膜外间隙或蛛网膜下腔的危险。禁忌证包括：①上肢外展困难或腋窝部位有感染、肿瘤或因骨折无法摆放体位的患者不能应用此方法。②

上臂阻滞效果较差,不适用于肩关节手术及肱骨骨折复位等。

(1)体位与定位(图5-18):患者仰卧,头偏向对侧,患肢外展90°,屈肘90°,前臂外旋,手背贴床或将患肢手掌枕于头下。在腋窝顶部摸到腋动脉搏动最高点,其上方即为穿刺点。

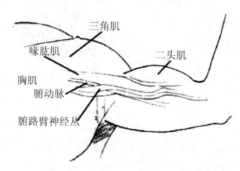

图5-18 腋路阻滞法相关的解剖结构

(2)操作(图5-19):皮肤常规消毒,用左手触及腋动脉,右手持22G针头(7号头皮针),沿腋动脉上方斜向腋窝方向刺入,穿刺针与动脉呈20°夹角,缓慢推进,在有穿过鞘膜的落空感或患者出现异感后,右手放开穿刺针,则可见针头固定且随动脉搏动而摆动,表明针头已刺入腋部血管神经鞘,也可借助神经刺激器证实针头确实在血管神经鞘内,但不必强求异感。连接注射器回抽无血后,即可注入30~40mL局麻药。腋路臂丛神经阻滞成功的标志为:①穿刺针头固定且随动脉搏动而摆动。②回抽无血。③注药后呈梭形扩散。④患者自述上肢发麻。⑤上肢尤其前臂不能抬起。⑥皮肤表面血管扩张。

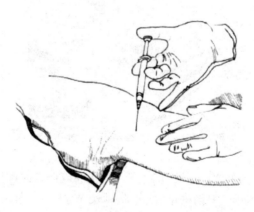

图5-19 腋路臂丛阻滞的操作方法

(3)并发症及预防:腋路臂丛神经阻滞局麻药毒性反应发生率较高,可能是局麻药量大或误入血管引起,故注药时要反复回抽,确保穿刺针不在血管内。

3.锁骨上阻滞法

(1)体位与定位:患者平卧,患侧肩垫一薄枕,头转向对侧,患侧上肢紧贴体旁。其体表标志为锁骨中点上方1～1.5cm处为穿刺点。

(2)操作:皮肤常规消毒,用22G穿刺针经穿刺点刺入皮肤,针尖向内、向后、向下推进,进针1～2cm可触及第1肋骨表面,在肋骨表面上寻找异感或用神经刺激器方法寻找臂丛神经,当出现异感后固定针头,回抽无血液、无气体,一次性注入局麻药20～30mL。

(3)并发症及其预防:主要并发症有局部血肿、气胸、膈神经及喉返神经阻滞。膈神经阻滞后是否出现窒息或呼吸困难等症状,取决于所用药物浓度、膈神经阻滞深度以及单侧(一般无症状)或双侧等因素。为避免发生双侧膈神经阻滞而引起明显的呼吸困难,不宜同时进行双侧臂丛阻滞。如临床需要,可在一侧臂丛阻滞后30min并未出现膈神经阻滞时,再行另一侧阻滞。双侧臂丛神经阻滞时应加强呼吸监测,及时发现和处理呼吸并发症。

4.锁骨下阻滞法

(1)体位与定位(图5—20):体位同肌间沟法,术者手指沿前中斜角肌间沟向下,直至触及锁骨下动脉搏动,紧靠其外侧做一标志。

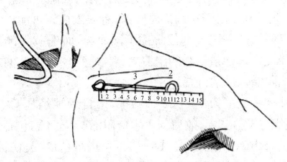

图5—20 锁骨下血管旁阻滞法的定位

(2)操作(图5—21):皮肤常规消毒,左手手指放在锁骨下动脉搏动处,右手持2～4cm的22G穿刺针,从锁骨下动脉搏动点外侧朝下肢方向直刺,方向不向内也不向后,沿中斜角肌的内侧缘推进,刺破臂丛鞘时有突破感。通过神经刺激器或异感的方法确定为臂丛神经后,注入局麻药20～30mL。

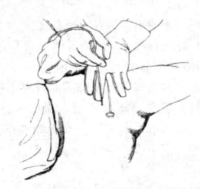

图5—21 锁骨下血管旁阻滞法的操作方法

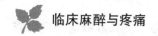

(3)优点:①较小剂量即可得到较高水平的臂丛神经阻滞效果。②上肢及肩部疾病者,穿刺过程中不必移动上肢。③局麻药误入血管的可能性小。④不致发生误入硬膜外间隙或蛛网膜下腔的意外。

(4)缺点:①有发生气胸的可能。②不能同时进行双侧阻滞。③穿刺若无异感,失败率可高达15%。

5.喙突下臂丛阻滞法 臂丛神经出第1肋后,从喙突内侧走向外下,成人臂丛距喙突最近处约2.25cm,儿童约1.19cm,于喙突内下方通过胸小肌深面时,迂回绕腋动脉行于腋鞘,位置较集中,走行方向与三角肌、胸大肌间沟基本一致。

(1)定位:测量喙突至胸外侧最近距离(通常为第2肋外侧缘),并做一连线为喙胸线。喙胸距离(mm)×0.3+8所得数值即为喙突下进针点。

(2)操作:由上述穿刺点垂直刺入,刺破胸大、小肌可有二次突破感,当针尖刺入胸小肌与肩胛下肌,患者可感有异感向肘部传导。小儿则以突破感及针头随动脉搏动为指征。

(3)优缺点:避免损伤肺及胸膜,但穿刺角度过于偏内或肺气肿患者亦有可能发生气胸;可用于上臂、肘及肘以下手术。由于穿刺部位较深,有误入血管可能。

上述5种臂丛入路阻滞效果因各部位解剖不同而异,而上肢各部位神经支配亦各异,因此应根据手术部位神经支配选择最恰当的阻滞入路。

(四)上肢手术臂丛阻滞入路的选择

1.肩部手术 肩部神经支配为 $C_3 \sim C_6$ 神经根,来自颈神经丛 $C_{3,4}$ 发出分支支配肩项皮肤;其余皮肤和深层组织受 $C_{5,6}$ 支配,故肩部手术应阻滞 C_3 至 C_6,包括颈神经丛和臂神经丛,故又称颈臂丛阻滞(cervicebrachial plexus block)。可进行植皮、裂伤缝合等浅表手术。由于颈丛和臂丛相互连续阻滞,局麻药可以在第6颈椎平面向上向下扩散,故肌间沟入路为肩部手术首选。由于 $C_{3,4}$ 在锁骨上和锁骨下入路之外,故较少选用此两种入路。行锁骨上肩区深部手术(含肩关节手术),需阻滞 $T_{1,2}$ 神经,故常需在腋后线加第2肋间神经阻滞。

2.上臂及肘部手术 该部手术须阻滞 $C_{5\sim8}$ 和 T_1 神经,故最佳入路为锁骨上或锁骨下入路。肌间沟入路常不能阻滞到 C_8 和 T_1,腋入路常不能阻滞肌皮神经和肋间臂神经,均为失当选择。

3.前臂手术 前臂手术需阻滞 $C_{5\sim8}$ 和 T_1 神经根形成臂丛的所有分支,以锁骨下入路为最佳选择,因为局麻药可在神经束平面阻滞所有的神经,也易于阻滞腋部的肋间臂神经,有助于缓解上肢手术不可少的止血带所引起的痛苦,而其他入路不能达到此效果。

4.腕及手部手术 臂丛阻滞对腕部手术有一定困难,因为支配该区域的神经非常丰富,而且相互交叉支配,腋入路最常失败为拇指基底部阻滞效果不良,此处有来自前外侧的正中神经、后外侧的桡神经及上外侧的肌皮神经支配,故锁骨上入路和肌间沟入路为拇指基底部手术首选。而腕尺侧、正中神经或手指手术,腋入路常可阻滞完善。

三、其他临床常用的神经阻滞方法

(一)上肢神经阻滞

上肢神经阻滞主要适用于前臂或手部的手术,也可作为臂丛神经阻滞不完全的补救方法。主要包括正中神经阻滞、尺神经阻滞和桡神经阻滞,可以在肘部或腕部阻滞。若行手指手术,也可行指间神经阻滞。

1.尺神经阻滞

(1)解剖:尺神经起源于臂丛内侧,在腋动脉内侧分出,主要由 C_8 和 T_1 脊神经纤维组成。尺神经在上臂内侧沿肱二头肌与三头肌间隔下行,于肱中段穿出间隔,向内向后方入肱骨内上髁与尺骨鹰嘴间沟内(尺神经沟),然后在尺侧腕屈肌二头之间进入前臂,再下行至腕部,位于尺侧腕屈肌与指深屈肌之间,在尺动脉内侧进入手掌。尺神经具有运动支和感觉支。

(2)尺神经阻滞后出现:①环指尺侧及小指掌面,并由此卜沿至肘关节以下,又自中指尺侧、环指及小指背面并上沿至肘关节以下。感觉减退,以手内侧缘感觉缺失为最明显(腕部阻滞时,无前臂麻木)。②手指不能分开并拢,环指、小指的指间关节只能屈不能伸,掌指关节过伸。

(3)肘部尺神经阻滞

①标志:前臂屈曲90°,在尺神经沟内可扪及尺神经,按压尺神经患者多有异感。

②操作:在尺神经沟下缘相当于尺神经部位做皮丘,取 23G 穿刺针刺入皮肤,针保持与神经干平行,沿沟向心推进,遇异感后即可注入局麻药 5~10mL。

(4)腕部尺神经阻滞:见图5—22。

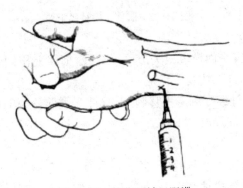

图5—22　腕部尺神经阻滞

1)定位:从尺骨茎突水平横过画一直线,相当于第2腕横纹,此线与尺侧腕屈肌桡侧交点即为穿刺点,患者掌心向上握掌屈腕时该肌腹部最明显。

2)操作:在上述穿刺点作皮丘,取 23G 穿刺针垂直刺入出现异感即可注入局麻药 5mL,若无异感,在肌腱尺侧穿刺,或向尺侧腕屈肌深面注药,但不能注入肌腱内。

2.正中神经阻滞

(1)解剖:正中神经主要来自于 C_6~T_1 脊神经根纤维,于胸小肌下缘由臂丛神经的内侧束和外侧束分出,两束的主支形成正中神经的内、外侧根。正中神经开始在上臂内侧伴肱动脉下行,先在肱动脉外侧,后转向内侧,在肘部从肱骨内上髁与肱二头肌腱中间,穿过旋前圆肌进入前臂,走行于屈指浅肌与屈指深肌之间,沿中线降至腕部,在掌横韧带处位置最表浅,在桡侧腕屈肌与掌长肌之间的深处穿过腕管,在掌筋膜深面到达手掌。

（2）正中神经阻滞出现：①大鱼际肌、拇指、示指、中指及环指桡侧感觉消失。②手臂不能旋前，拇指和示指不能屈曲，拇指不能对掌。

（3）肘部正中神经阻滞

①标志：肘部正中神经在肱二头肌筋膜之下，肱骨内上髁与肱二头肌腱内侧之中点穿过肘窝。肱骨内、外上髁之间画一横线，该线与肱动脉交叉点的内侧 0.7cm 处即为正中神经所在部位，相当于肱二头肌腱的外缘与内上髁间的中点，在此处做皮丘。

②操作：取 22G 穿刺针经皮丘垂直刺入，直至出现异感，或做扇形穿刺以探及异感，出现异感后即可注入局麻药 5mL。

（4）腕部正中神经阻滞：见图 5—23。

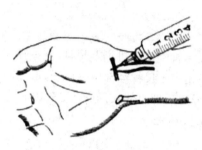

图 5—23　腕部正中神经阻滞

①标志：腕部桡骨茎突平面横过腕关节画一连线，横线上桡侧腕屈肌腱和掌长肌腱之间即为穿刺点，握拳屈腕时，该二肌腱更清楚。

②操作：取 22G 穿刺针经穿刺点垂直刺入，进针穿过前臂深筋膜，继续进针约 0.5cm，即出现异感，并放射至桡侧，注局麻药 5mL。

3.桡神经阻滞

（1）解剖：桡神经来自臂神经丛后束，源于 $C_{5\sim8}$ 及 T_1 脊神经。桡神经在腋窝位于腋动脉后方，折向下外方，走入肱骨桡神经沟内，达肱骨外上髁上方，穿外侧肌间隔至肱骨前方，在肘关节前方分为深、浅支。深支属运动神经，从桡骨外侧穿旋后肌至前臂背面，在深浅伸肌之间降至腕部；浅支沿桡动脉外缘下行，转向背面，并降至手臂。

桡神经阻滞后出现：①前臂前侧皮肤、手背桡侧皮肤、拇指、示指及中指桡侧皮肤感觉减退（腕部阻滞时无前臂麻木）。②垂腕。

（2）肘部桡神经阻滞

①标志：在肱骨内、外上髁做一连线，该横线上肱二头肌腱外侧处即为穿刺点。

②操作：取 23G 穿刺针经穿刺点垂直刺入，刺向肱骨，寻找异感，必要时行扇形穿刺，以寻找异感，探及异感即可注入局麻药 5mL。

（3）腕部桡神经阻滞（图 5—24）：腕部桡神经并非一支，分支细而多，可在桡骨茎突前端做皮下浸润，并向掌面及背面分别注药，在腕部形成半环状浸润即可。

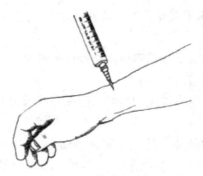

图 5-24　腕部桡神经阻滞

4.肌皮神经阻滞

(1)解剖:肌皮神经来自臂神经丛外侧束,由 $C_{5\sim7}$ 神经纤维组成,位于腋动脉外侧,至胸小肌外侧缘脱离腋鞘,穿过喙肱肌到肌外侧,在肱二头肌与肱肌之间降至肘关节上方,相当于肱骨外上髁水平穿出臂筋膜延续为前臂外侧皮神经,沿前臂外侧行至腕部。

(2)肘部肌皮神经阻滞:利用桡神经阻滞,在桡神经阻滞完毕后,将穿刺针稍向外拔出,刺向肱二头肌腱与肱桡肌之间,注入局麻药 10mL。

5.指间神经阻滞

(1)解剖:手指由臂丛神经的终末支指间神经支配,可从手指根部阻滞指间神经。

(2)操作:在指间以 25G 穿刺针刺入手指根部,靠近骨膜缘边抽边注,缓慢注药 2~3mL。一般针由手指侧部穿入再逐步进入近手掌部,注药由近掌部到手背部,在穿刺时避免感觉异常,因感觉异常是神经受压表现。药液中禁止加用肾上腺素,以防止血管收缩导致缺血。

(3)应用指征:可用于手指手术或单个手指再造术,也可用于臂丛阻滞不全时的辅助阻滞。一般需 10~15min 阻滞完善。

(二)下肢神经阻滞

支配下肢的神经主要来自腰神经丛和骶神经丛。腰丛由 T_{12} 前支的一部分, $L_{1\sim3}$ 前支和 L_4 前支的一部分组成。腰丛上端的 3 支神经是髂腹下神经(L_1)、髂腹股沟神经(L_1)和生殖股神经,这 3 支神经向前穿过腹肌,支配髋部和腹股沟区皮肤;腰神经丛下端的 3 支神经为股外侧皮神经($L_{2\sim3}$)、股神经($L_{2\sim4}$)和闭孔神经($L_{2\sim4}$)。骶丛由腰骶干(L_4 的余下部分及 L_5 前支合成)及骶尾神经前支组成,重要分支有臀上神经($L_4\sim S_1$)、臀下神经($L_5\sim S_2$)、阴部神经($S_{2\sim4}$)、坐骨神经($L_4\sim S_3$)及股后皮神经。下肢神经支配为:大腿外侧为股外侧皮神经,前面为股神经,内侧为闭孔神经和生殖股神经,后侧为骶神经的小分支;除前内侧小部分由股神经延续的隐神经支配,小腿和足绝大部分由坐骨神经支配。

1.下肢神经阻滞的适应证　全部下肢麻醉需同时阻滞腰神经丛和骶神经丛。因需注药量大且操作不方便,故临床应用不广。然而,当需要麻醉的部位比较局限或禁忌椎管内麻醉时,可以应用腰骶神经丛阻滞。另外,腰骶神经丛阻滞还可作为全身麻醉的辅助措施用于术后镇痛。

(1)虽然腰神经丛阻滞复合肋间神经阻滞可用于下腹部手术,但临床很少应用。髂腹下神经与髂腹股沟神经联合阻滞是简单而实用的麻醉方法,可用于髂腹下神经与髂腹股沟神经支配区域的手术(如疝修补术)。

(2)髋部手术需阻滞除髂腹下和髂腹股沟神经以外的全部腰神经,最简便的方法是阻滞腰神经丛(腰大肌间隙腰丛阻滞)。

(3)大腿手术需麻醉股外侧皮神经、股神经、闭孔神经及坐骨神经,可行腰大肌间隙腰丛阻滞联合坐骨神经阻滞。

(4)大腿前部手术可行股外侧皮神经和股神经联合或分别阻滞,亦可采用"三合一"法。单纯股外侧皮神经阻滞可用于皮肤移植皮区麻醉,单纯股神经阻滞适用于股骨干骨折术后止痛、股四头肌成形术或髌骨骨折修复术。

(5)股外侧皮神经和股神经联合阻滞再加坐骨神经阻滞,通常可防止止血带疼痛,这是因为闭孔神经支配皮肤区域很少。

(6)开放膝关节手术需要阻滞股外侧皮神经、股神经、闭孔神经和坐骨神经,最简便的方法是实施腰大肌间隙腰神经丛阻滞联合坐骨神经阻滞。采用股神经、坐骨神经联合阻滞也可满足手术要求。

(7)膝远端手术需阻滞坐骨神经和股神经的分支隐神经,踝部阻滞可适用于足部手术。

2.腰神经丛阻滞

(1)解剖(图5-25):腰神经出椎间孔后位于腰大肌后内方的筋膜间隙中,腰大肌间隙前壁为腰大肌,后壁为第1~5腰椎横突、横突间肌与横突间韧带,外侧为起自腰椎横突上的腰大肌纤维及腰方肌,内侧是第1~5腰椎体、椎间盘外侧面及起自此面的腰大肌纤维。腰大肌间隙上界平第12肋,向下沿腰骶干至骨盆的骶前间隙。其中有腰动静脉、腰神经前支及由其组成的腰丛。将局麻药注入腰大肌间隙以阻滞腰丛,称为腰大肌间隙腰丛阻滞。

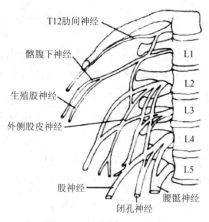

图5-25　腰神经丛结构

包裹腰丛的筋膜随脊神经下行,延伸至腹股沟韧带以下,构成股鞘。其内侧壁为腰筋膜,后外侧壁为髂筋膜,前壁为横筋膜。在腹股沟股鞘处注药以阻滞腰丛,称为腹股沟血管旁腰丛阻滞。可通过一次注药阻滞腰丛3个主要分支(股外侧皮神经、股神经及闭孔神经),故又称三合一阻滞(3 in 1 block),但闭孔神经常阻滞不完善。

(2)腰大肌间隙腰丛阻滞:见图5—26。

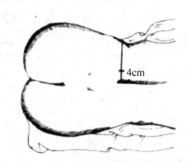

图5—26 腰大肌间隙腰丛阻滞的定位

1)定位:患者俯卧或侧卧,以髂嵴连线中点(相当于L_4的棘突),脊柱外侧4cm处为穿刺点。

2)操作(图5—27):经皮垂直刺入,直达L_4横突,然后将针尖滑过L_4横突上缘,再前进约0.5cm后有明显落空感后,表明针已进入腰大肌间隙,或用神经刺激器引发股四头肌颤搐确认腰丛,注入局麻药35mL。

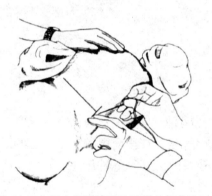

图5—27 腰大肌间隙腰丛阻滞的操作方法

(3)腹股沟血管旁腰丛阻滞(三合一阻滞)

①定位:仰卧在腹股沟韧带下方扪及股动脉搏动,用手指将其推向内侧,在其外缘做皮丘。

②操作:由上述穿刺点与皮肤呈45°向头侧刺入,直至出现异感或引发股四头肌颤搐,表明已进入股鞘,抽吸无血可注入局麻药30mL,同时在穿刺点远端加压,促使局麻药向腰神经丛近侧扩散。

3.骶神经丛阻滞 骶丛为腰骶干及$S_{1\sim3}$神经组成(图5—28),在骨盆内略呈三角形,尖朝向坐骨大孔,位于梨状肌之前,为盆筋膜所覆盖,支配下肢的主要分支为坐骨神经和股后皮神经。坐骨神经是体内最粗大的神经,自梨状肌下孔出骨盆后,行于臀大肌深面,经股骨大转子和坐骨结节之间下行到大腿后方,在腘窝处浅行,在该处分为胫神经和腓总神经。胫神经沿小腿后部下行,穿过内踝后分为胫前、胫后神经,支配足底及足内侧皮肤。腓总神经绕过腓骨小头后分为腓浅、深神经。腓浅神经为感觉神经,行走于腓肠肌外侧,在外踝处分为终末支,支配足前部皮肤;腓深神经主要是足背屈运动神经,行走于踝部上缘,同时也分出感觉支支配趾间皮肤;腓肠神经为胫神经和腓总神经发出的分支形成的感觉神经,在外踝之下通过,支配足外侧皮肤。股后皮神经前段与坐骨神经伴行,支配大腿后部的皮肤,坐骨神经阻滞麻醉同时也阻滞该神经。

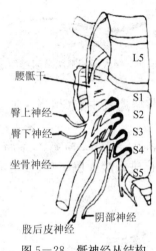

图 5—28 骶神经丛结构

4.坐骨神经阻滞

(1)传统后侧入路

①定位:置患者于 Sims 位(侧卧,阻滞侧在上,屈膝屈髋)。由股骨大转子与髂后上棘做一连线,连线中点做 1 条垂直线,该垂直线向尾端 4～5cm 处即为进针点(图 5—29);或该垂直线与股骨大转子和骶裂孔连线的交点为穿刺点。

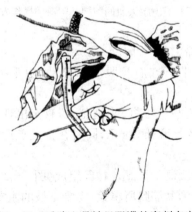

图 5—29 后路坐骨神经阻滞的穿刺点定位

②操作(图5-30):10cm 22G穿刺针由上述穿刺点垂直刺入至出现异感,若无异感而触及骨质(髂骨后壁),针可略偏向内侧再穿刺,直至滑过骨面而抵达坐骨切迹。出现异感后退针数毫米,注入局麻药20mL,或以神经刺激仪引起坐骨神经支配区肌肉的运动反应(腘肌或腓肠肌收缩,足屈或趾屈)作为指示。

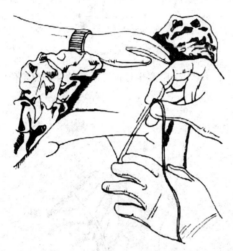

图5-30　后路坐骨神经阻滞的操作方法

(2)膀胱截石位入路:

①定位:仰卧,由助手协助患者,使髋关节屈曲90°并略内收,膝关节屈曲90°,股骨大转子与坐骨结节连线中点即为穿刺点。

②操作:由上述穿刺点刺入,穿刺针与床平行,针向头侧而略偏内,直至出现异感或刺激仪引起运动反应后,即可注药20mL。注药时压迫神经远端以促使药液向头侧扩散。

(3)前路:

①定位:仰卧,将同侧髂前上棘与耻骨结节做一连线(称为上线),并将其三等分,然后由股骨大转子做一平行线(称为下线)。由上线中内1/3交界处做一垂直线,该垂直线与下线交点处即为穿刺点。

②操作:由上述穿刺点垂直刺入直至触及股骨,调整方向略向内侧以越过股骨,继续刺入约2~3cm出现异感或用神经刺激仪定位。

③该入路适用于不能侧卧及屈髋患者,但因穿刺部位较深,穿刺成功率低于以上2种入路。

(4)腘窝坐骨神经阻滞(图5-31,图5-32):患者俯卧,膝关节屈曲,暴露腘窝边缘,其下界为腘窝皱褶,外界为股二头肌长头,内侧为重叠的半膜肌腱和半腱肌腱。在腘窝皱褶上7cm处做一水平线连接股二头肌肌腱及半腱肌肌腱,此连线中点即为穿刺点,穿刺针与皮肤呈45°~60°角度刺入,以刺激仪定位,一旦确定即可注入局麻药30~40mL。

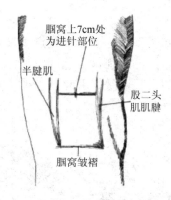

图5-31 腘窝坐骨神经阻滞的穿刺点定位

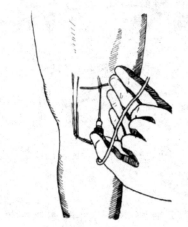

图5-32 腘窝坐骨神经阻滞的操作方法

5.股神经阻滞(图5-33,图5-34)

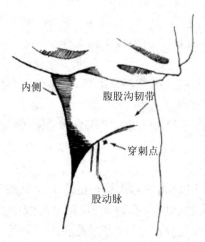

图5-33 股神经阻滞的穿刺点定位

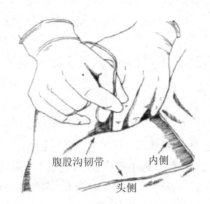

腹股沟韧带　　　内侧

头侧

图 5-34　股神经阻滞的操作方法

(1)解剖:股神经是腰丛的最大分支,位于腰大肌与髂肌之间下行到髂筋膜后面,在髂腰肌前面和股动脉外侧,经过腹股沟韧带的下方进入大腿前面,在腹股沟韧带附近,股神经分成若干束,在股三角区又合为前组和后组。前组支配大腿前面沿缝匠肌的皮肤,后组支配股四头肌、膝关节及内侧韧带,并分出隐神经伴随着大隐静脉下行于腓肠肌内侧,支配内踝以下皮肤。

(2)定位:在腹股沟韧带下面扪及股动脉搏动,于股动脉外侧 1cm,相当于耻骨联合顶点水平处做标记为穿刺点。

(3)操作:由上述穿刺点垂直刺入,缓慢前进,针尖越过深筋膜触及筋膜下神经时有异感出现,若无异感,可与腹股沟韧带平行方向,向深部做扇形穿刺至探及异感,即可注药 5~7mL。

6.闭孔神经阻滞

(1)解剖:闭孔神经起源于 $L_{2~4}$ 脊神经前支,于腰大肌后下方下行经闭孔出骨盆而到达大腿,支配大腿外展肌群、髋关节、膝关节及大腿内侧的部分皮肤。

(2)定位:以耻骨结节下 1.5cm 和外侧 1.5cm 处为穿刺点。

(3)操作:由上述穿刺点垂直刺入,缓慢进针至触及骨质,为耻骨下支,轻微调节穿刺针方向使针尖向外向脚侧进针,滑过耻骨下支边缘而进入闭孔或其附近,继续进针 2~3cm 即到目标。回抽无血后可注入 10mL 局麻药,退针少许注局麻药 10mL,以在闭孔神经经过通道上形成局麻药屏障。若用神经刺激仪引发大腿外展肌群颤搐来定位,可仅用 10mL 局麻药。

7.隐神经阻滞

(1)解剖:隐神经为股神经分支,在膝关节平面经股薄肌和缝匠肌之间穿出至皮下,支配小腿内侧及内踝大部分皮肤。

(2)操作:仰卧,在胫骨内踝内侧面,膝盖上缘做皮丘,穿刺针由皮丘垂直刺入,缓慢进针直至出现异感。若遇到骨质,便在骨面上行扇形穿刺以寻找异感,然后注药 5~10mL。

8.踝关节处阻滞　单纯足部手术,在踝关节处阻滞,麻醉意外及并发症大为减少。具体方法为:①先在内踝后 1 横指处进针,做扇形封闭,以阻滞胫后神经。②在胫距关节平面附近的踇伸肌内侧进针,以阻滞胫前神经。③在腓骨末端进针,便能阻滞腓肠神经。④用不含肾上腺素的局麻药注射于两踝关节之间的皮下,并扇形浸润至骨膜,以阻滞许多细小的感觉神经。

9.足部趾神经阻滞　与上肢指间神经阻滞相似,用药也类同。

(三)椎旁神经阻滞

在胸或腰脊神经从椎间孔穿出处进行阻滞,称为椎旁脊神经根阻滞(paravetebral block)。可在俯卧位或侧卧位下施行,但腰部椎旁阻滞取半卧位更便于操作。

1.解剖　胸椎棘突由上至下逐渐变长,并呈叠瓦状排列,胸脊神经出椎间孔后进入由椎体、横突及覆盖其上的胸膜在肋间围成的小三角形内,胸椎旁阻滞时注药入此三角内,穿刺方向偏内可避免损伤胸膜。胸部棘突较长,常与下一椎体横突位于同一水平。腰椎棘突与同一椎体横突位于同一水平。

2.胸部椎旁阻滞

(1)定位(图5-35):标记出需阻滞神经根上一椎体棘突,在此棘突上缘旁开3cm处做皮丘。

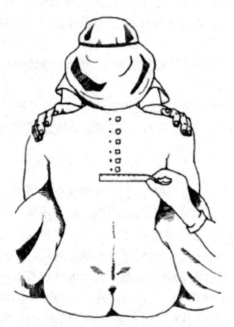

图5-35　胸部椎旁阻滞的定位

(2)操作(图5-36):以10cm 22G穿刺针经皮丘垂直刺向肋骨或横突,待针尖遇骨质感后,将针干向头侧倾斜45°,即向内向下推进。可以将带空气的注射器接于针尾,若有阻力消失感则表明已突破韧带进入椎旁间隙,回抽无血、液体及气体,即可注入局麻药5~8mL。

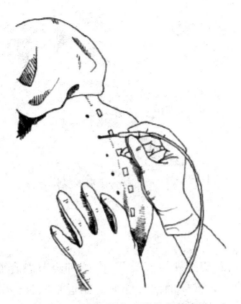

图 5-36 胸部椎旁阻滞的操作方法

3.腰部椎旁阻滞

(1)定位(图 5-37):标记出需阻滞神经根棘突,平棘突上缘旁开 3～4cm 处做皮丘。

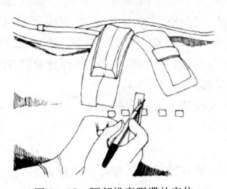

图 5-37 腰部椎旁阻滞的定位

(2)操作(图 5-38):取 10cm 22G 穿刺针由皮丘刺入,偏向头侧 10°～30°,进针 2.5～3.5cm可触及横突,此时退至皮下,穿刺针稍向尾侧刺入(较前方向更垂直于皮肤),进针深度较触横突深度深 1～2cm 即达椎旁间隙,抽吸无血或液体即可注入局麻药 5～10mL。

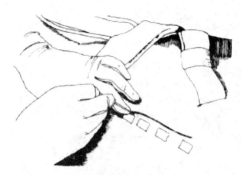

图 5-38　腰部椎旁阻滞的操作方法

(四)交感神经阻滞

1.星状神经节阻滞

(1)解剖:星状神经节由颈交感神经节及 T_1 交感神经节融合而成,位于第 7 颈椎横突与第 1 肋骨颈部之间,常在第 7 颈椎体的前外侧面。靠近星状神经节的结构尚有颈动脉鞘、椎动脉、椎体、锁骨下动脉、喉返神经、脊神经及胸膜顶。

(2)操作:患者仰卧,肩下垫小枕,取头部轻度后仰。摸清胸锁乳突肌内侧缘及环状软骨,环状软骨外侧可触及第 6 颈椎横突前结节,过此结节做 1 条直线平行于前正中线,线下 1.5～2cm 作一标记,该标记即为第 7 颈椎横突结节。取 22G 5cm 穿刺针由该标记处垂直刺入,同时另一手指将胸锁乳突肌及颈血管鞘推向外侧,进针 2.5～4.0cm 直至触到骨质,退针 2mm,回抽无血后注入 2mL 局麻药,观察有无神志改变,若无改变即可注入 5～10mL 局麻药。若阻滞有效,在 10min 内会出现 Horner 综合征,上臂血管扩张,偶有鼻塞。

(3)适应证:可用于各种头痛、雷诺氏病、冻伤、动静脉血栓形成、面神经麻痹、带状疱疹、突发性听觉障碍、视网膜动脉栓塞症等。

(4)并发症:①药物误注入血管引起毒性反应。②药液误注入蛛网膜下腔。③气胸。④膈神经阻滞。⑤喉返神经麻痹。⑥血肿。

2.腰交感神经阻滞

(1)解剖:交感神经链及交感神经节位于脊神经之前,椎体前外侧。腰交感神经节中第 2 交感神经节较为固定,位于第 2 腰椎水平,只要在 L_2 水平注入少量局麻药即可阻滞支配下肢的所有交感神经节。

(2)直入法

①定位:俯卧,腹部垫枕,使腰部稍隆起,扪清 L_2 棘突上、下缘,由其中点做一水平线,中点旁开 5cm 即为穿刺点,一般位于第 2、3 腰椎横突。

②操作:取 10～15cm 22G 穿刺针由上述穿刺点刺入,与皮肤呈 45°,直到触及横突,记录进针深度。然后退针至皮下,调整方向,使针更垂直于皮肤刺入,方向稍偏内,直至触及椎体,此时调整方向,使针稍向外刺入直到出现滑过椎体并向前方深入的感觉即可停针,回抽无血和液体,注入试验剂量后 3min,足部皮温升高 3℃左右,然后注入 5～10mL 局麻药。

(3)侧入法:为减少以上操作方法对 L_2 脊神经根的损伤可采取侧入法。取 15cm 22G 穿

刺针由 L_2 棘突中点旁开 10cm 朝向椎体刺入,触及骨质后,调整方向,稍向外刺入,直到出现滑过椎体而向前方深入的感觉即可停针。用药方法同上。

(4)适应证:可用于治疗下肢、盆腔或下腹部恶性肿瘤引起的疼痛。

(5)并发症与椎旁阻滞相同。

3.腹腔神经节阻滞

(1)解剖:自 $T_{5\sim12}$ 的交感神经节发出的节前纤维沿自身椎体外侧下行,分组组成内脏大神经、内脏小神经,各自下行至第 12 胸椎水平,穿膈脚入腹腔形成腹腔神经节。

(2)定位:摸清第 1 腰椎及第 12 胸椎棘突并作标记,摸清第 12 肋在其下缘距正中线 7cm 处为穿刺点。

(3)操作:取 22G 15cm 穿刺针自上述穿刺点刺入,针尖朝向第 12 胸椎下方标记点,即穿刺点与标记点连线方向,与皮肤呈 45°缓慢进针,遇到骨质感后,记下进针深度,退针至皮下,改变针与皮肤角度,由 45°增大到 60°,再次缓慢进针,若已达前次穿刺深度,继续进针 1.5~2.0cm,滑过第 1 腰椎椎体到达椎体前方,回抽无血液,即可注入试验剂量,若无腰麻症状出现即注入 20~25mL 局麻药。由于穿刺较深,最好在 X 线透视下进行。阻滞完成后,容易出现血压下降,应做血压监测,并及时处理。

(4)适应证:可用于鉴别上腹部疼痛来源,缓解上腹部癌症引起的疼痛。

第七节　神经刺激仪在神经阻滞中的应用

一、神经刺激仪的性能和原理

神经刺激仪(peripheral nerve stimulator,PNS)的出现使神经阻滞麻醉的临床应用范围进一步扩展。成功的 PNS 临床实践需要基于渊博的解剖学知识;其次,正确了解神经电刺激的原理并对其合理应用。采用神经刺激器定位技术已日渐普及,其原理是电刺激肢体的感觉运动混合神经,引发肢体相应肌群的运动反应,据此定位特定的外周神经。虽然神经刺激器主要用于定位运动神经,但其也能用于定位感觉神经,在这种情况下,需将刺激时间调节至 200~400ms。

应用神经刺激器并不要求穿刺针一定要与神经直接接触或穿透动脉来进行特定神经的定位。从理论上讲,应用神经刺激器可减少创伤性神经损伤、出血和局部麻醉药中毒的可能性。另外,应用神经刺激器能增加周围神经阻滞的特异性。刺激神经所诱发的反应可产生特定的肌肉运动,因此各神经能够被定位和阻滞,从而增加了神经阻滞的可靠性。目前人们已逐渐认识到,在周围神经阻滞时应用神经刺激器要比异感法更有价值。目前已有专门为周围神经阻滞而设计的神经刺激器,并配备有数字显示器。在刺激频率为 1~2Hz 时,可输出范围很宽的刺激电流(0~5mA),并能在低电流范围内进行精确的调控。神经刺激器并不像一般所认为的那样需要 2 个人来进行操作(其中 1 个人手持绝缘穿刺针来定位神经,另 1 位助手控制神经刺激器,并在确定被阻滞的神经后注入局部麻醉药),其实 1 位训练有素的操作者就足够了。为定位神经,在神经阻滞穿刺初期应将神经刺激器的刺激电流设定在 1～2mA,在诱发出所需的肌肉运动反应后,首先需要通过改变穿刺针的方向使运动反应的强度达到最大程度。随后逐步将神经刺激器的刺激电流降低至尽可能低的强度(≤0.6mA)。

神经刺激器定位外周神经的优点包括:①定位精确。②神经损伤小。③使神经阻滞麻醉的应用范围进一步扩展(腰丛,股神经,坐骨神经,肌间沟术后镇痛)。④提高阻滞成功率。⑤适合于麻醉初学者。⑥可在镇静或基础麻醉下进行阻滞,效果可靠(特别小儿、聋哑儿等)。⑦可行多点神经定位,提高麻醉效果。⑧可用于教学示教。

二、神经刺激仪在局部麻醉中的应用

神经刺激仪在局部麻醉中的作用主要是用于对神经干或神经丛定位,以弥补穿刺经验的不足,提高穿刺成功率。它的基本原理是将电刺激器产生的脉冲电流传送至穿刺针,当穿刺针接近神经干或神经丛时,就会引起神经纤维去极化。其中运动神经去极化表现为所支配肌肉收缩,根据肌肉收缩的强度和刺激电流强度的大小就可以判断穿刺针和神经干、丛的相对位置,从而在穿刺时无需寻找异感。

实际操作时按常规神经阻滞摆放体位、定位、消毒铺巾,进针后接刺激器。开始以 2mA 电流确定是否接近神经。2mA 电流可使距离 1cm 的运动神经去极化。然后调节穿刺针方向、深度及刺激器电流,直至以最小电流(0.5～1mA)产生最大肌颤搐反应,说明穿刺针已接近神经。此时停针,回吸无血和液体后注入局麻药。

迅速成功定位神经主要取决于能否保持穿刺针的位置稳定(即便是有经验的操作者也不容易做到),首次操作能否将穿刺针定位于合适的深度,并找到其正确的方位。在很多情况下,此操作过程属试验性操作,常会有错误发生。随着穿刺针和神经之间位置的改变,需要增加或降低刺激电流的强度。关键要记住的是,每次仅能改变其中 1 项参数,如穿刺的深度、穿刺针的角度或刺激电流的强度。一旦穿刺针位置正确,即可考虑注入局部麻醉药。此时,操作者应通过回抽试验来确定穿刺针是否在血管内。若回抽无血,注入局部麻醉药 1～2mL,此时肌肉颤动反应停止。注射局部麻醉药的操作通常是无痛的。若患者感觉到疼痛,则应停止在此点注入药物,因为将药物注入神经内可造成神经损伤。完成神经阻滞所需的时间不仅与操作者的经验有关,而且还与患者的自身情况(如病态性肥胖、运动受限)以及神经位置与解剖学标志之间关系的个体差异等有关。

在应用神经刺激器技术进行神经阻滞时,大多数情况下适合应用 B 型斜面绝缘穿刺针。负极与 B 型斜面绝缘穿刺针相连接(N-N,负极-穿刺针);正极与患者相连接,并作为地线(P-P,正极-患者)。目前已有多种不同大小的穿刺针,需要根据神经的位置(深度)来选择所需穿刺针的型号。目前仅有为数不多的几个厂商生产采用神经刺激器进行神经阻滞所需的 B 型斜面绝缘穿刺针。在单次神经阻滞中运用神经刺激器时,最常使用 B 型斜面 Stimuplex 绝缘穿刺针,长度分别为 2.5cm、5cm、10cm 和 15cm。此外,采用连续注入法时,可应用 Contiplex Stimuplex 套管进行腋部、肌间沟、锁骨上、锁骨下、腕部、股部、腰丛和坐骨神经的定位。Contirtex 绝缘套管带有长度为 5cm、8.9cm 和 15cm 的穿刺针。为了满意控制穿刺针的方向以使其刺向正确的位置,认真选择穿刺针的型号非常重要。如果选择的穿刺针比实际要求的长,就会增加控制穿刺针方向的难度。

神经刺激器除可用于一般患者的神经干或神经丛定位外,更适用于那些不能合作及反应迟钝的患者,也能弥补初学神经干或神经丛阻滞的麻醉医师之经验欠缺。但也不能对它过分依赖,操作者仍需掌握局部解剖及操作技巧,以确定穿刺部位及穿刺方向,只有在穿刺针接近神经时神经刺激仪才能帮助定位。下面介绍几种常用的神经刺激仪引导下的神经阻滞方法。

(一)神经刺激仪引导下肌间沟臂丛阻滞(图 5-16,图 5-17)

连接在神经刺激仪上的穿刺针应该在锁骨上约 1cm 处,两触诊手指间,垂直于皮肤进针。神经刺激仪的初始刺激强度应设定在 0.8mA(2Hz,100~300μs)。穿刺针缓慢刺入,直到臂丛受到刺激(多数刺入深度为 1~2cm)。以下肌肉的颤搐均表明刺激成功:胸肌、三角肌、肱三头肌、肱二头肌、手和前壁的任何颤搐。一旦臂丛的颤搐被引出的电流强度调低到 0.2~0.4mA,可缓慢注入 20~35mL 局麻药。注药过程中间断回抽,以防误入血管。

注意事项:

1.关于神经刺激和异感在臂丛的定位上哪个更好、更安全、更精确的争论已经持续多年。事实上,由于臂丛在肌间沟处比较表浅,二者均未显示何者更有优势。

2.以更大的电流(>1mA)刺激臂丛会给患者带来更大的反应及不适。另外,某些无法预料的强烈反应会导致刺激针移动。

3.关于臂丛神经刺激的最佳运动反应仍然存在争论。在临床操作中发现,只要在同样的电流强度(0.2~0.4mA)下观察到刺激反应,前述各种颤搐在判断成功率上没有显著差异。

4.当在 0.2mA 的电流强度下观察到刺激反应,就可以注入局麻药。但快速、大量注入局麻药可能导致药物进入硬膜外腔,甚至扩散进入蛛网膜下腔(全脊麻)。

5.进行臂丛神经刺激时,要注意避免引起膈肌和斜方肌的颤搐。对这些颤搐的误判是导致阻滞失败的最常见原因。

(二)神经刺激仪引导下锁骨下臂丛阻滞(图 5-20,图 5-21)

神经刺激仪的初始刺激强度设定为 1.5mA。当穿刺针穿过皮下组织时,会观察到典型的胸肌局部颤搐。一旦这些颤搐消失,进针就要减慢直到观察到臂丛受刺激后产生的颤搐。在 0.2~0.3mA 的刺激下观察到手部的颤搐(最好是正中神经受刺激后的颤搐)(图 5-39)。

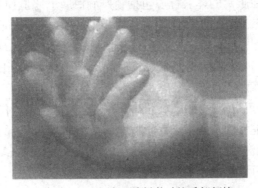

图 5-39　正中神经受刺激时的手部颤搐

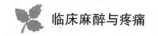

注意事项：

1.肱二头肌或三角肌的颤搐不可取，因为腋神经分出的肌皮神经会在喙突处离开臂丛神经鞘。

2.手的稳定和精准在这种阻滞中非常重要，因为在这个部位的臂丛神经鞘很薄，轻微的移动就可能导致局麻药注入鞘外，从而导致阻滞起效慢且效果差。

3.胸肌的颤搐表明针刺入过浅。一旦胸肌的收缩消失，就要缓慢进针，直至观察到臂丛受刺激引起的颤搐。这时进针的深度常常为5～8cm。

4.在胸肌颤搐发生后，刺激强度应减低至1.0mA以下，以减轻患者的不适。穿刺针要缓慢刺入或退出直到在0.2～0.3mA刺激下观察到手部颤搐。

5.当电流强度在0.3mA以上，观察到颤搐后即注入局麻药会降低这种阻滞的成功率。

6.当出现正中神经受刺激的反应后，只要手部颤搐被清楚引出，常常可同时观察到桡神经和尺神经受刺激的反应。

（三）神经刺激仪引导下腋路臂丛阻滞（图5-18，图5-40）

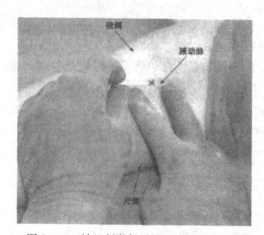

图5-40 神经刺激仪引导下腋路臂丛阻滞

1.体表标志 臂丛在腋窝的体表标志包括：腋动脉搏动、喙肱肌和胸大肌。

2.操作 连接在神经刺激仪上的穿刺针在触诊手指的前方以45°向头侧刺入。神经刺激仪强度设定为1mA。穿刺针缓慢进入，直至观察到臂丛受刺激的反应或出现异感。在大多数患者，刺入深度为1～2cm。一旦出现反应，可缓慢注入35～40mL局麻药并间断回抽，以防误入血管。

注意事项：

（1）臂丛的大概位置可以通过经皮神经刺激来确定。神经刺激仪电流设定为4～5mA，神经探头固定在触诊手指前方的皮肤上，直至引出臂丛受刺激后产生的颤搐。

（2）我们使用神经刺激仪寻找单一的神经反应（即0.2～0.4mA刺激下的手部颤搐），一旦观察到相应的颤搐就可以注入全量的局麻药。

（3）尽管多处刺激技术（即刺激寻找并阻滞臂丛每一个主要神经）可以提高成功率，但同时也增加了阻滞的时间和复杂性。

（4）当腋动脉在出现神经受刺激反应之前就被误入，此时不要继续寻找神经受刺激反应，而是直接刺穿血管并在动脉后方注入总量2/3的局麻药，并在动脉前方注入总量1/3的局麻药。

（四）神经刺激仪引导下股神经阻滞（见图5—41，图5—33，图5—34）

麻醉医师站在患者一侧，触及股动脉搏动。穿刺针沿股动脉外缘刺入。神经刺激仪设定为1.0mA（2Hz，100～300μs）。如果穿刺位置正确，在穿刺针刺入的过程中不应引起任何局部颤动，首先出现的反应常常就是股神经本身。股神经支配数个肌群。0.2～0.5mA刺激下观察到或触及股四头肌颤搐是最可靠的定位反应。

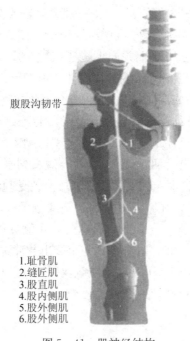

腹股沟韧带

1.耻骨肌
2.缝匠肌
3.股直肌
4.股内侧肌
5.股外侧肌
6.股外侧肌

图5—41　股神经结构

注意事项：

1.股神经受刺激后最常见的反应是缝匠肌的收缩，表现为髌骨没有活动的情况下大腿上出现条状的收缩带。

2.必须注意缝匠肌的颤动并不是可靠的定位征象，因为支配缝匠肌的分支可能已经位于股神经鞘外。

3.当观察到缝匠肌颤动时，穿刺针只需要向外侧稍移动并继续进针数厘米即可。

（五）神经刺激仪引导下腰神经丛阻滞（图5—26，图5—27）

触诊手指固定好定位点的皮肤肌肉，并向下轻压以减少皮肤和神经的间距。在整个阻滞过程中，触诊手指不能移动，以便在必要的情况下精确地改变穿刺针的深度和方向。穿刺针以垂直皮肤的方向刺入。神经刺激仪设定为1.5mA。穿刺针刺入约数厘米时，首先会观察到脊柱旁局部肌肉的颤动。穿刺针继续刺入,直至观察到股四头肌的颤动(通常刺入深度为6～8cm)。观察到这些颤动后,刺激电流需减小至0.3～0.5mA。此时如仍有明显股四头肌颤搐,缓慢注入25～35mL局麻药,并间断回抽,以防误入血管。

注意事项:

1. 在0.3～0.5mA的刺激下观察到或触及股四头肌的颤动。

2. 由于神经根位于腰肌筋膜表面,因此成功的腰丛阻滞取决于局麻药在筋膜表面的扩散。由此,神经刺激的目的就是通过刺激某一个神经根来确定筋膜平面。

3. 腰丛阻滞时不应使用0.3mA以下的电流刺激。由于腰丛神经根表面包裹有比较厚的硬脊膜,因此在较低的电流下进行神经刺激会导致穿刺针误入硬脊膜。此时注入局麻药会使药物沿硬脊膜进入硬膜外甚至蛛网膜下腔,导致硬膜外麻醉或全脊麻。

(六)神经刺激仪引导下后路坐骨神经阻滞(图5-29,图5-30)

触诊手指必须稳定地固定在臀肌上并向下轻压以减少皮肤和神经间的距离。同时,示、中两指间的皮肤应展平以保证阻滞过程中的精确性。由于臀部皮肤和软组织有很大的活动性,即使手指很小的移动都会造成穿刺针位置的变化,因此在整个阻滞过程中,该手都要固定不动,穿刺针以垂直于皮肤的方向刺入。神经刺激仪设定为1.5mA(2Hz,100～300μs),注意观察臀肌的颤动及坐骨神经受刺激的表现。随着穿刺针刺入,首先观察到臀肌的颤动,这表明针的位置仍然比较表浅。一旦臀肌颤动消失,就会观察到坐骨神经对刺激的敏锐表现(股后部肌群、腓肠肌、脚或足趾的颤动)。当观察到坐骨神经受刺激的初始表现后,可逐渐降低刺激电流,直至在0.2～0.5mA刺激下仍可观察到或触及颤动,此时刺入深度常常为5～8cm。回抽没有血液,可缓慢注入15～20mL局麻药。注射过程中有任何阻力都需将针拔出1mm,重新注射。如果存在持续的阻力,需将针完全拔出并冲洗,以免再次穿刺时针管堵塞。

注意事项:在0.2～0.5mA刺激下观察到或触及股后部肌群、腓肠肌、脚或足趾的颤动。

(七)神经刺激仪引导下前路坐骨神经阻滞(图5-42)

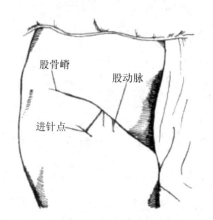

图5-42 前路坐骨神经阻滞的穿刺点定位

连接同侧髂前上棘与耻骨结节,过股动脉与该连线交点处做该连线垂线,该垂线远端3～

4cm 即为穿刺点。一只手固定住穿刺点皮肤并向下按压，以减少皮肤和神经间的距离。穿刺针垂直于皮肤刺入。神经刺激仪设定为 1.5mA。当刺入 10～12cm 深时，会出现典型的脚或足趾的颤动。回抽无血液，可缓慢注入 20mL 局麻药。出现任何注药阻力都必须立即停止注射，稍退后再重试。如出现持续的阻力则需拔出穿刺针，冲洗后再次穿刺。

注意事项：

1. 由于穿刺针要穿过肌肉，因此偶尔会被肌纤维堵塞。然而，当注射时出现阻力，不应总认为针被堵塞。正确的做法应该是退出穿刺针，冲洗后重新穿刺。

2. 在 0.2～0.5mA 刺激下观察到或触及腓肠肌、脚或足趾颤动。

3. 穿刺针刺入时股四头肌常常会出现局部颤动，此时穿刺针应该继续刺入。

4. 尽管穿刺针继续刺入时会担心损伤股神经，但这种忧虑只在理论上存在。在这个穿刺水平上，股神经已经分成了细小、可移动的分支，不太可能被缓慢刺入的针尖斜面穿透。

5. 将足跟放置在床面上可能会影响脚的颤动，即使坐骨神经已经受到刺激也无法表现出来。这一点可以通过将踝关节放在搁脚凳上或由助手不断按摩腓肠肌或跟腱来预防。

6. 由于支配股后部肌肉的分支会在穿刺水平上离开坐骨神经主干，因此股后部肌肉的颤动不能作为坐骨神经定位的可靠征象。

第八节　超声引导在神经阻滞中的应用

一、超声引导下神经阻滞的原理及特点

成功的神经阻滞麻醉的关键是确保神经结构周围局麻药的最佳扩散。盲探的方法依赖于刺激神经时产生的不精确的感觉异常或运动反应。麻醉医师一直希望能够精确定位针尖与神经的关系，并直接观察局麻药的扩散。直至超声引导技术应用于神经阻滞麻醉，这一"眼见为实"的愿望才得以实现。超声可以帮助麻醉医师在穿刺前评估各种复杂的神经解剖，直接将神经刺激针引入目的神经附近，把刺激针、神经和注射过程可视化。神经刺激针重新定位也很容易，确保注射入的药物围绕神经周围扩散，从而产生迅速而成功的阻滞。已有研究证实，超声引导可以提供精确的神经和局麻药定位，提高神经阻滞的成功率（从 80％提高至95％），并可以减少局麻药用量，加快外周神经阻滞的起效时间。

二、超声引导下神经阻滞技术简介

超声引导下的神经阻滞需要准备超声仪、超声探头、超声耦合剂、神经刺激针、神经阻滞使用的无菌巾和注射器等，如结合神经刺激仪行神经阻滞还需准备相应仪器。我们还需要了解相关术语：高回声，指较白或较亮区域；低回声，指较灰或较暗区域；无回声，指黑色区域。

高频超声探头（≥12MHz）的穿透力低，适合≤3cm 的浅表阻滞，可以清晰地分辨神经和周围组织。较深的阻滞要求使用频率更低的探头，以便获得更好的组织穿透力。

超声引导穿刺有 2 种方法：平面内或平面外技术。血管、肌腱、神经及穿刺针等结构均能

够在短轴或长轴切面显示。

当长轴切面观察穿刺时整个穿刺针均可见,即所谓的平面内技术(图5-43A)。这项技术可以使整个针及针尖均可见(图5-43B),帮助操作者更准确更实时的判断。此时神经显示为多重不连续的高回声带,其特征为低回声被高回声线性分割。对于单次注射神经阻滞,我们选择平面内技术。进针前要显示穿刺针,由于超声束很薄,穿刺针细微的运动就可以使针消失于超声图像之外,因此采用平面内技术最大的困难是保持穿刺针位于超声的声束范围内。

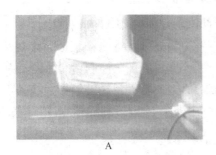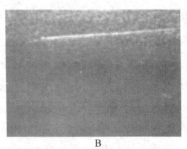

图5-43 平面内超声引导穿刺技术

当于短轴切面穿刺时,只可见神经、组织及穿刺针的横切面,即所谓的平面外技术(图5-44A)。18~22号穿刺针在横切面上显示为一小点(图5-44B),实际上肉眼很难见到。另外,穿刺针一次性通过超声束,因此在可视的情况下,依靠进针角度方能到达目标神经。平面外技术常用于连续导管神经阻滞。采用平面外技术时,注射少量生理盐水、局麻药可帮助确定穿刺针针尖的行进位置。

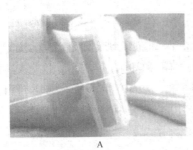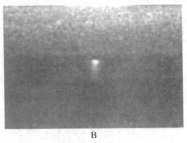

图5-44 平面外超声引导穿刺技术

神经周围各种组织和穿刺针超声图像特征:①神经:短轴切面低回声,呈黑色,纵轴高回声,呈白色条带;不同的神经回声特性不同,臂丛神经根和神经干在斜角肌间沟和锁骨上区多呈现低回声,而臂丛外周分支和坐骨神经多呈现高回声。②静脉:无回声,呈黑色,探头轻压呈压缩性改变。③动脉:无回声,呈黑色,但可搏动。④筋膜或纤维隔:高回声,呈白色。⑤肌肉:短轴切面低回声,呈黑色,纵轴高回声,呈白色条带。⑥肌腱:高回声,呈白色。⑦局麻药,无回声,呈黑色。⑧穿刺针:高回声,呈白色,穿刺过程中可见穿刺针动态改变。

实际操作时,超声仪放在患者对侧,操作者站在患者被阻滞的肢体同侧。操作者用非优势手持探头,用优势手持针。也可以由助手协助固定探头或使用探头穿刺引导装置,均可以保证进针的方向。探头轻微加压或调整角度都可以明显影响图像质量,需要操作者具备相应的临床经验和操作经验。有研究显示,对于解剖结构的熟悉及盲探神经刺激技术的熟练掌握可明显提高超声引导下神经阻滞的成功率。

常规消毒,超声探头可包裹于无菌套中。穿刺点注射局麻药。根据阻滞类型选用合适长度的穿刺针,距离超声探头5～10mm处穿刺。穿刺针本身的回声是高回声结构。一旦穿刺针处于最佳位置,即可在超声引导下注入局麻药,直至药物扩散至神经结构周围。如果局麻药扩散方向错误,穿刺针可以重新进行正确定位。如果结合神经刺激仪,当穿刺针到达神经附近时会出现相应的神经刺激症状。超声引导技术可减少局麻药物用量,尤其是在多重阻滞中(如三合一阻滞或坐骨神经阻滞),这项优势最适于老弱患者。

三、常用的超声引导下神经阻滞技术

(一)超声引导下肌间沟臂丛阻滞(图5—45)

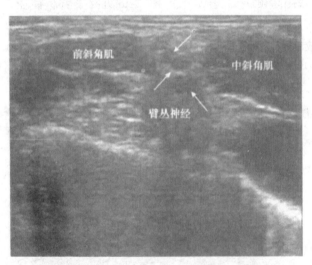

图5—45 超声引导下肌间沟臂丛阻滞

患者取仰卧位,头偏向患肢对侧。选用高频探头,于前、中斜角肌间隙水平探查。平面内或平面外技术均可采用。

探头从喉外侧开始探查,依次可观察到甲状腺、颈动脉、颈内静脉。在这2个血管之间可以看到迷走神经。探头轻轻向胸锁乳突肌外侧缘移动,神经结构开始变得清晰。短轴切面上,在低回声的前、中斜角肌之间可以看到2～4个低回声圆形或椭圆形区域,周围有高回声环(纤维隔或筋膜)包裹(图5—45),即臂丛神经。内侧可见呈低回声的动静脉。

该处的神经组织比较表浅,注意选用合适的刺激针及进针深度。经常可引出明显的神经刺激症状。通常15mL局麻药足够阻滞全部臂丛神经。

（二）超声引导下锁骨上臂丛阻滞（图5-46）

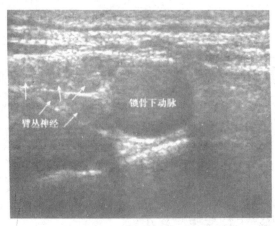

图5-46　超声引导下锁骨上臂丛阻滞

　　患者取仰卧位,选用高频探头,于锁骨上1～2cm处探查臂丛神经。平面内、平面外技术均可采用。

　　该阻滞方法的成功率较高。将探头从肌间沟下移至锁骨上1～2cm位置,可观察到锁骨下动脉附近的臂丛神经。短轴切面上,低回声的锁骨下动脉和神经被高回声的筋膜包裹,形成一个三角形结构。神经位于动脉侧方,呈5～6个低回声圆环,周围有高回声环状结构包裹,锁骨下动脉可见搏动性改变,呈黑色。斜角肌肌肉呈低回声。进针至动脉旁,即可注入局麻药,可观察到局麻药扩散至神经干周围。但该处臂丛神经非常靠近胸膜顶,因此有误入胸膜造成气胸的可能。

（三）超声引导下锁骨下臂丛阻滞（图5-47）

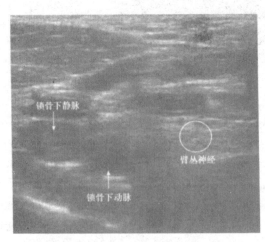

图5-47　超声引导下锁骨下臂丛阻滞

　　患者取仰卧位,选用低频探头,在长轴切面上沿锁骨下扫描。

　　在第1肋水平,臂丛神经束呈螺丝形围绕锁骨下动脉旋转。因此,探头沿锁骨下扫描,长轴切面上可见神经束包绕搏动性低回声动脉的外上、上和内侧,压缩性改变的低回声静脉在神经束的内侧。锁骨下动脉是重要的定位标志,穿刺位点在颈静脉切迹与肩峰的腹侧。当进针至锁骨下动脉旁时,即可注入局麻药,可观察到药物围绕锁骨下动脉扩散。锁骨下臂丛阻滞成功率较高(85%~95%),但有一系列的并发症,包括误伤血管、气胸等。有研究认为所有的锁骨下臂丛神经阻滞应该在超声观察下进行,并通过选择更远的入路,增加臂丛神经和胸膜间的距离,避免无意间的胸膜顶穿破。

　　(四)超声引导下腋路臂丛阻滞(图5—48)

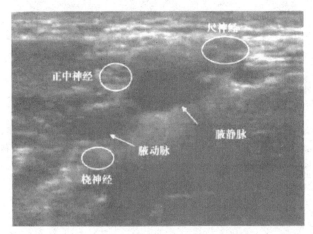

图5—48　超声引导下腋路臂丛阻滞

　　患者取仰卧位,患肢外展。选用高频探头,在腋窝处探查神经。平面外技术较常用。

　　该方法是臂丛神经阻滞最受欢迎的径路。短轴切面上可观察到搏动的动脉和轻压易变形的静脉,均呈低回声。正中神经可以很容易地观察到,因为其紧靠腋动脉。尺神经在动脉内侧,比正中神经更靠近皮肤表面。桡神经在动脉之下,定位相对困难。由于动脉声影,有时难以观察,可轻移探头,在肱骨水平观察桡神经。此处它在动脉下分支进入桡神经沟。超声显像见穿刺针位于动脉旁(动脉上、下均可),回抽无血,即可注入局麻药。当在动静脉之间注药时,可观察到药物将动静脉分开,药物呈圆形并沿腋鞘上下扩散。

　　腋路臂丛神经阻滞并发症很少,是最受欢迎的阻滞方法之一。但仍有误伤血管的可能。另外,有研究观察到该水平臂丛神经各分支与腋动脉的相对位置不是恒定的,其变化依赖于外界甚至是很轻微的压力(如腋动脉的触诊)。

（五）超声引导下股神经阻滞（图5—49）

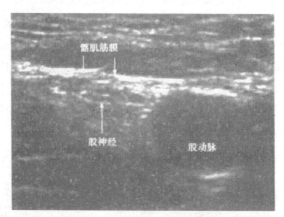

图5—49　超声引导下股神经阻滞

患者仰卧位,选用高至中频探头(儿科和较瘦患者选用高频探头),于腹股沟下方探查。平面内或平面外技术均可采用。

股神经位于股动脉(无回声、搏动的环形区域)外侧,短轴切面上呈高回声(明亮的)三角形伴内部低回声的结构。神经沿途的重要结构包括髂肌、腰大肌和髂肌筋膜。髂肌筋膜是重要的定位标志,位于血管和神经之间,表现为清晰的平行高回声组织。

当超声显像提示进针至髂肌筋膜下方和股动脉外侧时,即可注入局麻药,如果超声图像上观察到药物在该区域扩散,则可判断进针位置正确。结合神经刺激仪行股神经阻滞时,会出现相应的神经刺激症状,此时注入局麻药即可阻滞成功。局麻药围绕股神经扩散时,超声图像上呈"炸面饼圈"征,可协助判断局麻药的扩散效果。

（六）超声引导下后路坐骨神经阻滞（图5—50）

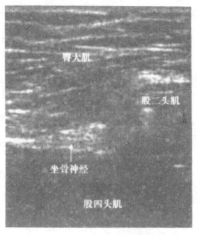

图5—50　超声引导下后路坐骨神经阻滞

患者取俯卧位,选用中低频探头,于臀下皱褶处或下方进行探查。平面内或平面外技术均可采用。

由臀大肌形成的皮肤皱褶很容易观察,并可触及由股二头肌和半腱肌组成的巨大绳索状肌肉群。探头放置于该肌肉群上,在短轴切面上肌肉群表现为低回声结构,其内的筋膜成分表现为高回声。坐骨神经位于肌肉群外侧,显示为高回声的卵圆形或三角形,内部伴低回声结构。

当超声显像观察到进针至坐骨神经旁时,即可注入局麻药并观察到药物的扩散情况。由于神经周围组织的超声表现普遍相似,坐骨神经周围又缺乏相应的血管关系,因此超声引导下坐骨神经阻滞具有一定的困难。如果图像难以显示,可在腘窝部位识别坐骨神经,再逆行追踪至近臀下区域。深压探头在一定程度上也可以改善显像效果。肥胖患者的坐骨神经比较容易显示,因为脂肪是良好的神经对比物,可在高回声的神经膜和低回声的脂肪之间形成一个良好的超声界面。

(七)超声引导下前路坐骨神经阻滞(图5—51)

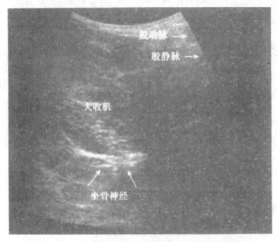

图5—51　超声引导下前路坐骨神经阻滞

患者取仰卧位,大腿外旋。选用中低频探头于腹股沟皱褶下方探查坐骨神经。常采用平面内技术。

探头放置于距腹股沟约8cm处,可在短轴切面显示股动脉。小转子和股内收肌是识别坐骨神经的重要标志性结构,坐骨神经位于二者之间表现为高回声的环形或三角形结构。

需要注意的是前路阻滞疼痛较明显,需要提前给予适当的镇痛和镇静药物。该方法可在相同的部位进行坐骨神经和股神经阻滞,对制动和外伤患者非常有利。

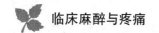

第六章　椎管内神经阻滞

第一节　蛛网膜下腔神经阻滞

蛛网膜下腔神经阻滞系把局麻药注入蛛网膜下腔,使脊神经根、背根神经节及脊髓表面部分产生不同程度的阻滞,常简称为脊麻。脊麻至今有近百年历史,大量的临床实践证明,只要病例选择得当,用药合理,操作准确,脊麻不失为一简单易行、行之有效的麻醉方法,对于下肢及下腹部手术尤为可取。

一、适应证和禁忌证

一种麻醉方法的适应证和禁忌证都存在相对性,蛛网膜下腔神经阻滞也不例外。在选用时,除参考其固有的适应证与禁忌证外,还应根据麻醉医师自己的技术水平、患者的全身情况及手术要求等条件来决定。

（一）适应证

1. 下腹部手术　如阑尾切除术、疝修补术。

2. 肛门及会阴部手术　如痔切除术、肛瘘切除术、直肠息肉摘除术、前庭大腺囊肿摘除术、阴茎及睾丸切除术等。

3. 盆腔手术包括一些妇产科及泌尿外科手术,如子宫及附件切除术、膀胱手术、下尿道手术及开放性前列腺切除术等。

4. 下肢手术包括下肢骨、血管、截肢及皮肤移植手术,止痛效果可比硬膜外神经阻滞更完全,且可避免止血带不适。

（二）禁忌证

1. 精神病、严重神经官能症以及小儿等不能合作的患者。

2. 严重低血容量的患者　此类患者在脊麻发生作用后,可能发生血压骤降甚至心搏骤停,故术前访视患者时,应切实重视失血、脱水及营养不良等有关情况,特别应衡量血容量状态,并仔细检查,以防意外。

3. 止血功能异常的患者　止血功能异常者包括血小板数量与质量异常以及凝血功能异常等,穿刺部位易出血,可导致血肿形成及蛛网膜下腔出血,重者可致截瘫。

4. 穿刺部位有感染的患者　穿刺部位有炎症或感染者,脊麻有可能将致病菌带入蛛网膜下腔引起急性脑脊膜炎的危险。

5. 中枢神经系统疾病，特别是脊髓或脊神经根病变者，麻醉后有可能后遗长期麻痹，疑有颅内高压患者也应列为禁忌。

6. 脊椎外伤或有严重腰背痛病史以及不明原因脊神经压迫症状者，禁用脊麻。脊椎畸形者，解剖结构异常，也应慎用脊麻。

7. 全身感染的患者慎用脊麻。

二、蛛网膜下腔神经阻滞穿刺技术

（一）穿刺前准备

1. 急救准备　在穿刺前备好急救设备和物品（麻醉机和氧气、气管插管用品等），以及药物（如麻黄碱和阿托品等）。

2. 麻醉前用药　用量不宜过大，应让患者保持清醒状态，以利于进行阻滞平面的调节。可于麻醉前 1h 肌肉注射苯巴比妥钠 0.1g（成人量），阿托品或东莨菪碱可不用或少用。除非患者术前疼痛难忍，麻醉前不必使用吗啡或哌替啶等镇痛药。氯丙嗪或氟哌利多等药不宜应用，以免导致患者意识模糊和血压剧降。

3. 无菌　蛛网膜下腔穿刺必须执行严格的无菌原则。所有的物品在使用前必须进行检查。

4. 穿刺点选择　为避免损伤脊髓，成人穿刺点应选择不高于 $L_{2\sim3}$，小儿应选择在 $L_{4\sim5}$。

5. 麻醉用具　穿刺针主要有两类：一类是尖端呈斜口状，可切断硬膜进入蛛网膜下腔，如 Quincke 针；另一类尖端呈笔尖式，可推开硬膜进入蛛网膜下腔，如 Sprotte 针和 Whitacre 针。应选择尽可能细的穿刺针，24～25G 较为理想，可减少穿刺后头痛的发生率。笔尖式细穿刺针已在临床上广泛应用，使腰麻后头痛的发生率大大降低。

（二）穿刺体位

蛛网膜下腔穿刺体位，一般可取侧卧位或坐位，以前者最常用（图 6—1）。

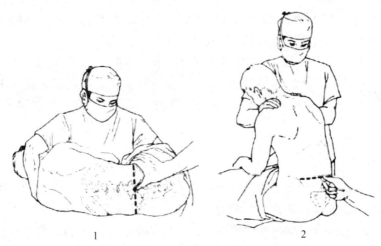

图 6—1　脊麻穿刺体位
1. 侧卧位；2. 坐位

1.侧卧位 侧卧位时应注意脊柱的轴线是否水平。女性的髋部常比双肩宽,侧卧位时脊柱水平常倾向于头低位。男性相反。因此应该通过调节手术床使脊柱保持水平。取左侧或右侧卧位,两手抱膝,大腿贴近腹壁。头尽量向胸部屈曲,使腰背部向后弓成弧形,以使棘突间隙张开,便于穿刺。背部与床面垂直,平齐手术台边沿。采用重比重液时,手术侧置于下方;采用轻比重液时,手术侧置于上方。

2.坐位 臀部与手术台边沿相齐,两足踏于凳上,两手置膝,头下垂,使腰背部向后弓出。这种体位需有助手协助,以扶持患者保持体位不变。如果患者于坐位下出现头晕或血压变化等症状,应立即改为平卧,经处理后改用侧卧位穿刺。鞍区麻醉一般需要取坐位。

(三)穿刺部位和消毒范围

成人蛛网膜下腔常选用腰$_{2\sim3}$或腰$_{3\sim4}$棘突间隙,此处的蛛网膜下腔较宽,脊髓于此也已形成终丝,故无伤及脊髓之虞。确定穿刺点的方法是:取两侧髂嵴的最高点做连线,与脊柱相交处,即为第4腰椎或腰$_{3\sim4}$棘突间隙。如果该间隙较窄,可上移或下移1个间隙做穿刺点。穿刺前须严格消毒皮肤。消毒范围应上至肩胛下角,下至尾椎,两侧至腋后线。消毒后穿刺点处需铺孔巾或无菌单。

(四)穿刺方法

穿刺点可用1%~2%利多卡因做皮内、皮下和棘间韧带逐层浸润。常用的蛛网膜下腔穿刺术有以下2种。

1.直入法 用左手拇、示两指固定穿刺点皮肤。将穿刺针在棘突间隙中点与患者背部垂直,针尖稍向头侧作缓慢刺入,并仔细体会针尖处的阻力变化。当针穿过黄韧带时,有阻力突然消失"落空"感觉,继续推进常有第二个"落空"感觉,提示已穿破硬膜与蛛网膜而进入蛛网膜下腔。如果进针较快,常将黄韧带和硬膜一并刺穿,则往往只有一次"落空"感觉。这种"落空感"在老年患者常不明显。

2.旁入法 于棘突间隙中点旁开1.5cm处做局部浸润。穿刺针与皮肤约成75°,对准棘突间孔刺入,经黄韧带及硬脊膜而达蛛网膜下腔。本法可避开棘上及棘间韧带,特别适用于韧带钙化的老年患者或脊椎畸形或棘突间隙不清楚的肥胖患者。

针尖进入蛛网膜下腔后,拔出针芯即有脑脊液流出,如未见流出可旋转针干180°或用注射器缓慢抽吸。经上述处理仍无脑脊液流出者,应重新穿刺。穿刺时如遇骨质,应改变进针方向,避免损伤骨质。经3~5次穿刺而仍未能成功者,应改换间隙另行穿刺。

三、常用药物

(一)局麻药

蛛网膜下腔神经阻滞较常用的局麻药有普鲁卡因、丁卡因、丁哌卡因和罗哌卡因。其作用时间取决于脂溶性及蛋白结合力。短时间的手术可选择普鲁卡因,而长时间的手术(膝或髋关节置换术及下肢血管手术)可用丁哌卡因、丁卡因及罗哌卡因。普鲁卡因成人用量为100~150mg,常用浓度为5%,麻醉起效时间为1~5min,维持时间仅45~90min。丁哌卡因常用剂量为8~12mg,最多不超过20mg,一般用0.5%~0.75%浓度,起效时间需5~10min,

可维持 2~2.5h。丁卡因常用剂量为 10~15mg,常用浓度为 0.33%,起效缓慢,需 5~20min,麻醉平面有时不易控制,维持时间 2~3h,丁卡因容易被弱碱中和沉淀,使麻醉作用减弱,须注意。罗哌卡因常用剂量为 5~10mg,常用浓度为 0.375%~0.5%,多采用盐酸罗哌卡因,甲磺酸罗哌卡因用于脊麻的安全性尚有待进一步证实,故而不推荐使用。

（二）血管收缩药

血管收缩药可减少局麻药血管吸收,使更多的局麻药物浸润至神经中,从而使麻醉时间延长。常用的血管收缩药有麻黄碱、肾上腺素及去氧肾上腺素(新福林)。常用麻黄碱(1:1 000)200~500μg(0.2~0.5mL)或新福林(1:100)2~5mg(0.2~0.5mL)加入局麻药中。但目前认为,血管收缩药能否延长局麻药的作用时间与局麻药的种类有关。丁卡因可使脊髓及硬膜外血管扩张、血流增加,将血管收缩药加入至丁卡因中,可使已经扩张的血管收缩,因而能延长作用时间;而丁哌卡因和罗哌卡因使脊髓及硬膜外血管收缩,药液中加入血管收缩药并不能延长其作用时间。麻黄碱、新福林作用于脊髓背根神经元 α 受体,也有一定的镇痛作用,与其延长麻醉作用时间也有关。因为剂量小,不会引起脊髓缺血,故血管收缩药被常规推荐加入局麻药中。

（三）药物的配制

除了血管收缩药外,尚可加入一些溶剂,以配成重比重液、等比重液或轻比重液以利药物的弥散和分布。重比重液其比重大于脑脊液,容易下沉,向尾侧扩散,常通过加 5% 葡萄糖溶液实现,重比重液是临床上常用的脊麻液。轻比重液其比重小于脑脊液,但由于轻比重液可能导致阻滞平面过高,目前已很少采用。5% 普鲁卡因重比重液配制方法为:普鲁卡因 150mg 溶解于 5% 葡萄糖液 2.7mL,再加 0.1% 肾上腺素 0.3mL。丁卡因重比重液常用 1% 丁卡因、10% 葡萄糖液及 3% 麻黄碱各 1mL 配制而成。丁哌卡因重比重液取 0.5% 丁哌卡因 2mL 或 0.75% 丁哌卡因 2mL,加 10% 葡萄糖 0.8mL 及 0.1% 肾上腺素 0.2mL 配制而成。

四、影响阻滞平面的因素

阻滞平面是指皮肤感觉消失的界限。麻醉药注入蛛网膜下腔后,需在短时间内主动调节和控制麻醉平面达到手术所需的范围,且又要避免平面过高。这不仅关系到麻醉成败,且与患者安危有密切关系,是蛛网膜下腔神经阻滞操作技术中最重要的环节。

许多因素影响蛛网膜下腔神经阻滞平面(表 6—1),其中最重要的因素是局麻药的剂量及比重、椎管的形状以及注药时患者的体位。患者体位和局麻药的比重是调节麻醉平面的两个主要因素。局麻药注入脑脊液中后,重比重液向低处移动,轻比重液向高处移动,等比重液即停留在注药点附近。所以坐位注药时,轻比重液易向头侧扩散,使阻滞平面过高;而侧卧位手术时(如全髋置换术),选用轻比重液可为非下垂侧提供良好的麻醉。但是体位的影响主要在 5~10min 内起作用,超过此时限,药物已与脊神经充分结合,体位调节的作用就会消失。脊椎的 4 个生理弯曲在仰卧位时,腰$_3$ 最高,胸$_6$ 最低(图 6—2)。如果经腰$_{2~3}$ 间隙穿刺注药,患者转为仰卧后,药物将沿着脊柱的坡度向胸段移动,使麻醉平面偏高;如果在腰$_{3~4}$ 或腰$_{4~5}$ 间隙穿刺,患者仰卧后,大部药液向骶段方向移动,骶部及下肢麻醉较好,麻醉平面偏低。因此腹部手术时,穿刺点宜选用腰$_{2~3}$ 间隙;下肢或会阴肛门手术时,穿刺点不宜超过腰$_{3~4}$ 间隙。

一般而言,注药的速度愈快,麻醉范围愈广;相反,注药速度愈慢,药物愈集中,麻醉范围愈小(尤其是低比重液)。一般以每 5s 注入 1mL 药物为适宜。穿刺针斜口方向(Whiteacare 针)对麻醉药的扩散和平面的调节有一定影响,斜口方向向头侧,麻醉平面易升高;反之,麻醉平面不易过多上升。局麻药的剂量对阻滞平面影响不大,Lambert(1989 年)观察仰卧位时应用不同剂量的局麻药,由于重比重液的下沉作用,均能达到相同的阻滞平面。但低剂量的阻滞强度和作用时间都低于高剂量组。

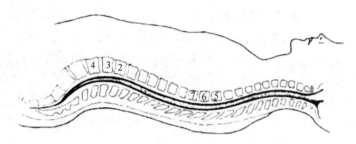

图 6-2　脊柱的生理弯曲与药物移动的关系

表 6-1　影响蛛网膜下腔神经阻滞平面的因素

一、患者情况	抽液加药注射
年龄	三、脑脊液因素
身高	脑脊液组成
体重	循环
性别	容量
腹内压	压力
脊柱的解剖结构	密度
体位	四、局麻药因素
二、穿刺技术	局麻药比重
穿刺点	局麻药体积
针头方向	局麻药浓度
斜面方向	局麻药注入量
注射速度	辅助用的血管收缩药

　　具体实际操作中,有人建议以腰$_1$阻滞平面为界。阻滞平面在腰$_1$以上,应选择重比重液,因这些患者转为水平仰卧位时,由于重力作用局麻药下沉到较低的胸段(胸$_6$),可达满意的阻滞效果;而需阻滞腰$_1$以下平面,可选用等比重液,因局麻药停留在注药部位,使阻滞平面不致过高。在确定阻滞平面时,除了阻滞支配手术部位的皮区神经外,尚需阻滞支配手术的内脏器官的神经。如全子宫切除术,阻滞手术部位皮区的神经达胸$_{12}$即可,但阻滞支配子宫的神经需达胸$_{11}$、胸$_{10}$,而且术中常发生牵拉反射,要阻滞该反射,阻滞平面需达胸$_6$,所以术中阻滞平面达胸$_6$,方能减轻患者的不适反应。

五、麻醉中的管理

蛛网膜下腔神经阻滞后,可能引起一系列生理扰乱,其程度与阻滞平面有密切关系。平面愈高,扰乱愈明显。因此,需切实注意平面的调节,密切观察病情变化,并及时处理。

(一)血压下降和心率缓慢

蛛网膜下腔神经阻滞平面超过胸$_4$后,常出现血压下降,多数于注药后$15\sim30min$发生,同时伴心率缓慢,严重者可因脑供血不足而出现恶心呕吐、面色苍白、躁动不安等症状。这类血压下降主要是由于交感神经节前神经纤维被阻滞,使小动脉扩张,周围阻力下降,加之血液瘀积于周围血管系,静脉回心血量减少,心排血量下降而造成。心率缓慢是由于交感神经部分被阻滞,迷走神经呈相对亢进所致。血压下降的程度主要取决于阻滞平面的高低,但与患者心血管功能代偿状态以及是否伴有高血压、血容量不足或酸中毒等情况有密切关系。处理上应首先考虑补充血容量,如果无效可给予适量血管活性药物(去氧肾上腺素、去甲肾上腺素或麻黄碱等),直到血压回升为止。对心率缓慢者可考虑静脉注射阿托品$0.25\sim0.3mg$以降低迷走神经张力。

(二)呼吸抑制

因胸段脊神经阻滞引起肋间肌麻痹,可出现呼吸抑制,表现为胸式呼吸微弱、腹式呼吸增强。严重时患者潮气量减少、咳嗽无力、不能发声,甚至发绀,应迅速有效吸氧。如果发生全脊麻而引起呼吸停止、血压骤降或心搏骤停,应立即施行气管内插管人工呼吸、维持循环等措施进行抢救。

(三)恶心呕吐

主要诱因包括:①血压骤降,脑供血骤减,兴奋呕吐中枢。②迷走神经功能亢进,胃肠蠕动增加。③手术牵引内脏。一旦出现恶心呕吐,应检查是否有麻醉平面过高及血压下降,并采取相应措施;或暂停手术以减少迷走刺激;或施行内脏神经阻滞,一般多能收到良好效果。若仍不能制止呕吐,可考虑使用异丙嗪或氟哌利多等药物镇吐。

六、连续蛛网膜下腔神经阻滞

连续蛛网膜下腔神经阻滞现已少有。美国食品药品监督管理局(FDA)于1992年停止了连续硬膜外导管在蛛网膜下腔神经阻滞中的临床应用。

第二节　硬膜外间隙神经阻滞

将局麻药注入硬脊膜外间隙,阻滞脊神经根,使其支配的区域产生暂时性麻痹,称为硬膜外间隙神经阻滞,简称为硬膜外神经阻滞。

硬膜外神经阻滞有单次法和连续法2种。单次法系穿刺后将预定的局麻药全部陆续注入硬膜外间隙以产生麻醉作用。此法缺乏可控性,易发生严重并发症,故已罕用。连续法是在单次法基础上发展而来,通过穿刺针,在硬膜外间隙留置一导管,根据病情、手术范围和时间,分次给药,使麻醉时间得以延长,并发症明显减少。连续硬膜外神经阻滞已成为临床上常

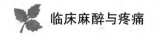

用的麻醉方法之一。

根据脊神经阻滞部位不同,可将硬膜外神经阻滞分为高位、中位、低位及骶管阻滞。

一、适应证及禁忌证

(一)适应证

1. 外科手术　因硬膜外穿刺上至颈段、下至腰段,通过给药可阻滞这些脊神经所支配的相应区域。所以理论上讲,硬膜外神经阻滞可用于除头部以外的任何手术。但从安全角度考虑,硬膜外神经阻滞主要用于腹部及其以下部位的手术,包括泌尿、妇产及下肢手术。颈部、上肢及胸部虽可应用,但管理困难。此外,凡适用于蛛网膜下腔神经阻滞的手术,同样可采用硬膜外神经阻滞麻醉。

2. 镇痛　包括产科镇痛、术后镇痛及一些慢性疼痛的镇痛常用硬膜外阻滞。硬膜外神经阻滞是分娩镇痛最有效的方法,通过腰部硬膜外神经阻滞,可阻滞支配子宫的交感神经,从而减轻宫缩疼痛;通过调节局麻药浓度或加入阿片类药物,可调控阻滞强度(尤其是运动神经),而且不影响产程的进行;即便要行剖宫产或行产钳辅助分娩,也可通过调节局麻药的剂量和容量来达到所需的阻滞平面;对于有妊娠高血压的患者,硬膜外神经阻滞尚可帮助调控血压。硬膜外联合应用局麻药和阿片药,可产生最好的镇痛作用及最少的并发症,是术后镇痛的常用方法。硬膜外给予破坏神经药物,可有效缓解癌症疼痛。硬膜外应用局麻药及激素,可治疗慢性背痛,但其长远的效果尚不确切。

(二)禁忌证

蛛网膜下腔神经阻滞的禁忌证适用于硬膜外腔神经阻滞。

二、穿刺技术

(一)穿刺前准备

硬膜外神经阻滞的局麻药用量较大,为预防中毒反应,麻醉前可给予巴比妥类或苯二氮䓬类药物;对阻滞平面高、范围大或迷走神经兴奋型患者,可同时加用阿托品,以防心率减慢;术前有剧烈疼痛者可适量使用镇痛药。

硬膜外穿刺用具包括:连续硬膜外穿刺针(一般为 Tuohey 针)及硬膜外导管各 1 根,15G粗注射针头 1 枚(供穿刺皮肤用)、内径小的玻璃接管 1 个以观察硬膜外负压、5mL 和 20mL注射器各 1 副、50mL 的药杯 2 只以盛局麻药和无菌注射用水、无菌单 2 块、纱布钳 1 把、纱布及棉球数个,以上物品用包扎布包好,进行高压蒸气灭菌。目前,硬膜外穿刺包多为一次性使用。此外,为了防治全脊麻,需备好气管插管设备,给氧设备及其他急救用品。

(二)穿刺体位及穿刺部位

穿刺体位有侧卧位及坐位 2 种。临床上主要采用侧卧位,具体要求与蛛网膜阻滞法相同。穿刺点应根据手术部位选定,一般取支配手术范围中央的相应棘突间隙。通常上肢穿刺点在胸$_{3\sim4}$棘突间隙,上腹部手术在胸$_{8\sim10}$棘突间隙,中腹部手术在胸$_{9\sim11}$棘突间隙,下腹部手术在胸$_{12}$至腰$_2$棘突间隙,下肢手术在腰$_{3\sim4}$棘突间隙,会阴部手术在腰$_{4\sim5}$间隙,也可用骶管麻醉。确定棘突间隙,一般参考体表解剖标志。如颈部明显突出的棘突为颈$_7$棘突;两侧肩胛岗连线交于胸$_3$棘突;两侧肩胛下角连线交于胸$_7$棘突;两侧髂嵴最高点连线交于腰$_4$棘突或腰$_{3\sim4}$棘突间隙。

（三）穿刺方法及置管

硬膜外间隙穿刺术有直入法和旁入法2种。颈椎、胸椎上段及腰椎的棘突相互平行，多主张用直入法；胸椎的中下段棘突呈叠瓦状，间隙狭窄，穿刺困难时可用旁入法。老年人棘上韧带钙化、脊柱弯曲受限制者，一般宜用旁入法。直入法、旁入法的穿刺手法同蛛网膜下腔神经阻滞的穿刺手法，针尖所经的组织层次也与脊麻时相同，如穿透黄韧带有阻力骤失感，即提示已进入硬膜外间隙。

穿刺针穿透黄韧带后，根据阻力的突然消失、推注无菌注射用水或盐水无阻力、负压的出现以及无脑脊液流出等现象，即可判断穿刺针已进入硬膜外间隙。临床上一般穿刺到黄韧带时，阻力增大有韧感，此时可将针芯取下，用一内含约2mL无菌注射用水或盐水和1个小气泡（约0.25mL）的3～5mL玻璃注射器与穿刺针衔接，当推动注射器芯时即感到有弹回的阻力感（图6-3）且小气泡受压缩小，此后边进针边推动注射器芯试探阻力，一旦突破黄韧带则阻力消失，犹如"落空感"，同时注液毫无阻力，表示针尖已进入硬膜外间隙。临床上也可用负压法来判断硬膜外间隙，即抵达黄韧带后，拔出针芯，于针尾置1滴液体（悬滴法）或于针尾置一盛有液体的玻璃接管（玻管法），当针尖穿透黄韧带而进入硬膜外间隙时，悬滴（或管内液体）被吸入，这种负压现象于颈胸段穿刺时比腰段更为明显。除上述2项指标外，临床上还有多种辅助试验方法用以确定硬膜外间隙，包括抽吸试验（硬膜外间隙抽吸无脑脊液）、正压气囊试验（正压气囊进入硬膜外间隙而塌陷）及置管试验（在硬膜外间隙置管无阻力）。试验用药也可初步判断是否在硬膜外间隙。

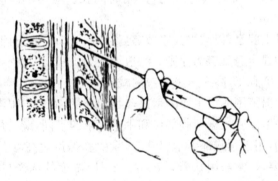

图6-3　用注射器试探阻力

确定针尖已进入硬膜外间隙后，即可经针蒂插入硬膜外导管。插管前应先测量皮肤至硬膜外间隙的距离，然后即行置管。导管再进入硬膜外腔4～6cm，然后边拔针边固定导管，直至将针退出皮肤。在拔针过程中不要随意改变针尖的斜口方向，并切忌后退导管以防斜口割断导管。针拔出后，调整导管在硬膜外的长度，使保留在硬膜外的导管长度在2～3cm；如需要术后镇痛或产科镇痛时，该硬膜外导管长度可为4～6cm。然后在导管尾端接上注射器，注入少许生理盐水，如无阻力，并回吸无血或脑脊液，即可固定导管。置管过程中如患者出现肢体异感或弹跳，提示导管已偏于一侧而刺激脊神经根。为避免脊神经损害，应将穿刺针与导管一并拔出，重新穿刺置管。如需将导管退出重插时，需将导管与穿刺针一并拔出。如导管

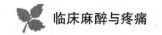

内有全血流出,经冲洗无效后,应考虑另换间隙穿刺。

（四）硬膜外腔用药

用于硬膜外神经阻滞的局麻药应该具备弥散性强、穿透性强、毒性小,且起效时间短、维持时间长等特点。目前常用的局麻药有利多卡因、丁卡因、丁哌卡因和罗哌卡因等。利多卡因起效快,5～10min即可发挥作用,在组织内浸透扩散能力强,所以阻滞完善,效果好,常用1%～2%浓度,作用持续时间为1.5h,成年人一次最大用量为400mg。丁卡因常用浓度为0.25%～0.33%,10～15min起效,维持时间达3～4h,一次最大用量为60mg。丁哌卡因常用浓度为0.5%～0.75%,4～10min起效,可维持4～6h,但肌肉松弛效果只有0.75%溶液才满意。

罗哌卡因是第一个纯镜像体长效酰胺类局麻药。等浓度的罗哌卡因和布比卡因用于硬膜外神经阻滞所产生的感觉神经阻滞近似,而对运动神经的阻滞前者则不仅起效慢、强度差且有效时间也短。所以在外科手术时为了增强对运动神经的阻滞作用,可将其浓度提高到1%,总剂量可用至150～200mg,10～20min起效,持续时间为4～6h。鉴于罗哌卡因的这种明显的感觉－运动阻滞分离特点,临床上常用罗哌卡因硬膜外神经阻滞做术后镇痛及无痛分娩。常用浓度为0.2%,总剂量可用至12～28mg/h。

氯普鲁卡因属于酯类局部麻醉药,是一种相对较安全的局部麻醉药,应用于硬膜外腔阻滞,常用浓度为2%～3%。其最大剂量在不加入肾上腺素时为11mg/kg,总剂量不超过800mg;加入肾上腺素时为14mg/kg,总剂量不超过1000mg。

左旋丁哌卡因属于酰胺类局部麻醉药,作用时间长。应用于硬膜外的浓度为0.5%～0.75%,最大剂量为150mg。

局麻药中可加用肾上腺素,以减慢其吸收,延长作用时间。肾上腺素的浓度,应以达到局部轻度血管收缩而无明显全身反应为原则。一般浓度为1∶200 000～400 000,如20mL药液中可加0.1%肾上腺素0.1mL,高血压患者应酌减。

决定硬膜外神经阻滞范围的最主要因素是药物的容量,而决定阻滞强度及作用持续时间的主要因素则是药物的浓度。根据穿刺部位和手术要求的不同,应对局麻药的浓度作不同的选择。以布比卡因为例,用于颈胸部手术以0.25%为宜,浓度过高可引起膈肌麻痹;用于腹部手术,为达到腹肌松弛要求,常需用0.75%浓度。此外,浓度的选择与患者全身情况有关,健壮患者所需的浓度宜偏高,虚弱或年老患者浓度要偏低。

为了取长补短,临床上常将长效和短效局麻配成混合液,以达到起效快而维持时间长的目的。常用的配伍是1%利多卡因和0.15%丁卡因混合液,可加肾上腺素1∶200 000。

穿刺置管成功后,即应注入试验剂量如利多卡因40～60mg,或丁哌卡因或罗哌卡因8～10mg,目的在于排除误入蛛网膜下腔的可能;此外,从试验剂量所出现的阻滞范围及血压波动幅度,可了解患者对药物的耐受性以指导继续用药的剂量。观察5～10min后,如无蛛网膜下腔神经阻滞征象,可每隔5min注入3～5mL局麻药,直至阻滞范围满足手术要求为止;此时的用药总和即首次总量,也称初量,一般成年患者需15～20mL。最后一次注药后10～15min,可追求初量的20%～25%,以达到感觉阻滞平面不增加而阻滞效果加强的效果。之后每40～60min给予5～10mL或追加首次用量的1/3～1/2,直至手术结束。

三、硬膜外神经阻滞的管理

（一）影响阻滞平面的因素

1.药物容量和注射速度 容量愈大，阻滞范围愈广；反之，则阻滞范围窄。临床实践证明，快速注药对扩大阻滞范围的作用有限。

2.导管的位置和方向 导管向头侧时，药物易向头侧扩散；向尾侧时，则可多向尾侧扩散1～2个节段，但仍以向头侧扩散为主。如果导管偏于一侧，可出现单侧麻醉，偶尔导管进入椎间孔，则只能阻滞数个脊神经根。

3.患者的情况 婴幼儿、老年人硬膜外间隙小，用药量需减少。妊娠后期，由于下腔静脉受压，硬膜外间隙相对变小，药物容易扩散，用药量也需减少。某些病理因素如脱水、血容量不足等，可加速药物扩散，用药应格外慎重。

（二）术中管理

硬膜外间隙注入局麻药5～10min内，在穿刺部位的上下各2、3节段的皮肤支配区可出现感觉迟钝；20min内阻滞范围可扩大到所预期的范围，麻醉也趋完全。针刺皮肤测痛可得知阻滞的范围和效果。除感觉神经被阻滞外，交感神经、运动神经也被阻滞，由此可引起一系列生理扰乱。同脊麻一样，最常见的是血压下降、呼吸抑制和恶心呕吐。因此术中应注意麻醉平面，密切观察病情变化，及时进行处理。

四、骶管神经阻滞

骶管神经阻滞是经骶裂孔穿刺，注局麻药于骶管腔以阻滞骶脊神经，是硬膜外神经阻滞的一种方法。适用于直肠、肛门会阴部手术，也可用于婴幼儿及学龄前儿童的腹部手术。

骶裂孔和骶角是骶管穿刺点的重要解剖标志，其定位方法是：先摸清尾骨尖，沿中线向头端方向摸至约4cm处（成人），可触及一个有弹性的凹陷，即为骶裂孔，在孔的两旁可触到蚕豆大的骨质隆起，是为骶角。2骶角连线的中点，即为穿刺点（图6－4）。髂后上棘连线在第2骶椎平面，是硬脊膜囊的终止部位，骶管穿刺针如果越过此连线，即有误入蛛网膜下腔而发生全脊麻的危险。

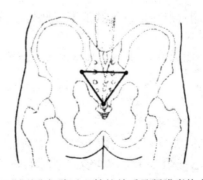

图6－4 骶裂孔与髂后上棘的关系及硬膜囊终点的部位

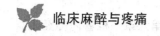

骶管穿刺术:可取侧卧位或俯卧位。侧卧位时,腰背应尽量向后弓曲,双膝屈向腹部;俯卧位时,髋部需垫厚枕以抬高骨盆,暴露骶部。于骶裂孔中心作皮内小丘,将穿刺针垂直刺进皮肤,当刺到骶尾韧带时有弹韧感觉,稍作进针有阻力消失感觉。此时将针干向尾侧方向倾倒,与皮肤呈 30°～45°,顺势推进约 2cm,即可到达骶管腔。接上注射器,抽吸无脑脊液,注射带小气泡的生理盐水无阻力,也无皮肤隆起,证实针尖确在骶管腔内,即可注入试验剂量。观察无蛛网膜下腔神经阻滞现象后,可分次注入其余药液。

骶管穿刺成功的关键在于掌握好穿刺针的方向。如果针与皮肤角度过小,即针体过度放平,针尖可在骶管的后壁受阻;若角度过大,针尖常可触及骶管前壁。穿刺如遇骨质,不宜用暴力,应退针少许,调整针体倾斜度后再进针,以免引起剧痛和损伤骶管静脉丛。

骶管有丰富的静脉丛,除容易穿刺损伤出血外,对局麻药的吸收也快,故较易引起轻重不等的毒性反应。此外,当抽吸有较多回血时,应放弃骶管阻滞,改用腰部硬膜外神经阻滞。约有 20% 正常人的骶管呈解剖学异常,骶裂孔畸形或闭锁者占 10%,如发现有异常,不应选用骶管阻滞。鉴于传统的骶管阻滞法,针的方向不好准确把握,难免阻滞失败。近年来对国人的骶骨进行解剖学研究,发现自骶$_4$ 至骶$_2$ 均可裂开,故可采用较容易的穿刺方法,与腰部硬膜外神经阻滞法相同,在骶$_2$ 平面以下先摸清骶裂孔,穿刺针自中线垂直进针,易进入骶裂孔。改进的穿刺方法失败率减少,并发症发生率也降低。

第三节　腰－硬联合神经阻滞

联合蛛网膜下腔与硬膜外腔麻醉(combined spinal and epidural anesthesia,CSEA),也简称为腰－硬联合神经阻滞或腰硬联合麻醉,是将蛛网膜下腔阻滞与硬膜外腔阻滞联合使用的麻醉技术。CSEA 既具有脊麻起效快、效果确切、局麻药用量小的优点,又有硬膜外腔阻滞可连续性、便于控制平面和可用作术后镇痛的优点。主要用于下腹部及下肢手术的麻醉与镇痛,尤其是产科麻醉与镇痛。

一、适应证与禁忌证

(一)适应证
CSEA 适用于分娩镇痛、剖宫产手术以及其他下腹部与下肢手术。
(二)禁忌证
凡有脊麻或(和)硬膜外腔阻滞禁忌证的患者均不适合选用 CSEA。

二、常用的 CSEA 技术

CSEA 技术主要有 2 种:两点穿刺法与单点穿刺法。两点穿刺技术(double－segment technique DST)是在腰段不同间隙分别实施硬膜外穿刺置管和蛛网膜下腔阻滞,是由 Curela-ru 于 1979 年首先报道,目前已很少使用。单点穿刺技术(single－segment technique,SST)于 1982 年用于临床,该技术使用硬膜外穿刺针置入硬膜外腔,然后从硬膜外穿刺针头端侧孔(也称为背眼,back eye)或直接从硬膜外穿刺针内腔插入细的脊髓麻醉针穿破硬膜后进入蛛网膜下腔实施脊髓麻醉。SST 是目前实施 CSEA 的通用方法。

目前国内外市场供应有一次性 CSEA 包,其中有 17G 硬膜外穿刺针,有的针距其头端约 1cm 处有一侧孔,蛛网膜下腔穿刺针可经侧孔通过。蛛网膜下腔穿刺针一般为 25～26G,以尖端为笔尖式为宜,如 Sprotte 针或 Whitacre 针。蛛网膜下腔穿刺针完全置入硬膜外穿刺针后突出硬膜外穿刺针尖端一般 1.1～1.2cm。

穿刺间隙可为 $L_{2～3}$ 或 $L_{3～4}$。常规先行硬膜外腔穿刺,当硬膜外穿刺针到达硬膜外腔后,再经硬膜外穿刺针置入 25～26G 的蛛网膜下腔穿刺针,后者穿破硬膜时多有轻微的突破感,此时拔出蛛网膜下腔穿刺针针芯后有脑脊液缓慢流出。经蛛网膜下腔穿刺针注入局麻药至蛛网膜下腔后,拔出蛛网膜下腔穿刺针,然后经硬膜外穿刺针置入硬膜外导管,留置导管 3～4cm,退出硬膜外穿刺针,妥善固定导管。

三、CSEA 的用药方案

CSEA 的用药方案可因分娩镇痛或手术要求而有所不同。以下介绍 CSEA 用于成人下腹部和下肢手术的用药方案。

(一)脊髓麻醉的用药

可选用 0.5%～0.75%丁哌卡因,宜控制在 10mg 以内,可加入芬太尼 $25\mu g$。

(二)硬膜外阻滞的用药

当脊髓麻醉 15min 以后,如果平面低于 T_8 或未达到手术要求的阻滞水平,或单纯脊髓麻醉不能满足较长时间手术的要求或考虑硬膜外镇痛时,则需要经硬膜外导管给药。

1. 试验剂量　脊髓麻醉后 15min,平面低于 T_8 或未达到手术要求的阻滞水平,可经硬膜外导管给予 2%利多卡因 1.5mL,观察 5min。

(1)如果平面上升仅为约 2 个脊椎平面,提示硬膜外导管位置合适。

(2)如果导管在蛛网膜下隙,则阻滞平面升高明显,但该试验剂量一般不会引起膈肌麻痹。

2. 确认硬膜外导管在硬膜外腔后可每 5min 给予 2%利多卡因 3mL,直至阻滞达到理想平面。一般每次升高 1～2 个脊椎平面。

3. 90～120min 后可考虑经硬膜外导管追加局麻药,如 2%利多卡因或 0.5%～0.75%丁哌卡因 5～8mL。

四、注意事项

1. 如果脊髓麻醉平面能满足整个手术要求,则术中硬膜外腔不需要给药,或仅作为术后镇痛。

2. 硬膜外导管可能会经脊髓麻醉穿刺孔误入蛛网膜下腔,此时可能有脑脊液经导管流出。上述试验剂量可初步判断导管是否在蛛网膜下腔,因此启用硬膜外阻滞或镇痛时必须给予试验剂量,并且每次经硬膜外导管给药时均需回抽确认有无脑脊液。

3. CSEA 时脊髓麻醉用药量以及硬膜外阻滞用药量均较小,但是阻滞平面往往较单纯脊髓麻醉或硬膜外阻滞的范围广。主要原因可能包括:①硬膜外腔穿刺后硬膜外腔的负压消失,使脊膜囊容积缩小,促使脑脊液内局麻药易于向头侧扩散。②注入硬膜外腔的局麻药挤

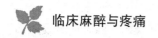

压硬脊膜,使腰骶部蛛网膜下腔的局麻药随脑脊液向头侧扩散。③注入硬膜外腔的局麻药经硬脊膜破损孔渗入蛛网膜下腔(称为渗漏效应)。④体位改变等。研究提示,前2个因素可能是 CSEA 时平面容易扩散的主要原因。

4. 硬膜外腔置管困难,导致脊髓麻醉后恢复仰卧位体位延迟,结果出现单侧脊髓麻醉或脊髓麻醉平面过高或过低。一般要求蛛网膜下腔注药后 3~4min 内应完成硬膜外腔置管。

5. CSEA 时可出现单纯脊髓麻醉或硬膜外阻滞可能出现的并发症,同样需引起高度重视。

第四节 椎管内神经阻滞并发症

椎管内神经阻滞并发症是指椎管内注射麻醉药及相关药物所引起的生理反应、毒性作用以及技术操作给机体带来的不良影响。总体而言,椎管内神经阻滞并发症可分为椎管内神经阻滞相关并发症、药物毒性相关并发症和穿刺与置管相关并发症 3 类。根据中华医学会麻醉学分会制定的《椎管内阻滞并发症防治专家共识》(2008 年)总结如下。

一、椎管内神经阻滞相关并发症

(一)心血管系统并发症

低血压和心动过缓是椎管内神经阻滞最常见的反应。低血压一般定义为收缩压低于 90mmHg,也可定义为收缩压(或平均动脉压)的下降幅度超过基础值的 30%。椎管内神经阻滞中低血压的发生率为 8%~33%。心动过缓一般指心率低于 50 次/min,其发生率为 2%~13%。严重的低血压和心动过缓会导致心搏骤停,是椎管内神经阻滞严重的并发症。

1. 低血压和心动过缓的发生机制

(1)交感神经阻滞引起体循环血管阻力降低和回心血量减少,是最常见的原因。

(2)椎管内神经阻滞后血液再分布、心室充盈不足,引起副交感神经活动增强及交感神经活动减弱,导致椎管内神经阻滞后突发低血压、心动过缓,甚至心搏骤停。

(3)T_4 以上高平面阻滞,阻断心脏交感神经纤维(发自 $T_{1~4}$ 水平),削弱心脏代偿功能,进一步加重血流动力学的变化。

(4)其他因素,如局麻药吸收入血引起心肌负性肌力作用;所添加的小剂量肾上腺素吸收入血的 β_2 兴奋作用(扩血管效应);可乐定的 α_2 兴奋作用、抑制突触前去甲肾上腺素释放和直接增加副交感活性等机制,均可引起血流动力学的变化。

2. 危险因素

(1)引起低血压危险因素包括:①广泛的阻滞平面。②原有低血容量。③原有心血管代偿功能不足、心动过缓、高体重指数、老年。④术前合并应用抗高血压药物或丙嗪类药物。⑤突然体位变动可发生严重低血压、心动过缓,甚至心搏骤停。⑥椎管内神经阻滞与全身麻醉联合应用。

(2)引起心动过缓危险因素包括:①广泛的阻滞平面。②应用 β 受体阻滞剂。③原有心动过缓或传导阻滞。

（3）引起心搏骤停的危险因素包括：①脊麻心搏骤停发生率明显高于硬膜外腔阻滞。②进行性心动过缓。③老年人。④髋关节手术。

3. 预防

（1）避免不必要的阻滞平面过广、纠正低血容量，必要时适当头低脚高位和（或）抬高双下肢以增加回心血量。

（2）对施行剖宫产的患者常规左侧倾斜30°体位。

（3）椎管内神经阻滞前必须建立通畅的静脉通路，输入适量液体。

4. 治疗

（1）一般治疗措施包括吸氧、抬高双下肢、加快输液等。

（2）中度到重度或迅速进展的低血压，静注适量去氧肾上腺素、去甲肾上腺素、麻黄碱。

（3）对严重的心动过缓，静注阿托品。

（4）同时出现严重低血压和心动过缓，静注适量麻黄碱或多巴胺，如无反应立即静注小剂量肾上腺素。

（5）一旦发生心搏骤停立即施行心肺复苏。

（二）呼吸系统并发症

严重呼吸抑制或呼吸停止极为罕见。呼吸停止多由于全脊髓阻滞或广泛的硬膜外腔阻滞时，局麻药直接作用于延髓呼吸中枢或严重低血压导致脑干缺血以及呼吸肌麻痹所引起；硬膜外腔阻滞对呼吸的影响与运动阻滞平面和程度相关。静脉辅助应用镇痛药、镇静药可引起呼吸抑制或加重椎管内神经阻滞的呼吸抑制。椎管内神经阻滞，特别是复合静脉给予镇痛药、镇静药引起呼吸抑制未被及时发现和处理，可导致心搏骤停，预后较差。

1. 危险因素

（1）呼吸功能不全患者在应用椎管内神经阻滞时容易出现呼吸功能失代偿。

（2）高平面阻滞、高浓度局麻药或合并使用抑制呼吸的镇痛药和镇静药，可引起严重呼吸抑制。

2. 预防

（1）选择适当的局麻药（浓度、剂量及给药方式），避免阻滞平面过高。

（2）凡辅助应用镇痛药、镇静药物者，应严密监测呼吸功能，直至药物作用消失。

3. 治疗

（1）椎管内神经阻滞中应严密监测阻滞平面，早期诊断和及时治疗呼吸功能不全。

（2）发生轻度呼吸困难，但阻滞平面在颈段以下，膈肌功能尚未受累，可给予吸氧，并密切加强监测。

（3）患者出现呼吸困难伴有低氧血症、高碳酸血症，应采取面罩辅助通气。必要时建立人工气道，进行呼吸支持。

（三）全脊髓麻醉

全脊髓麻醉多由硬膜外腔阻滞剂量的局麻药误入蛛网膜下腔所引起。由于硬膜外腔阻滞的局麻药用量远高于脊麻的用药量，注药后迅速出现广泛的感觉和运动神经阻滞。表现为注药后迅速出现（一般5min内）意识不清、双瞳孔扩大固定、呼吸停止、肌无力、低血压、心动过缓，甚至出现室性心律失常或心搏骤停。

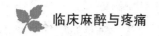

1. 预防

(1)正确操作,确保局麻药注入硬膜外腔。注药前回吸确认无脑脊液回流,缓慢注射及反复回吸。

(2)强调采用试验剂量,且从硬膜外导管给药,试验剂量不应超过脊麻用量,观察时间足够(不短于 5min)。

(3)如发生硬膜穿破,建议改用其他麻醉方法。如继续使用硬膜外腔阻滞,应严密监测并建议硬膜外腔少量分次给药。

2. 治疗

(1)建立人工气道和人工通气。

(2)静脉输液,使用血管活性药物维持循环稳定。

(3)如发生心搏骤停应立即施行心肺复苏。

(4)对患者进行严密监测直至神经阻滞症状消失。

(四)异常广泛的阻滞脊神经

异常广泛的阻滞脊神经是指硬膜外腔阻滞时注入常用量局麻药后,出现异常广泛的脊神经被阻滞现象。其临床特征为:延迟出现(注药后 10～15min)的广泛神经被阻滞,阻滞范围呈节段性,没有意识消失和瞳孔的变化,常表现为严重的呼吸循环功能不全。

1. 发生原因

(1)局麻药经误入硬膜下间隙的导管注入。

(2)患者并存的病理生理因素:如妊娠、腹部巨大肿块、老年动脉硬化、椎管狭窄等,致使潜在的硬膜外间隙容积减少。

2. 预防　椎管内神经阻滞应采用试验剂量。对于妊娠、腹部巨大肿块、老年动脉硬化、椎管狭窄等患者局麻药的用量应酌情减少。

3. 治疗　异常广泛地阻滞脊神经的处理原则同全脊髓麻醉,即严密监测并维持呼吸和循环功能稳定,直至局麻药阻滞脊神经的作用完全消退。

(五)恶心呕吐

恶心呕吐是椎管内神经阻滞常见的并发症,脊麻中恶心呕吐的发生率高达 13％～42％。女性发生率高于男性,尤其是年轻女性。

1. 发生诱因

(1)血压骤降造成脑供血骤减,呕吐中枢兴奋。

(2)迷走神经功能亢进,胃肠蠕动增强。

(3)手术牵拉内脏。

2. 危险因素　阻滞平面超过 T_5、低血压、术前应用阿片类药物、有晕动史。

3. 治疗　一旦出现恶心呕吐,立即给予吸氧,嘱患者深呼吸,并将头转向一侧以防误吸,同时应检查是否有阻滞平面过高及血压下降,并采取相应措施,或暂停手术以减少迷走刺激,或施行内脏神经阻滞;若仍不能缓解呕吐,可考虑使用氟哌利多等药物;高平面(T_5 以上)阻滞所致脑供血不足引起的恶心呕吐应用升压药和(或)阿托品有效。

（六）尿潴留

椎管内神经阻滞常引起尿潴留，需留置导尿管，延长门诊患者出院时间。尿潴留由位于腰骶水平支配膀胱的交感神经和副交感神经麻痹所致，也可因应用阿片类药物或患者不习惯卧位排尿所引起。如果膀胱功能失调持续存在，应除外马尾神经损伤的可能性。

1.危险因素　椎管内神经阻滞采用长效局麻药（如丁哌卡因）、腰骶神经分布区的手术、输液过多以及应用阿片类药物等。

2.防治

（1）对于围手术期未放置导尿管的患者，为预防尿潴留引起的膀胱扩张，尽可能使用能满足手术需要作用时间最短的局麻药，并给予最小有效剂量，同时在椎管内神经阻滞消退前，在可能的范围内控制静脉输液量。

（2）椎管内神经阻滞后应监测膀胱充盈情况。如术后 6～8h 患者不能排尿或超声检查排尿后残余尿量大于 400mL，则有尿潴留发生，需放置导尿管直至椎管内神经阻滞的作用消失。

二、药物毒性相关并发症

药物毒性包括局麻药、辅助用药和药物添加剂的毒性，其中局麻药的毒性有两种形式：①全身毒性，即局麻药通过血管到达中枢神经系统和心血管系统，引起各种生理功能的紊乱。②神经毒性，即局麻药与神经组织直接接触引起的毒性反应。

（一）局麻药的全身毒性反应

局麻药的全身毒性反应主要表现为中枢神经系统和心血管系统毒性，是由于局麻药误入血管、给药量过多及作用部位的加速吸收等因素导致药物的血液浓度过高所引起。由于脊麻所使用的局麻药量相对较小，这一并发症主要见于区域阻滞。硬膜外腔阻滞的中枢神经系统毒性的发生率为 3/10 000。中枢神经系统对局麻药的毒性较心血管系统更为敏感，大多数局麻药产生心血管毒性的血药浓度较产生惊厥的浓度高 3 倍以上。但丁哌卡因和依替卡因例外，其中枢神经系统和心血管系统毒性几乎同时发生，应引起临床注意。

1.临床表现

（1）局麻药的中枢神经系统毒性表现为初期的兴奋相和终末的抑制相，最初表现为患者不安、焦虑、感觉异常、耳鸣和口周麻木，进而出现面肌痉挛和全身抽搐，最终发展为严重的中枢神经系统抑制、昏迷和呼吸心跳停止。

（2）心血管系统初期表现为由于中枢神经系统兴奋而间接引起的心动过速和高血压，晚期则由局麻药的直接作用而引起心律失常、低血压和心肌收缩功能抑制。

2.危险因素　小儿及老年人、心脏功能减低、肝脏疾病、妊娠、注射部位血管丰富。

3.预防

（1）为使局麻药全身毒性反应的风险降到最低，临床医师应严格遵守临床常规。

（2）麻醉前给予苯二氮䓬类或巴比妥类药物可以降低惊厥的发生率。

（3）应进行严密监护以利于早期发现局麻药中毒的症状和体征。

（4）注射局麻药前回吸、小剂量分次给药、先注入试验剂量、采用局麻药的最低有效浓度

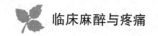

及最低有效剂量。

(5)对于怀疑硬膜外导管误入硬膜外腔血管的患者,可采用经硬膜外导管注入含少量肾上腺素的局麻药的方法予以鉴别。传统的方法为:取含肾上腺素(5μg/mL)的2％利多卡因溶液3mL(含肾上腺素15μg),经硬膜外导管缓慢注入,观察注药后2min内患者的心率和血压的变化。出现以下三项中的一项或以上时,即为阳性反应,应撤出硬膜外导管:心率升高≥15~20bmP、收缩压升高≥15mmHg、心电图T波增高≥25％或0.1mV。但对于高血压、冠心病等患者应慎用,以免出现心率、血压的剧烈波动而致意外。

4.治疗 依据局麻药全身毒性反应的严重程度进行治疗。

(1)轻微的反应可自行缓解或消除。

(2)如出现惊厥,则重点采用支持手段保证患者的安全,保持气道通畅和吸氧。

(3)如果惊厥持续存在,可静脉给予控制厥的药物:硫喷妥钠1~2mg/kg,或咪达唑仑0.05~0.1mg/kg,或丙泊酚0.5~1.5mg/kg。必要时给予琥珀酰胆碱后进行气管内插管。

(4)如果局麻药毒性反应引起心血管抑制,低血压的处理可采用静脉输液和血管收缩药:去氧肾上腺素(0.5~5)μg/(kg·min),或去甲肾上腺素(0.02~0.2)μg/(kg·min)静脉注射。

(5)如果出现心力衰竭,需静脉单次注射肾上腺素1~15μg/kg。

(6)如果发生心搏骤停,则立即进行心肺复苏。

(二)马尾综合征

马尾综合征(cauda equino syndrome)是以脊髓圆锥水平以下神经根受损为特征的临床综合征。其表现为:不同程度的大便失禁及尿道括约肌麻痹、会阴部感觉缺失和下肢运动功能减弱。

1.病因

(1)局麻药鞘内的直接神经毒性。

(2)压迫性损伤:如硬膜外腔血肿或脓肿。

(3)操作时损伤。

2.危险因素

(1)影响局麻药神经毒性最重要的是在蛛网膜下腔神经周围的局麻药浓度,其主要因素为:①脊麻使用的局麻药浓度是最重要的因素。②给药剂量。③影响局麻药在蛛网膜下腔分布的因素,如重比重溶液(高渗葡萄糖)、脊麻中选择更接近尾端的间隙、注药速度缓慢(采用小孔导管)等,将导致局麻药的分布受限而增加其在尾端的积聚,加重对神经的毒性作用。

(2)局麻药的种类,局麻药直接的神经毒性。

(3)血管收缩剂,肾上腺素本身无脊髓损伤作用,但脊麻药中添加肾上腺素可加重鞘内应用利多卡因和2-氯普鲁卡因引起的神经损伤。

3.预防 由于局麻药的神经毒性目前尚无有效的治疗方法,预防显得尤为重要。

(1)连续脊麻的导管置入蛛网膜下腔的深度不宜超过4cm,以免置管向尾过深。

(2)采用能够满足手术要求的最小局麻药剂量,严格执行脊麻局麻药最高限量的规定。

(3)脊麻中应当选用最低有效局麻药浓度。

(4)注入蛛网膜下腔局麻药液葡萄糖的终浓度(1.25%至8%)不得超过8%。

4.治疗　一旦发生,目前尚无有效的治疗方法,可用以下措施辅助治疗。

(1)早期可采用大剂量激素、脱水、利尿、营养神经等药物。

(2)后期可采用高压氧治疗、理疗、针灸、功能锻炼等。

(3)局麻药神经毒性引起马尾综合征的患者,肠道尤其是膀胱功能失常较为明显,需要支持疗法以避免继发感染等其他并发症。

(二)短暂神经症(transient nerological syndrome,TNS)

TNS的临床表现为:症状常发生于脊麻作用消失后24h内。大多数患者表现为单侧或双侧臀部疼痛,50%～100%的患者并存背痛,少部分患者表现为放射至大腿前部或后部的感觉迟钝。疼痛的性质为锐痛或刺痛、钝痛、痉挛性痛或烧灼痛。通常活动能改善,而夜间疼痛加重,给予非甾体类抗炎药有效。至少70%的患者的疼痛程度为中度至重度,症状在6h～4d消除,约90%可以在1周内自行缓解,疼痛超过2周者少见。体格检查和影像学检查无神经学阳性改变。

1.病因和危险因素　目前病因尚不清楚,可能的病因或危险因素如下:

(1)局麻药特殊神经毒性,利多卡因脊麻发生率高。

(2)患者的体位影响,截石位手术发生率高于仰卧位。

(3)手术种类,如膝关节镜手术等。

(4)穿刺针损伤、坐骨神经牵拉引起的神经缺血、小口径笔尖式腰麻针造成局麻药的浓聚等。

2.预防　尽可能采用最低有效浓度和最低有效剂量的局麻药液。

3.治疗

(1)椎管内神经阻滞后出现背痛和腰腿痛时,应首先排除椎管内血肿或脓肿、马尾综合征等后,再开始TNS的治疗。

(2)最有效的治疗药物为非甾体抗炎药。

(3)对症治疗,包括热敷、下肢抬高等。

(4)如伴随有肌肉痉挛可使用环苯扎林。

(5)对非甾体抗炎药治疗无效可加用阿片类药物。

(四)肾上腺素的不良反应

局麻药中添加肾上腺素的目的为延长局麻药的作用时间、减少局麻药的吸收、强化镇痛效果,以及作为局麻药误入血管的指示剂。若无禁忌证,椎管内神经阻滞的局麻药中可添加肾上腺素(浓度不超过$5\mu g/mL$)。不良反应包括:

(1)血流动力学效应:肾上腺素吸收入血常引起短暂的心动过速、高血压和心排血量增加。

(2)肾上腺素无直接的神经毒性,但动物实验显示局麻药中添加肾上腺素用于脊麻可增强局麻药引起的神经损伤;动物实验和临床观察显示常规添加的肾上腺素不减少脊髓的血

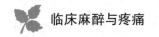

流,但可明显减少外周神经的血流。

三、穿刺与置管相关并发症

(一)椎管内血肿

椎管内血肿是一种罕见但后果严重的并发症。临床表现为在12h内出现严重背痛,短时间后出现肌无力及括约肌功能障碍,最后发展到完全性截瘫。如感觉阻滞平面恢复正常后又重新出现或更高的感觉阻滞平面,则应警惕椎管内血肿的发生。其诊断主要依靠临床症状、体征及影像学检查。

1.血肿的形成因素

(1)椎管内神经阻滞穿刺针或导管对血管的损伤。

(2)椎管内肿瘤或血管畸形、椎管内"自发性"出血。大多数"自发性"出血发生于抗凝或溶栓治疗之后,尤其后者最为危险。

2.危险因素　患者凝血功能异常或接受抗凝药物或溶栓药物治疗是发生椎管内血肿的最危险因素。

(1)患者因素:高龄,女性,并存有脊柱病变或凝血功能异常。

(2)麻醉因素:采用较粗穿刺针或导管,穿刺或置管时损伤血管出血,连续椎管内神经阻滞导管的置入及拔除。

(3)治疗因素:围手术期抗凝或溶栓治疗。

3.预防

(1)对有凝血障碍及接受抗凝或溶栓治疗的患者原则上尽量避免椎管内神经阻滞,因为临床上椎管内麻醉可显著增加患者风险,但是其替代的麻醉方式—全身麻醉所带来的风险更大,所以必须由经验丰富的医师权衡利弊。这类患者经过麻醉前准备行椎管内麻醉时,应由经验丰富的麻醉医师进行操作。

(2)对凝血功能异常的患者,应根据血小板计数、凝血酶原时间(PT)、活化部分凝血活酶时间(APTT)、纤维蛋白原定量等指标对患者的凝血状态做出评估,仔细权衡施行椎管内神经阻滞的利益和风险后做出个体化的麻醉选择。

(3)有关椎管内神经阻滞血小板计数的安全低限,目前尚不明确。一般认为,在凝血因子及血小板质量正常情况下,血小板$>100\times10^9$/L属于安全范围;血小板低于75×10^9/L椎管内血肿风险明显增大。

(4)针对接受抗凝药物或预防血栓形成药物的患者椎管内麻醉,相关学会与组织发布了诸多指南或建议,如2010年美国区域麻醉与疼痛医学学会(ASRA)和欧洲麻醉学会(ESA)分别发布了《接受抗栓或溶栓治疗患者的区域麻醉—美国区域麻醉与疼痛医学学会循证指南(第3版)》《区域麻醉与抗栓药物:欧洲麻醉学会的建议》;2013年大不列颠和爱尔兰麻醉医师学会(AAGBI)、产科麻醉医师学会(OAA)和英国区域麻醉学会(RAUK)联合发布了《凝血功能异常患者区域麻醉风险评估指南》。综合上述指南或建议,接受抗凝药物或溶栓药物患者椎管内麻醉/镇痛的建议,见表6—2。

表 6-2　接受抗凝药物或溶栓药物患者椎管内麻醉/镇痛管理的建议*

华法林	长期服用华法林抗凝的患者在椎管内麻醉/镇痛及评估 INR 前 4～5d 停药。椎管内穿刺(置管)或拔除硬膜外导管时 INR 应≤1.4
	近年来,为缩短术前准备时间,较多采用"华法林快速停药法"。术前华法林停药仅 1～2d,静注维生素 K_1(2.5～10)mg/d,并监测 INR。但须保证椎管内穿刺(置管)或拔除硬膜外导管时 INR 应≤1.4
抗血小板药物	阿司匹林或 NSAIDs 无禁忌。噻吩吡啶类衍生物(氯吡格雷和噻氯匹定)应在椎管内穿刺(置管)前分别停药 7d 和 14d,拔管后 6h 才可接受用药。血小板糖蛋白Ⅱb/Ⅲa 受体拮抗剂操作前应停用,以确保血小板功能的恢复(替罗非班、依替巴肽停用 8h,阿昔单抗停用 48h),拔管后 6h 才可接受用药
溶栓剂/纤维蛋白溶解剂	没有数据显示椎管内麻醉/镇痛前或拔管前/后应何时停用或使用这类药物。建议实施椎管内麻醉/镇痛前或拔管前/后 10d 禁用这类药物
低分子肝素	最后一次使用预防血栓剂量的 LMWH 后 10～12h,才可行椎管内穿刺(置管)或拔除硬膜外导管,且阻滞或拔管后 4h 才可给予 LMWH;而对于使用治疗剂量的 LMWH,停用至少 24h,才可行椎管内穿刺(置管)或拔除硬膜外导管,且阻滞或拔管后 4h 才可给予 LMWH。严格避免额外使用其他的影响凝血功能的药物,包括酮咯酸
皮下注射预防剂量普通肝素	预防剂量普通肝素在最后一次用药后 4～6h 或 APTTR 正常,才可行椎管内穿刺(置管)或拔除硬膜外导管,且阻滞或拔管后 1h 才可给予普通肝素
治疗剂量普通肝素	静脉注射治疗剂量普通肝素在最后一次用药后 4～6h 或 APTTR 正常,才可行椎管内穿刺(置管)或拔除硬膜外导管,且阻滞或拔管后 4h 才可给予普通肝素。皮下注射治疗剂量普通肝素在最后一次用药后 8～12h 或 APTTR 正常,才可行椎管内穿刺(置管)或拔除硬膜外导管,且阻滞或拔管后 4h 才可给予普通肝素。应监测神经功能,并且应当谨慎联合服用抗血小板药物
达比加群	根据用量,在椎管内麻醉/镇痛前应停药 48～96h;在穿刺置管 24h 后及导管拔除 6h 方可使用

4.诊断及治疗

(1)新发生的或持续进展的背痛、感觉或运动缺失、大小便失禁。

(2)尽可能快速地进行影像学检查,最好为磁共振成像(MRI),同时尽可能快速地请神经外科医师会诊以决定是否需要行急诊椎板切除减压术。

(3)椎管内血肿治疗的关键在于及时发现和迅速果断处理,避免发生脊髓不可逆性损害,脊髓压迫超过 8h 则预后不佳。

(4)如有凝血功能障碍或应用抗凝药,可考虑有针对性地补充血小板和(或)凝血因子。

(二)出血

在行椎管内神经阻滞穿刺过程中,可因穿刺针或置管刺破硬脊膜外腔血管,见血液经穿刺针内腔或导管溢出,其发生率为 2%～6%。对于凝血功能正常的患者,此情况极少导致严重后果(如硬膜外血肿)。但对于穿刺置管后出血不止并且有凝血功能异常或应用抗凝治疗的患者,则是硬膜外血肿的危险因素。

处理:①是否取消该次手术,应与外科医师沟通,权衡利弊,根据患者具体情况做出决定。②如仍行椎管内神经阻滞,鉴于原穿刺间隙的出血,难以判断穿刺针尖所达部位是否正确,建议改换间隙重新穿刺。③麻醉后应密切观察有无硬膜外血肿相关症状和体征。

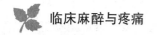

（三）感染

椎管内神经阻滞的感染并发症包括穿刺部位的浅表感染和深部组织的严重感染。前者表现为局部组织红肿或脓肿，常伴有全身发热；后者包括蛛网膜炎、脑膜炎和硬膜外脓肿。细菌性脑膜炎多表现为发热、脑膜刺激症状、严重的头痛和不同程度的意识障碍，潜伏期约为40h。其确诊依靠腰穿脑脊液化验结果和影像学检查。

1.危险因素

（1）潜在的脓毒症、菌血症、糖尿病。

（2）穿刺部位的局部感染和长时间导管留置。

（3）激素治疗、免疫抑制状态（如艾滋病、癌症化疗、器官移植、慢性消耗状态、慢性酒精中毒、静脉药物滥用等）。

2.预防

（1）麻醉的整个过程应严格遵循无菌操作程序，建议使用一次性椎管内神经阻滞材料。

（2）理论上任何可能发生菌血症的患者都有发生椎管内感染的风险，是否施行椎管内神经阻滞取决于对每个患者个体化的利弊分析。

（3）除特殊情况，对未经治疗的全身性感染患者不建议采用椎管内神经阻滞。

（4）对于有全身性感染的患者，如已经过用适当的抗生素治疗，且表现出治疗效果（如发热减轻），可以施行脊麻，但对这类患者是否可留置硬膜外腔导管或鞘内导管仍存在争议。

（5）对在椎管穿刺后可能存在轻微短暂菌血症风险的患者（如泌尿外科手术等），可施行脊麻。

（6）硬膜外腔注射类固醇激素以及并存潜在的可引起免疫抑制的疾病，理论上会增加感染的风险，但 HIV 感染者并不作为椎管内神经阻滞的禁忌。

3.治疗

（1）中枢神经系统感染早期诊断和治疗是至关重要的，即使是数小时的延误也将明显影响神经功能的预后。

（2）浅表感染经过治疗很少引起神经功能障碍，其治疗需行外科引流和静脉应用抗生素。

（3）硬膜外腔脓肿伴有脊髓压迫症状，需早期外科处理以获得满意的预后。

（四）硬脊膜穿破后头痛（postdural puncture headache，PDPHA）

硬脊膜穿破后头痛是脊麻后常见的并发症，其发生率在3%～30%；也是硬膜外阻滞常见的意外和并发症，发生率约为1.5%。一般认为硬膜穿破后头痛是由于脑脊液通过硬膜穿刺孔不断漏入硬膜外腔，使脑脊液压力降低所致。

1.临床表现

（1）症状延迟出现，最早1d，最晚7d，一般为12～48h。70%患者在7d后症状缓解；90%在6个月内症状完全缓解或恢复正常。

（2）头痛特点为体位性。即在坐起或站立15min内头痛加重，平卧后30min内头痛逐渐缓解或消失；症状严重者平卧时亦感到头痛，转动头颈部时疼痛加剧。

（3）头痛为双侧性。通常发生在额部和枕部或两者兼有，极少累及颞部。

（4）可能伴随有其他症状：前庭症状（恶心、呕吐、头晕）、耳蜗症状（听觉丧失、耳鸣）、视觉症状(畏光、闪光暗点、复视、调节困难)、骨骼肌症状(颈部强直、肩痛)。

2.危险因素

(1)患者因素:最重要的是年龄,其中年轻人发病率高。其他因素有:女性、妊娠、慢性双侧性张力性头痛病史、既往有硬脊膜穿破后头痛病史、既往有意外穿破硬脊膜病史。有研究表明低体重指数的年轻女性发生硬脊膜穿破后头痛的风险最大。

(2)操作因素:脊麻时细针发病率低、锥形针尖较切割型针尖发病率低;穿刺针斜口与脊柱长轴方向平行发病率低、穿刺次数增加时发病率高。然而硬膜外穿刺的 Tuohey 针斜口平行或垂直,其硬膜穿刺后脑脊液泄漏几乎相同。

3.预防

(1)采用脊-硬联合阻滞技术时建议选用 25～27G 非切割型蛛网膜下腔穿刺针。

(2)如使用切割型蛛网膜下腔穿刺针进行脊麻,则穿刺针斜口应与脊柱长轴平行方向进针。

(3)在硬膜外腔阻力消失试验中,不应使用空气。使用不可压缩介质(通常是生理盐水)较使用空气意外穿破硬脊膜的发生率低。

(4)在硬膜外腔穿刺意外穿破硬脊膜后,蛛网膜下腔留置导管 24h 以上可明显降低硬脊膜穿破后头痛的发生率。

(5)麻醉后延长卧床时间和积极补液并不能降低硬脊膜穿破后头痛的发生率。

4.治疗　减少脑脊液渗漏,恢复正常脑脊液压力为治疗重点。

(1)硬脊膜穿破后发生轻度到中度头痛的患者,应卧床休息、注意补液和口服镇痛药治疗。有些患者无须特殊处理,头痛能自行缓解。

(2)硬脊膜穿破后发生中度到重度头痛等待自行缓解的病例,可给予药物治疗。常用咖啡因 250mg 静脉注射或 300mg 口服,需反复给药。口服乙酰唑胺(Diamox)250mg,每日 3 次,连续 3d。

(3)硬膜外腔充填法:是治疗硬脊膜穿破后头痛最有效的方法,适用于症状严重且难以缓解的病例。方法:患者取侧卧位,穿刺点选择在硬膜穿破的节段或下一个节段。穿刺针到达硬膜外腔后,将拟充填液体以 1mL/3s 的速度缓慢注入硬膜外腔。注入充填液体时,患者述说腰背部发胀,两耳突然听觉灵敏和突然眼前一亮,均为颅内压恢复过程正常反应。拔针后可扶患者坐起并摇头,确认头痛症状消失,使患者建立进一步治疗的信心。充填液体的选择:①无菌自体血 10～20mL。应用该方法的最佳时间可能在硬膜穿破 24h 后。该方法能获得立即恢复颅内压和解除头痛的效果,与注入中分子质量人工胶体的效果相同,但有引起注射部位硬脊膜外腔黏连之虑。自体血充填不建议预防性应用,禁用于凝血疾病和有菌血症风险的发热患者;目前尚无证据证明禁用于艾滋病患者。②6%中分子质量右旋糖酐溶液 15～20mL。与注入无菌自体血的效果相同,人工胶体在硬膜外腔吸收缓慢,作用维持时间较长。③由粗针(如硬膜外腔穿刺针)引起的硬脊膜穿破后的头痛症状多较严重,持续时间长,往往需要进行多次硬膜外腔充填后症状方能逐渐缓解。值得注意的是,硬膜外腔血充填有可能导致腰腿痛,但通常不需要干预即可自行好转。

(4)在综合治疗时可以配合针刺印堂、太阳、头维、丝竹空及合谷穴治疗。

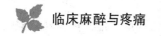

（五）神经机械性损伤

神经损伤的发生率，脊麻为 3.5/10 000～8.3/10 000，硬膜外腔阻滞为 0.4/10 000～3.6/10 000。

1. 病因

（1）穿刺针或导管的直接机械损伤：包括脊髓损伤、脊髓神经损伤、脊髓血管损伤。

（2）间接机械损伤：包括硬膜内占位损伤（如阿片类药物长期持续鞘内注射引起的鞘内肉芽肿）和硬膜外腔占位性损伤（如硬膜外腔血肿、硬膜外腔脓肿、硬膜外腔脂肪过多症、硬膜外腔肿瘤、椎管狭窄）。

2. 临床表现及诊断　对于椎管内神经阻滞后发生的神经损伤，迅速的诊断和治疗至关重要。

（1）穿刺时的感觉异常和注射局麻药时出现疼痛，提示神经损伤的可能。

（2）临床上出现超出预期时间和范围的运动阻滞、运动或感觉阻滞的再现，应立即怀疑是否有神经损伤的发生。

（3）进展性的神经症状，如伴有背痛或发热，则高度可疑硬膜外腔血肿或脓肿，应尽快行影像学检查以明确诊断。

（4）值得注意的是产科患者椎管内神经阻滞后神经损伤的病因比较复杂，并不是所有发生于椎管内神经阻滞后的神经并发症都与椎管内神经阻滞有关，还可能由妊娠和分娩所引起，应加以鉴别诊断。

（5）影像学检查有利于判定神经损伤发生的位置，肌电图检查有利于神经损伤的定位。由于去神经电位出现于神经损伤后 2 周，如果在麻醉后不久便检出该电位则说明麻醉前就并存有神经损伤。

3. 危险因素　尽管大多数的神经机械性损伤是无法预测的，但仍有一些可以避免的危险因素：

（1）肥胖患者，需准确定位椎间隙。

（2）长期鞘内应用阿片类药物治疗的患者，有发生鞘内肉芽肿风险。

（3）伴后背痛的癌症患者，90%以上有脊椎转移。

（4）全身麻醉或深度镇静下穿刺。

4. 预防　神经损伤多无法预知，故不可能完全避免。如下方法可能会减少其风险：

（1）对凝血异常的患者避免应用椎管内神经阻滞。

（2）严格的无菌操作、仔细地确定椎间隙、细心地实施操作。

（3）在实施操作时保持患者清醒或轻度镇静。

（4）对已知合并有硬膜外肿瘤、椎管狭窄或下肢神经病变的患者应避免应用椎管内神经阻滞。

（5）穿刺或置管时如伴有明显的疼痛，应立即撤回穿刺针或拔出导管。此时应放弃椎管内神经阻滞，改行其他麻醉方法。

5. 治疗　出现神经机械性损伤应立即静脉给予大剂量的类固醇激素（氢化可的松 300mg/d，连续 3d），严重损伤者可立即静脉给予甲泼尼龙 30mg/kg，45min 后静注5.4mg/

(kg·h)至 24h,同时给予神经营养药物。有神经占位性损伤应立即请神经外科会诊。

(六)脊髓缺血性损伤和脊髓前动脉综合征

脊髓的血供有限,脊髓动脉是终末动脉,但椎管内神经阻滞引起脊髓缺血性损伤极为罕见。脊髓前动脉综合征是脊髓前动脉血供受损引起,典型的表现为老年患者突发下肢无力伴有分离性感觉障碍(痛温觉缺失而本体感觉尚存)和膀胱直肠功能障碍。

1.产生脊髓缺血性损伤的原因

(1)直接损伤血管或误注药物阻塞血管可造成脊髓缺血性疾病。

(2)患者原有疾病致脊髓血供减少,如脊髓动静脉畸形、椎管内占位性病变的压迫或动脉粥样硬化和糖尿病。

(3)外科手术时钳夹或牵拉胸、腹主动脉致脊髓无灌注或血供不足。

(4)椎管内血肿或脓肿压迫血管引起脊髓血供不足或无灌注。

(5)局麻药液内应用强效缩血管药或肾上腺素的浓度高、剂量大,致动脉长时间显著收缩影响脊髓血供。

2.防治　重视预防,椎管内神经阻滞时应注意

(1)测试穿刺针或导管是否在硬膜外腔时建议使用生理盐水。

(2)椎管内避免使用去氧肾上腺素等作用强的缩血管药,应用肾上腺素的浓度不超过(5μg/mL)。

(3)控制局麻药液容量避免一次注入过大容量药液。

(4)术中尽可能维护血流动力学稳定,避免长时间低血压。

(5)对发生椎管内血肿和脓肿病例应尽早施行减压术。

(6)已诊断明确的脊髓前动脉综合征病例主要是对症支持治疗。

(七)导管折断或打结

导管折断或打结是连续硬膜外腔阻滞的并发症之一。其发生的原因有:导管被穿刺针切断、导管质量较差、导管拔出困难以及导管置入过深。

1.预防

(1)导管尖端越过穿刺针斜面后,如需拔出时应连同穿刺针一并拔出。

(2)硬膜外腔导管留置长度 2~4cm 为宜,不宜过长,以免打结。

(3)采用一次性质地良好的导管。

2.处理

(1)如遇导管拔出困难,应使患者处于穿刺相同的体位,不要强行拔出。

(2)椎肌群强直者可用热敷或在导管周围注射局麻药。

(3)可采用钢丝管芯作支撑拔管。

(4)导管留置 3d 以便导管周围形成管道有利于导管拔出。

(5)硬膜外腔导管具有较高的张力,有时可以轻柔地持续牵拉使导管结逐渐变小,以便能使导管完整拔出。

(6)如果导管断端位于硬膜外腔或深部组织内,手术方法取出导管经常失败,且残留导管一般不会引起并发症,所以不必进行椎板切除术以寻找导管,应密切观察。

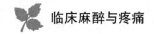

（八）其他

药物毒性相关性黏连性蛛网膜炎通常由误注药物入硬膜外腔所致。临床症状逐渐出现，先有疼痛及感觉异常，以后逐渐加重，进而感觉丧失。运动功能改变从无力开始，最后发展到完全性弛缓性瘫痪。

参考文献

[1]曹江北,时文珠,张昌盛等.诱导前泵注右美托咪定对颅内肿瘤切除术患者血氧饱和度的影响[J].临床麻醉学杂志,2013(8):774—776.

[2]戴体俊,刘功俭.麻醉学基础[M].上海:第二军医大学出版社,2013.

[3]张昱昊,段光友,张咸伟等.右美托咪定对妇科手术麻醉诱导期舒芬太尼镇痛和镇静效果的影响[J].临床麻醉学杂志,2015(2):117—120.

[4]黄安宁,陈娜,刘丽萍等.右美托咪定用于电生理监测下颞叶癫痫病灶切除手术的临床观察[J].临床麻醉学杂志,2014(12):1237—1238.

[5]边步荣.急症麻醉学[M].长春:吉林大学出版社,2013.

[6]高万露,汪小海.全麻手术患者围术期下肢有创血压与无创血压的相关性分析[J].临床麻醉学杂志,2015(2):164—166.

[7]武毅彬,朱毅,金星.舒芬太尼复合依托咪酯麻醉诱导的适宜剂量[J].临床麻醉学杂志,2011(11):1122—1123.

[8]刘佩蓉,刁枢,师小伟等.帕瑞昔布钠术前用药对胃肠道肿瘤术后镇痛效果和细胞因子的影响[J].临床麻醉学杂志,2013(7):669—671.

[9]冯艺.麻醉基本操作分册[M].北京:北京大学医学出版社,2011.

[10]杨百武,张庆,杜京承等.右美托咪定对全麻子宫切除术中血流动力学及应激反应的影响[J].临床麻醉学杂志,2015(01):26—28.

[11]樊友凌,徐世元,彭惠华等.静脉预注右美托咪定对罗哌卡因蛛网膜下腔阻滞效应的影响[J].临床麻醉学杂志,2014(11):1081—1083.

[12]徐晓义,褚国强,季永.腰—硬联合阻滞腰麻后硬膜外镇痛时机对分娩镇痛的影响[J].临床麻醉学杂志,2015(2):154—157.

[13]李李,常业恬.临床麻醉常见问题与对策[M].北京:军事医学科学出版社,2009.

[14]解成兰,王灿琴,钱燕宁等.胸部硬膜外麻醉复合吸入麻醉对腹部手术患者应激性高血糖的影响[J].临床麻醉学杂志,2014(12):1208—1210.

[15]姚尚龙.临床麻醉基本技术[M].北京:人民卫生出版社,2011.

[16]蒋宇智,孙杰,曹小飞等.麻醉手术期间影响脉搏波传导时间的相关因素[J].临床麻醉学杂志,2014(7):682—685.

[17]王世泉.麻醉意外[M].北京:人民卫生出版社,2010.

[18]王瑜,蒋蓉,邓佳等.右美托咪定联合帕瑞昔布钠预防瑞芬太尼麻醉后痛觉过敏[J].
临床麻醉学杂志,2014(12):1152—1155.

[19]张欢.临床麻醉病例精粹[M].北京:北京大学医学出版社,2012.

[20]孟馥芬,维拉,宣斐等.右美托咪定在颅脑肿瘤手术中的应用[J].临床麻醉学杂志,
2014(11):1104—1106.

[21]贺亮,徐军美.推注速度对罗哌卡因复合舒芬太尼蛛网膜下腔麻醉效果的影响[J].
临床麻醉学杂志,2012(5):439—441.

[22]陈志扬.临床麻醉难点解析[M].北京:人民卫生出版社,2010.

[23]栾海星,张天伟,于忠元等.瑞芬太尼在七氟醚快诱导无肌松气管插管期间防止高血
压反应的最佳效应室浓度[J].临床麻醉学杂志,2012(10):972—974.

[24]张留福,米卫东,张艳峰.乳腺手术患者胸椎旁神经阻滞与全身麻醉效果比较的Me-
ta分析[J].临床麻醉学杂志,2014(12):1214—1217.